Ute Alexy • Annett Hilbig

Die beste Ernährung fürs Baby und Kleinkind

Kösel

Ute Alexy • Annett Hilbig

Die beste Ernährung fürs Baby und Kleinkind

Alle Basics • Fingerfood • Allergieprävention •
Mit großem Rezeptteil

Inhalt

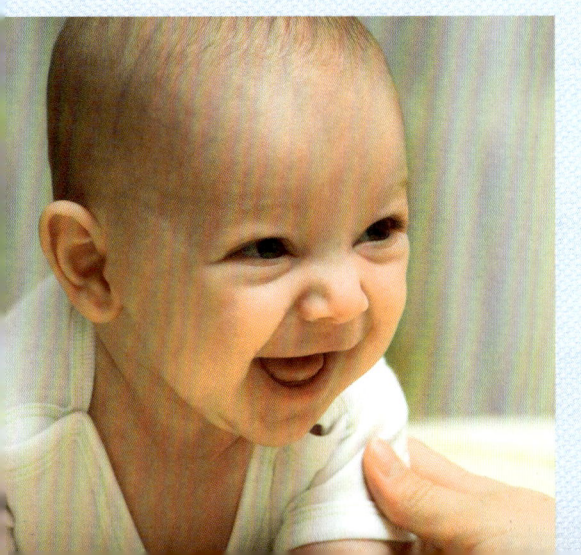

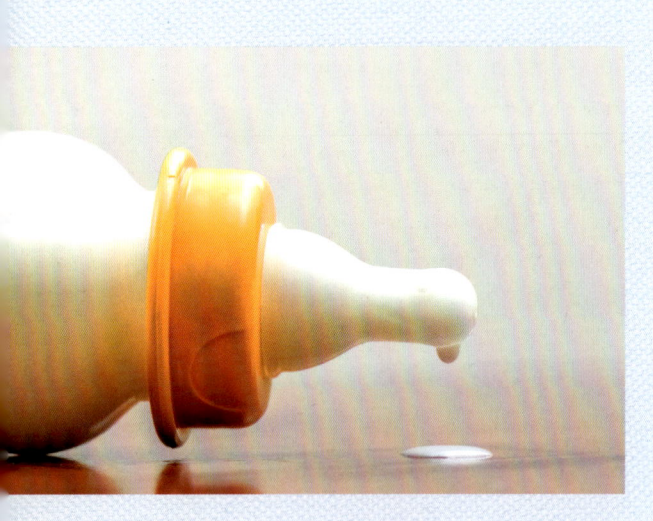

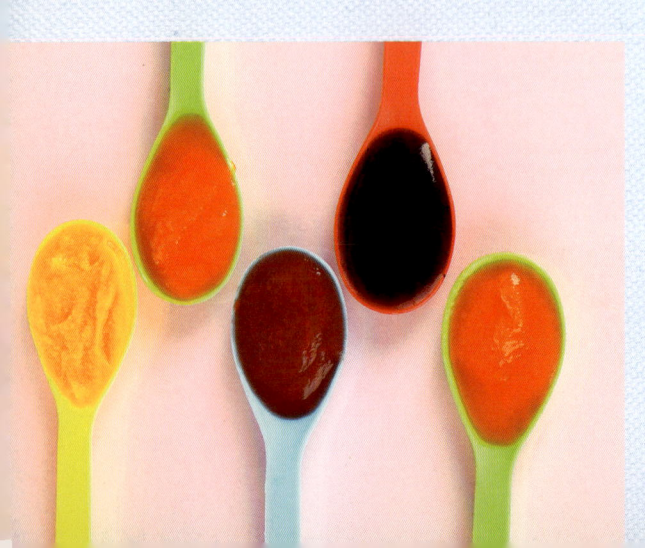

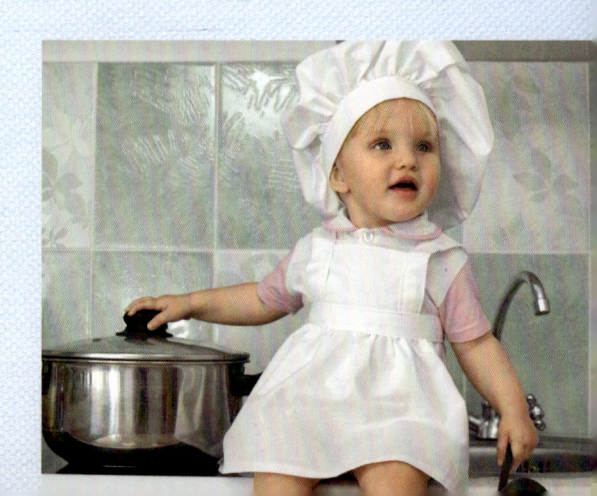

Vorwort

Das vorliegende Buch soll Ihnen als Eltern helfen, die Ernährung Ihres Kindes in den ersten Monaten zu gestalten. Sie erhalten hier Antworten auf häufig gestellte Fragen, zum Beispiel: Wie lange soll ich mein Kind stillen? Welche Fertigmilch ist die beste? Wie koche ich den Brei für mein Kind? Wie setzen sich gesunde Mahlzeiten zusammen? Welche Lebensmittel sind besonders wichtig? Wie bringe ich mein Kind dazu, davon zu probieren?

In diesem Buch werden Ihnen der Ernährungsplan für das 1. Lebensjahr und die Empfehlungen der Optimierten Mischkost vorgestellt. Beide wurden vom Forschungsinstitut für Kinderernährung in Dortmund (FKE) entwickelt. Der Ernährungsplan beschreibt die Ernährung in der Säuglingszeit, also von der Geburt bis zum ersten Geburtstag. Die Optimierte Mischkost schließt sich direkt daran an: Sie umfasst Empfehlungen für eine gesunde Ernährung im Kleinkindalter (1–3 Jahre), aber auch für ältere Kinder und Erwachsene.

Wenn Sie dieses Buch lesen, beachten Sie bitte Folgendes: Eine gesunde Ernährung ist wichtig für die Entwicklung Ihres Kindes. Allerdings sollte dieses Wissen nicht dazu führen, dass Sie sich als Eltern unter Druck gesetzt fühlen, »alles richtig zu machen«. Die hier vorgestellten Empfehlungen sind keine Diätpläne, die unbedingt jeden Tag eingehalten werden müssen, sondern sie bieten einen Rahmen, innerhalb dessen Sie das Essen in der Familie gestalten können. Familienmahlzeiten sollten dabei für Sie und für Ihr Kind in einer angenehmen und stressfreien Atmosphäre stattfinden. Die Freude am Essen sollte immer im Vordergrund stehen.

Die Autorinnen

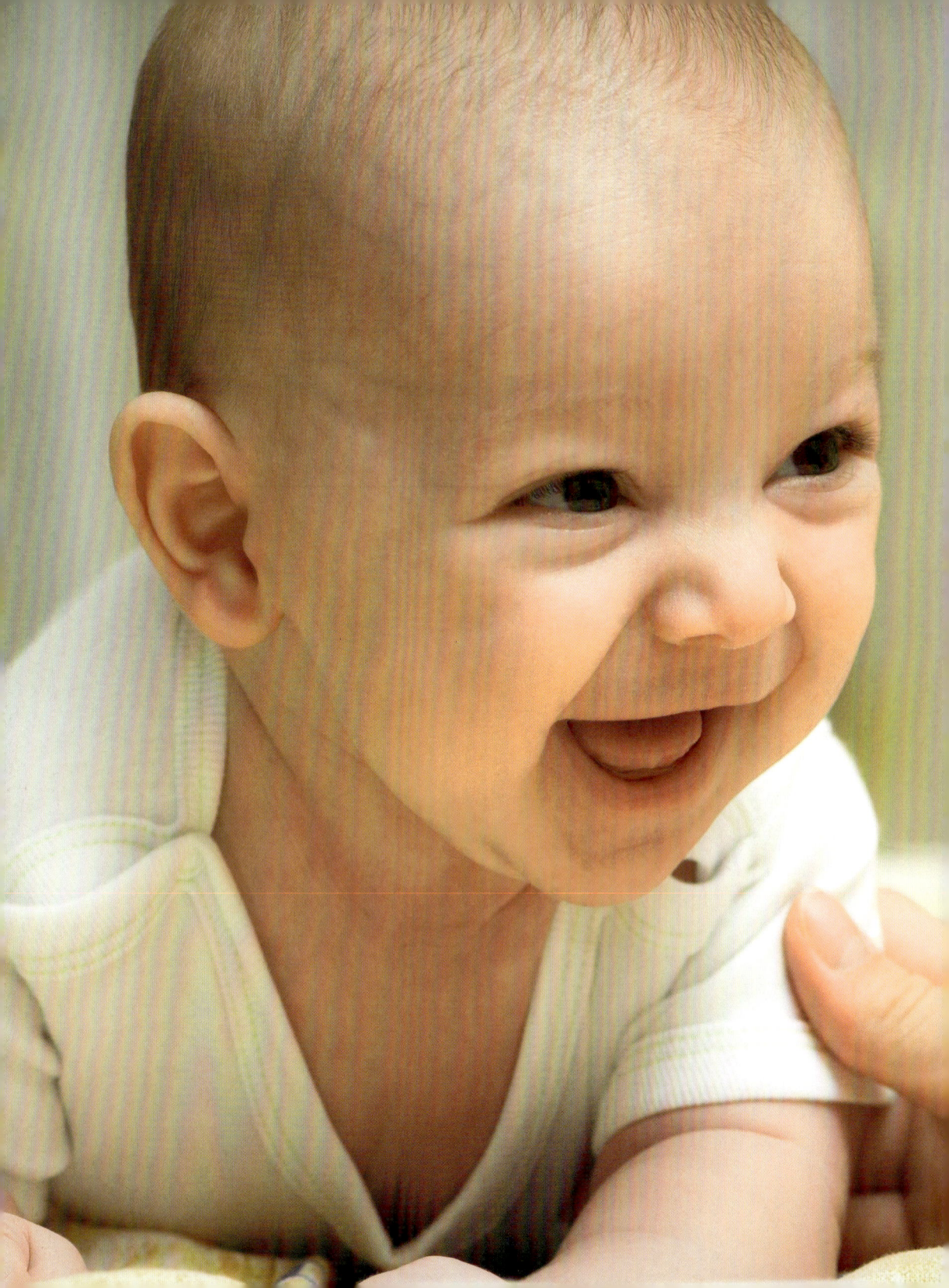

Hier erfahren Sie alles Wichtige über Reifungsschritte und Nahrungsaufnahme im ersten Jahr, Allergievorbeugung und den »Ernährungsplan für das 1. Lebensjahr«.

Das erste Jahr im Überblick

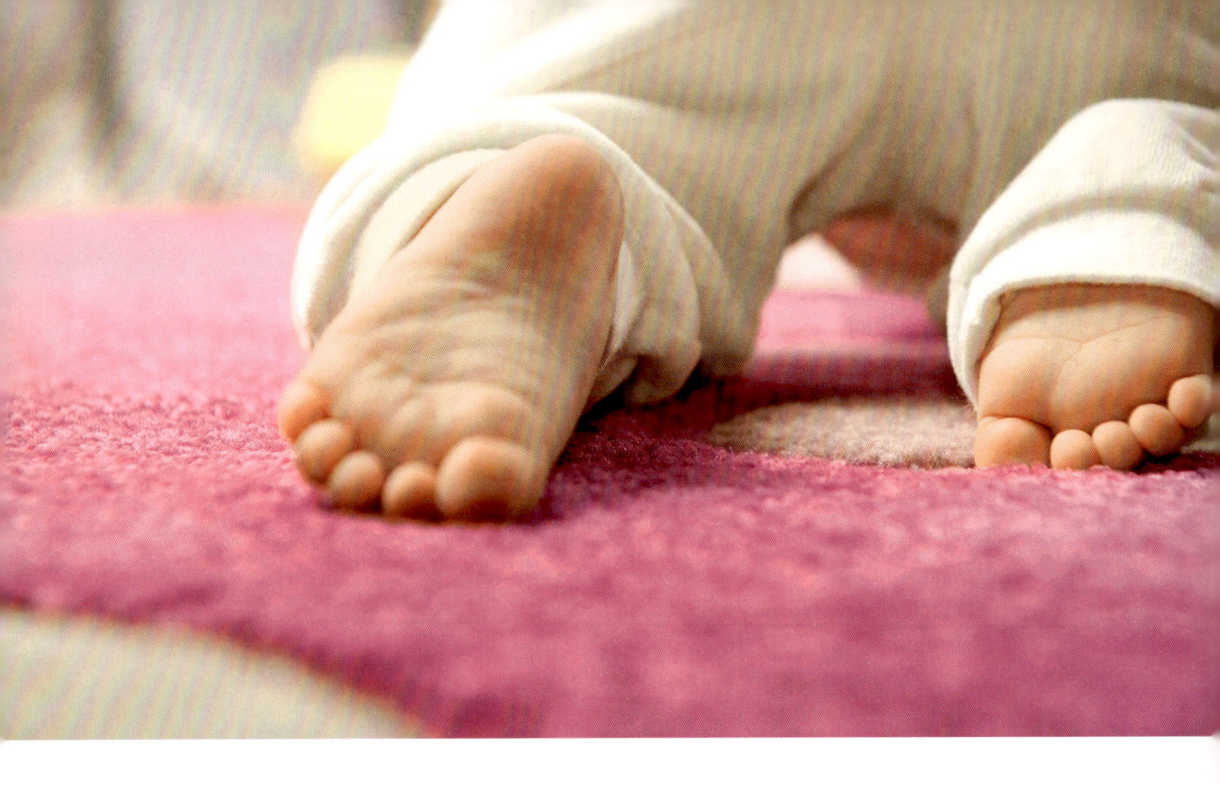

1, 2, 3 im Sauseschritt … –
Die Meilensteine der Entwicklung

Die Entwicklung Ihres Babys verläuft im ersten Lebensjahr so schnell wie später nie wieder in seinem Leben. Etwa in den ersten fünf Lebensmonaten verdoppelt Ihr Baby sein Geburtsgewicht, am Ende des ersten Lebensjahres wiegt es sogar dreimal so viel wie am Tag seiner Geburt und es hat auch bereits etwa 25 cm an Länge zugenommen.

Im zweiten Lebensjahr wächst Ihr Kind wesentlich langsamer. Es nimmt etwa 2 bis 2,5 Kilogramm zu und wächst »nur« noch etwa 12 bis 13 Zentimeter. Die Entwicklung ist dabei etwas sehr Individuelles. Jedes Kind hat seine eigene Wachstums- und Entwicklungsgeschwindigkeit. Lassen Sie sich nicht irritieren, wenn ein gleichaltriges Nachbarskind oder Babys aus der Krabbelgruppe sich in manchen Bereichen vermeintlich schneller entwickeln. Mit Sicherheit sind diese Kinder in anderen Entwicklungsbereichen langsamer.

Entwicklung entlang der Perzentile

Sie möchten wissen, ob Ihr Baby sich normal entwickelt? Bei den U-Untersuchungen werden von Ihrem Kinderarzt / -ärztin nicht nur regelmäßig Größe und Gewicht Ihres Kindes gemessen und in die sogenannten Perzentilkurven des gelben Untersuchungshefts eingetragen. Für diese Kurven wurden in groß angelegten Studien unter anderem Größe und Gewicht von vielen Kindern gemessen und damit eine für die deutsche Bevölkerung typische Verteilungskurve erstellt. Die meisten Kinder entwickeln sich im Verlaufe ihres Lebens um ihre Geburtsperzentile herum weiter. Das bedeutet, wenn Ihr Baby bei der Geburt auf der 50. Perzentile lag, sollte es sich auch später um diese Perzentile herum weiter entwickeln. Kleinere Schwankungen sind dabei normal und kein Grund zur Besorgnis. Erst wenn größere Abweichungen längere Zeit andauern, sollten Sie mit Ihrem Kinderarzt / -ärztin nach möglichen Ursachen forschen. Auch die motorische Entwicklung Ihres Kindes wird dabei kontrolliert und beurteilt.

Aber Ihr Baby leistet in dieser Zeit noch viel mehr. So wächst sein Gehirn in den ersten Lebensjahren rasant. Am Ende des zweiten Lebensjahres erreicht es bereits etwa 80 % der Größe des Gehirns eines Erwachsenen und es werden zahlreiche Nervenenden miteinander verknüpft. Seine Verdauungsorgane wie Magen oder Darm, aber auch Leber und Niere, nehmen an Größe zu und die Funktionen reifen aus.

Für den Körper Ihres Babys ist dies Schwerstarbeit. Da ist es nicht verwunderlich, dass der Bedarf an Energie und bestimmter Nährstoffe in den ersten Jahren bezogen auf das Gewicht Ihres Kindes und im Verhältnis zur täglichen Nahrungsmenge besonders hoch ist. Erst im zweiten Lebensjahr sinkt bedingt durch das langsamere Wachstum dann auch der Energie- und Nährstoffbedarf bezogen auf das Körpergewicht langsam ab.

Die Ernährung Ihres Babys passt sich im Laufe der Zeit seinen Fähigkeiten und Fertigkeiten an. Ihr Kind wächst von einem »Säug«ling, der sich ausschließlich von Milch ernährt, zu einem selbstständig essenden und trinkenden Kleinkind heran. In den ersten Lebensmonaten ist ein Baby ausschließlich in der Lage, Milch zu trinken. Die dafür benötigten Reflexe (Such-, Saug- und Schluckreflex) hat es bereits in der Schwangerschaft entwickelt und ausreichend trainiert. Legt man ein gesundes Neugeborenes auf den Bauch seiner Mutter, kann es selbstständig den Kopf in Richtung Brust drehen, die Brustwarze ansaugen und trinken. Übrigens kann ein

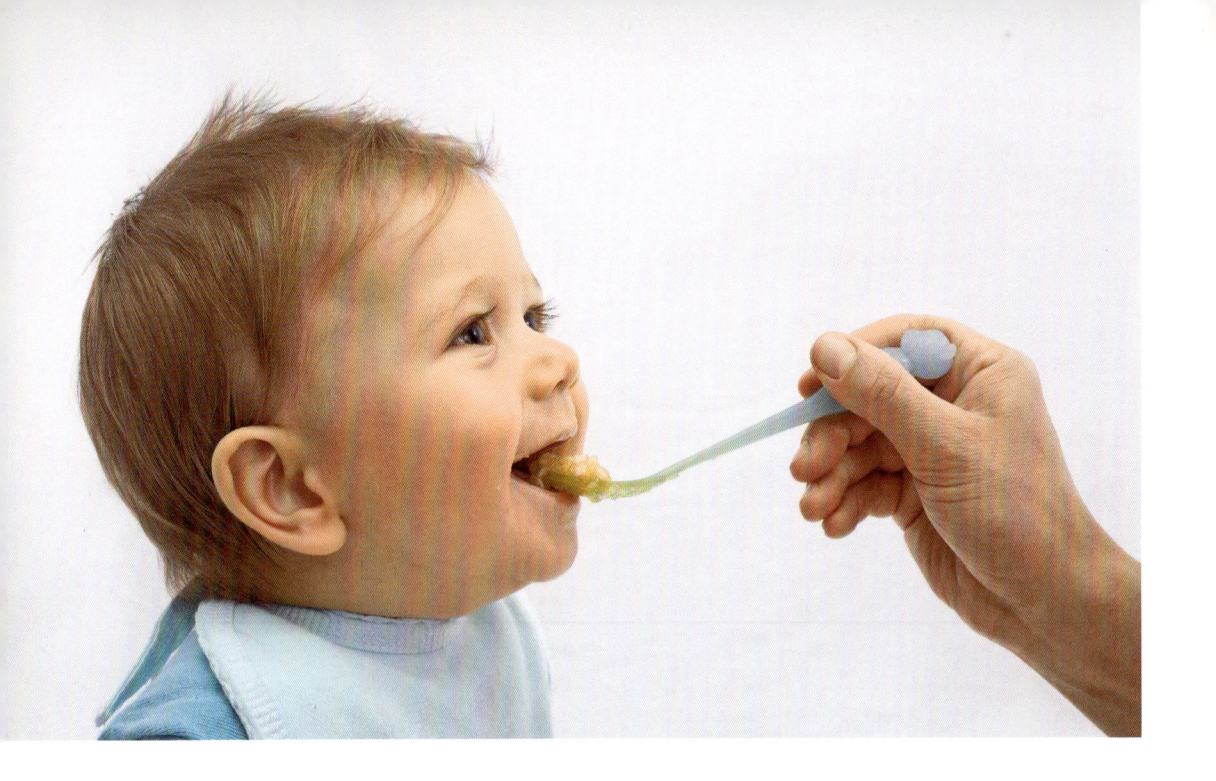

Baby bereits nach der Geburt den Geruch seiner Mutter erkennen. Der Geruchssinn entwickelt sich bereits recht früh in der Schwangerschaft mit etwa 8 Wochen.

Mit etwa 5 Monaten lassen diese Reflexe langsam nach und das Baby lernt Brei von der Zungenspitze in den Rachen zu transportieren. Zusätzlich sind die Verdauungsfunktionen so weit ausgereift, dass es auch Brei problemlos verdauen kann. In dieser Zeit wird es immer schwieriger, eine ausreichende Energie- und Nährstoffversorgung mit nur einem Lebensmittel – der Milch – zu gewährleisten. Für die meisten Babys beginnt dann eine neue aufregende Phase mit Brei und Löffel.

Am Ende des ersten Lebensjahres sitzt Ihr Baby mit am Familientisch und wird immer geschickter im Umgang mit Löffel und Gabel. Auch das selbstständige Trinken aus einer Tasse trainiert und perfektioniert Ihr Kind jetzt Schritt für Schritt. Es möchte essen wie »die Großen«. Ihr Baby entwickelt sich zum Kleinkind. Aus motorischer und ernährungsphysiologischer Sicht darf es dann nahezu alle Lebensmittel probieren und essen (siehe Seite 146 f.).

Bitte bedenken Sie, dass die Entwicklungsgeschwindigkeit jedes Babys unterschiedlich ist und es auch passieren kann, dass einzelne Schritte in der körperlichen Entwicklung übersprungen werden können. Dies ist kein Grund zur Besorgnis.

Meilensteine in der Entwicklung

Alter	Neugeborenes	Im Lauf des 1. Lebensjahres		Ende 1. Lebensjahr
Körperliche Entwicklung	• Kopf muss gestützt werden	• Sitzt mit Unterstützung • Kann sich aus der Bauchlage mit Armen hochdrücken	• Sitzt eigenständig • Greift nach Dingen und führt sie zum Mund (Hand-Mund-Koordination) • Kann Dinge von einer in die andere Hand führen • Zahnung	• Lernt krabbeln • Lernt zu stehen
Nahrungs-aufnahme	• Such-, Saug- und-Schluck-reflex zum Trinken von Muttermilch	• Ausstoßreflex lässt nach • Öffnet Mund, wenn Löffel kommt	• Lernt festere Konsistenz im Mund zu halten • Greift nach Essen und führt es zum Mund • Lernt mit Unter-stützung aus Becher zu trinken	• Kann aus Becher trinken • Kann Essen zwischen Daumen und Zeigefinger halten (Pinzettengriff) • Isst mit Fingern
Physiologische Entwicklung	• Reifende Verdauungs-funktionen (Darm-, Leber-, Nierenfunktion) unausgereift	• Erhöhter Bedarf an Energie und Nährstoffen • Ausreifung der Verdauungs-funktion		
Bindung	• Enge Mutter-Kind-Bindung	• Langsame Ablösung der Mutter-Kind-Einheit		• Eigenständiges Individuum • Eingliederung in Familienverband

(Quelle: nach Tönz / Largo)

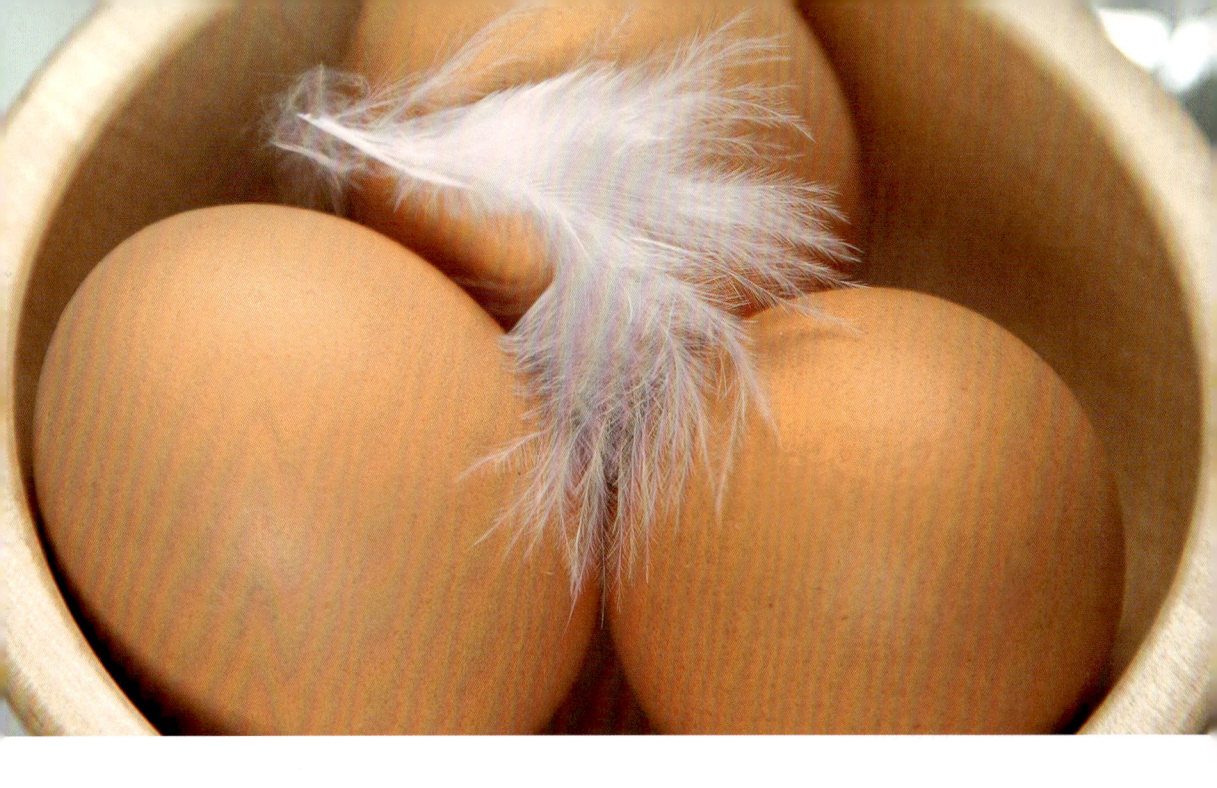

Allergieprävention – ein stets aktuelles Thema

Allergien kommen in den letzten Jahrzehnten immer häufiger vor. Sie gehören zu den häufigsten chronischen Erkrankungen im Kindesalter. Es wird davon ausgegangen, dass schätzungsweise 14 % der Kinder und Jugendlichen in Deutschland Allergien entwickeln. Dabei sind Säuglinge und Kleinkinder hauptsächlich von Neurodermitis (etwa 10 %) und / oder Lebensmittelallergien (etwa 4 %) betroffen. Es ist daher verständlich, dass Sie sich als Eltern viele Gedanken darüber machen, wie Sie Ihr Kind vor einer Allergie schützen können. Denn ganz gleich, um welche es sich handelt, sie bringt immer auch Einschnitte in der Lebensqualität mit sich.

Aber es gibt auch gute Aussichten: Je jünger Ihr Kind ist, wenn es zum ersten Mal eine Lebensmittelallergie entwickelt, desto größer ist die Wahrscheinlichkeit, dass es dieses Lebensmittel im Schulalter problemlos wieder verträgt. Besonders bei Kuhmilch- und Hühnereiallergien verlieren etwa 80 % der Kinder ihre Allergie wieder.

Die Frage, ob auch das eigene Kind eine Allergie entwickeln kann, stellen sich sehr viele Eltern. Eine Allergie kann prinzipiell jeder bekommen. Allerdings sind Kinder mit erblicher Vorbelastung besonders häufig betroffen, denn die Bereitschaft des Körpers, auf Allergene zu reagieren, wird vererbt. Eine erbliche Belastung liegt dann vor, wenn ein oder beide Elternteile oder ein Geschwisterkind bereits eine nachgewiesene Allergie haben. Andererseits bedeutet ein erhöhtes Allergierisiko nicht, dass zwingend auch eine Allergie entstehen muss. Das heißt, nicht jedes Kind mit Allergierisiko wird auch tatsächlich eine Allergie entwickeln. Es gibt also eine Chance, dass Ihr Kind davon verschont bleibt. Wenn Sie sich unsicher sind, ob und in welcher Ausprägung ein Allergierisiko bei Ihrem Baby vorliegt, sprechen Sie mit Ihrem Kinderarzt /-ärztin darüber.

Die Forschung hat sich in den letzten Jahren intensiv mit dem Thema Allergien befasst, um mögliche zusätzliche Risikofaktoren zu identifizieren. In den letzten Jahren haben zahlreiche Studienergebnisse zu einem kompletten Strategiewechsel in der Allergieprävention geführt. Der Bereich der Ernährung war davon besonders betroffen. Dabei zeigten Studien in diesem Bereich häufig unerwartete Ergebnisse.

> **Häufige Auslöser von Lebensmittelallergien im Säuglings-und Kleinkindalter:**
>
> - Hühnerei
> - Kuhmilch
> - Weizen
> - Soja
> - Erdnuss

Bis vor wenigen Jahren sind Wissenschaftler davon ausgegangen, dass das Weglassen von stark allergenen, das heißt allergieauslösenden Lebensmitteln wie Kuhmilch, Weizen, Eier, Fisch oder Soja im Säuglings- und Kleinkindalter zu einer Verminderung von Allergien führt. Diese Annahme konnte durch neuere wissenschaftliche Studien allerdings nicht bestätigt werden. Im Gegenteil, es zeigte sich, dass Babys und Kleinkinder, die viele verschiedene Lebensmittel ohne Einschränkungen gegessen hatten, seltener Allergien entwickelten als Kinder, bei denen die Lebensmittelauswahl stark eingeschränkt wurde. Auch gibt es keine wissenschaftlichen Belege dafür, dass ein Verzicht auf stark allergene Lebensmittel bereits in Schwangerschaft und Stillzeit dazu führt, dass bei Kindern später weniger häufig Allergien entstehen. Eine ausgewogene Lebensmittelauswahl mit so wenig Einschränkungen wie möglich, scheint heute eine bessere Strategie zur Allergieprävention zu sein.

Auch wenn Sie alle Vorsichtsmaßnahmen und aktuellen Empfehlungen einhalten, gibt es leider keine Garantie, dass Ihr Baby nicht an einer Allergie erkrankt. Allerdings können Sie als Eltern einiges dafür tun, damit Ihr Kind möglichst ohne Allergien aufwächst.

Schritte zur Allergievorbeugung

• Stillen Sie Ihr Baby möglichst im ersten Lebenshalbjahr ausschließlich, für alle Babys wird es mindestens bis zum Beginn des 5. Lebensmonats empfohlen. Verschiedene Studien zeigen, dass dann im Vergleich zu einer kürzeren Stilldauer das Risiko insbesondere von Asthma und Ekzemen um 20 bis 40 % reduziert ist. Darüber hinaus können Sie Ihr Baby neben den Breimahlzeiten bis zum Übergang zu den Familienmahlzeiten aber auch weiter teilstillen.

• Möchten oder können Sie nicht stillen oder ist Stillen nicht in ausreichender Menge möglich, füttern Sie Ihrem Baby bei erhöhtem Allergierisiko bis zur Einführung der Breie eine sogenannte (hypoallergene) HA-Nahrung zu (siehe Seite 60). Nutzen Sie am besten eine in Studien getestete HA-Nahrung. Eine Fertigmilch auf Basis von Sojaeiweiß (siehe Seite 62) wird zur Vorbeugung von Allergien heute nicht mehr empfohlen.

• Abhängig von der Entwicklung Ihres Babys können Sie mit dem ersten Brei zwischen dem 5. Monat und 7. Monat beginnen.

• Eine Einschränkung der Lebensmittelauswahl auf allergenarme Lebensmittel ist für allergiegefährdete Kinder nicht notwendig. Das bedeutet, dass auch Lebensmittel wie Kuhmilch, Weizen oder Fisch im zweiten Lebenshalbjahr für die Zubereitung der Breie verwendet werden dürfen. Insbesondere beim Verzehr von Fisch im zweiten Lebenshalbjahr zeigen Studien einen vorbeugenden Effekt auf die Allergieentstehung.

• Passivrauchen ist ein wichtiger Risikofaktor für die Entstehung von Allergien.

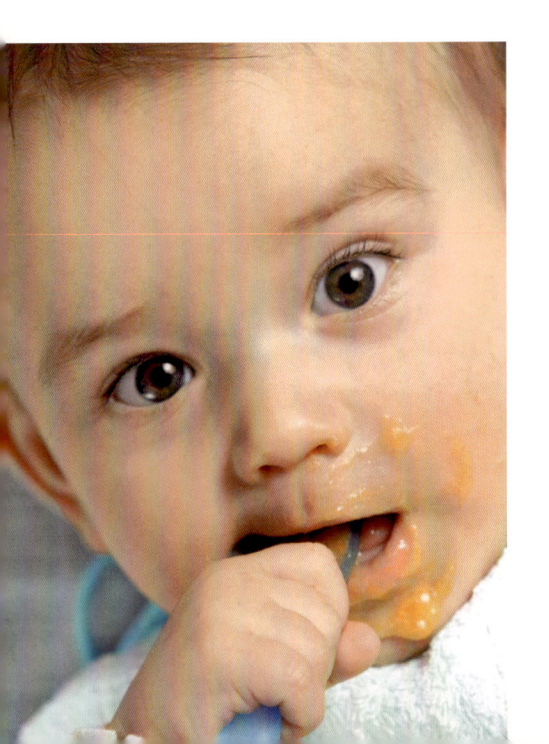

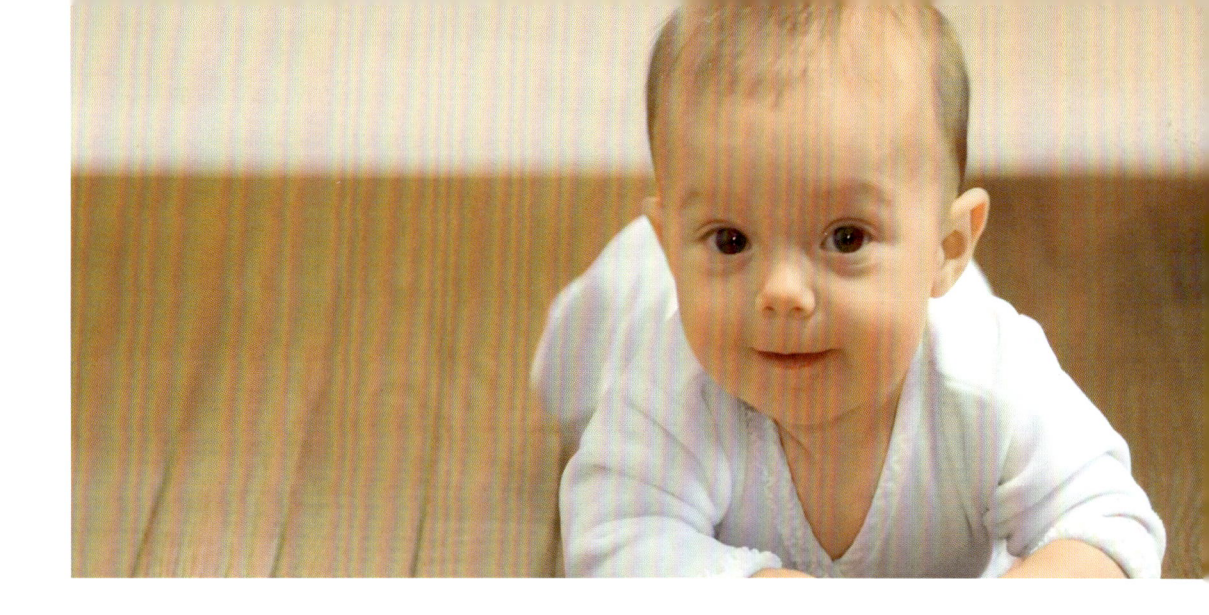

Sind Kinder Tabakrauch ausgesetzt, haben sie ein 30 % höheres Risiko für die Entwicklung von Allergien wie Asthma. Halten Sie die Umgebung Ihres Babys daher möglichst rauchfrei, sowohl die Wohnung als auch das Auto.

• Lüften Sie Ihre Wohnung und auch das Schlafzimmer Ihres Babys täglich gut durch. So vermeiden Sie eine hohe Luftfeuchtigkeit in den Räumen. Insbesondere Schimmelpilze lieben hohe Feuchtigkeit und entwickeln sich daher schnell bei falscher oder nicht ausreichender Lüftung. Es wird empfohlen, etwa viermal täglich zum Beispiel morgens nach dem Aufstehen, mittags nach dem Essen, nachmittags zur Kaffeezeit und abends vor dem Schlafengehen, eine kurze Stoßlüftung von 5 bis 10 Minuten durchzuführen. Bei der Stoßlüftung öffnen Sie das Fenster komplett. Nur so wird ein kompletter Wechsel der Raumluft in kurzer Zeit ermöglicht. Vergessen Sie nicht für diese Zeit ggf. die Heizung abzuschalten.

• Verzichten Sie auf eine Neuanschaffung von felltragenden Tieren wie Katzen, wenn bei Ihrem Kind ein erhöhtes Allergierisiko vorliegt. Leben Tiere in einer Wohnung, gibt es kaum ein Entkommen vor deren Allergenen. Denn die meisten Allergien werden durch Hautschuppen von Tieren ausgelöst, die sich in der kompletten Wohnung verteilen.

• Lassen Sie Ihr Baby impfen. Es gibt keine Hinweise, dass Impfungen das Risiko für Allergien erhöhen. Im Gegenteil, verschiedene Studien zeigen, dass durch das Impfen ein schützender Effekt auftritt. Wird nicht geimpft, können bei ungewollter Infektion Symptome einer Erkrankung zum Teil sehr stark sein und teilweise nicht durch Medikamente behandelt werden.

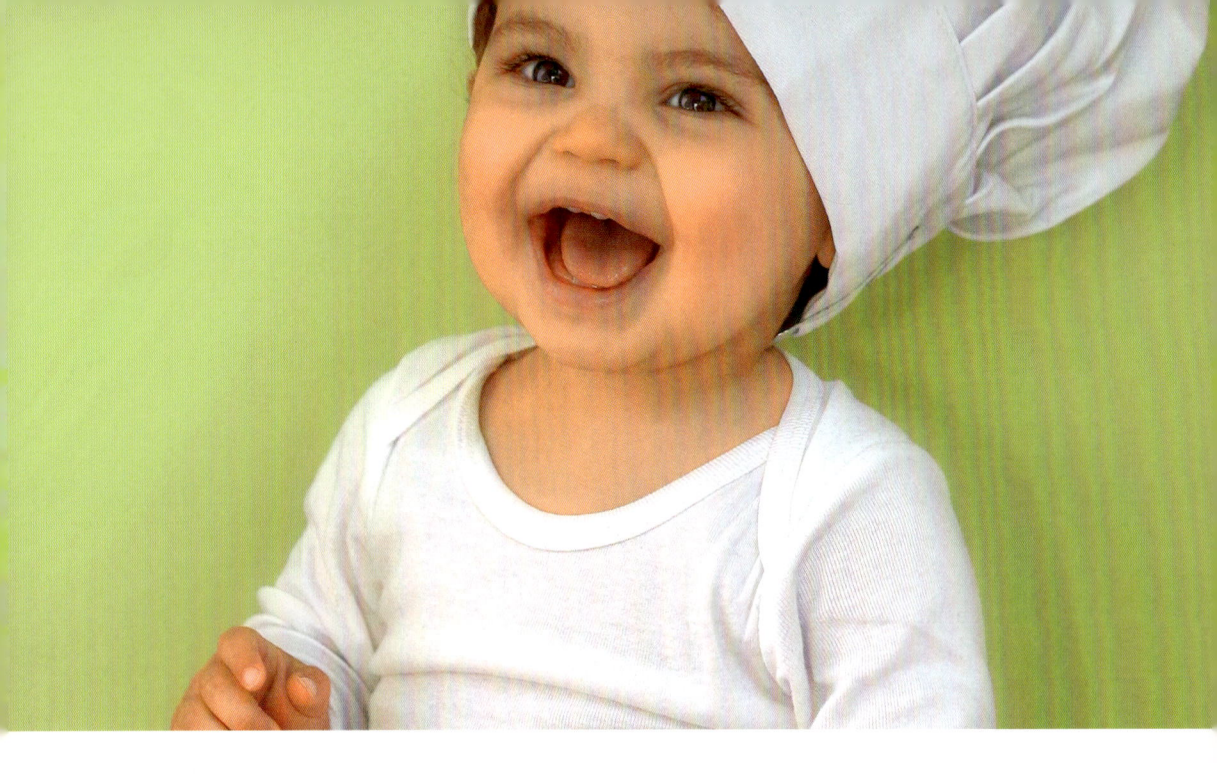

Das 1x1 der Säuglingsernährung – der Ernährungsplan für das 1. Lebensjahr

Die Ernährung bedeutet für den Menschen weit mehr als Nahrungsaufnahme. Das gilt besonders für Babys und Kleinkinder. Eine gesunde Ernährung von Geburt an hat Einfluss auf das Wohlbefinden, aber auch auf das Wachstum und die Entwicklung Ihres Kindes. Mit der Ernährung wird ein Grundstein für seine spätere Gesundheit gelegt. Daher machen sich viele Eltern intensive Gedanken über die »richtige« Ernährung ihres Babys. Dieses Buch soll Ihnen helfen die bestmögliche Ernährung für Ihr Baby zu finden.

Während der Schwangerschaft wurde Ihr Baby rund um die Uhr mit allen wichtigen Nährstoffen versorgt. Jetzt nach der Geburt nimmt das Baby aktiv über die Lebensmittel die notwendige Energie und Nährstoffe auf. Es ist jetzt auf Ihre Hilfe als Eltern angewiesen. Denn alleine ist es noch nicht überlebensfähig.

Der kindliche Organismus ist viel empfindlicher als der Erwachsener. Daher spielt die Auswahl der Lebensmittel eine wichtige Rolle. Denn auch die Geschmacksnerven entwickeln sich und die Vorlieben für bestimmte Lebensmittel und Speisen bilden sich aus. Auch für Sie als Eltern lohnt es sich, über Ihre eigenen Essgewohnheiten nachzudenken. Denn Sie sind ein wichtiges Vorbild für Ihr Kind. Was Sie mit Freude vorleben, wird Ihr Kleines spielerisch nachahmen.

Im ersten Lebensjahr ändert sich die Ernährung Ihres Babys abhängig von seiner motorischen Entwicklung sehr schnell. Während in den ersten Monaten Milch als alleiniges Lebensmittel für die Versorgung Ihres Babys völlig ausreicht, wird mit Beginn des zweiten Lebenshalbjahres die Lebensmittelauswahl langsam vielfältiger. Dabei hat jedes Baby seine eigene Entwicklungsgeschwindigkeit, die auch beim Essen Berücksichtigung finden sollte.

Als Orientierungshilfe für die Ernährung Ihres Kindes kann der vom Forschungsinstitut für Kinderernährung (FKE) in Dortmund entwickelte »Ernährungsplan für das 1. Lebensjahr« dienen.

Dieser Ernährungsplan bildet seit vielen Jahren die Grundlage für die Ernährungsberatung von Familien in Deutschland. Er orientiert sich zum einen an der motorischen und physiologischen Entwicklung der Babys. Aber auch die Umsetzung in

Das FKE

Das Forschungsinstitut für Kinderernährung in Dortmund beschäftigt sich seit mehr als 40 Jahren mit der Ernährung von Kindern und Jugendlichen. Unter anderem entwickelt es wissenschaftlich basierte Empfehlungen für die Ernährung vom Säuglings- bis ins Jugendalter.

die Praxis und die traditionellen Ernährungsgewohnheiten in Deutschland spielen eine wichtige Rolle. Die Empfehlungen des Ernährungsplans werden regelmäßig an aktuelle Forschungsergebnisse, zum Beispiel im Hinblick auf die Allergieprävention, angepasst.

Auch für die bundesweit gültigen aktuellen Handlungsempfehlungen des Netzwerks Junge Familie des Bundesministeriums für Ernährung, Landwirtschaft und Verbraucherschutz, die im Jahr 2010 erschienen sind, war der Ernährungsplan die Grundlage. Inzwischen wird er von allen Berufsgruppen, die sich mit der Säuglingsernährung beschäftigen, unterstützt und in die Praxis umgesetzt.

Der Ernährungsplan ist wissenschaftlich begründet und in der Praxis bewährt. Dabei ist er aber kein starrer Diätplan. Vielmehr bietet er einen Rahmen, innerhalb dessen Sie die Ernährung Ihres Babys individuell gestalten können. Dabei können Sie die Entwicklung Ihres Kindes und Ihren eigenen Tagesablauf berücksichtigen. Der Ernährungsplan unterteilt die Ernährung im ersten Lebensjahr in drei Abschnitte:

1. Milchernährung: Muttermilch oder Fertigmilch

Ein Baby wird mit dem Instinkt zum Suchen, Finden und Erfassen der Brust sowie der Fähigkeit zum Saugen geboren. So können Mütter ihr Baby direkt nach der Geburt zum ersten Mal anlegen. In den ersten 6 Lebensmonaten erhält Ihr Baby mit der Muttermilch alles, was es für sein Wachstum und seine Entwicklung braucht. Für Babys, die nicht gestillt werden, ist eine industriell hergestellte Fertigmilch (Säuglingsmilchnahrung) das Beste. Zusätzliche Lebensmittel, zum Beispiel Gemüse oder Getränke, sind nicht notwendig.

2. Breiernährung (Beikost): Monat für Monat ein neuer Brei

Frühestens mit Beginn des 5. Monats und nicht später als mit Beginn des 7. Monats ist es Zeit für den ersten Brei, die Beikost. Milch allein reicht nun für den steigenden Bedarf an Energie und Nährstoffen nicht mehr aus. Außerdem lässt der Saugreflex jetzt nach und Ihr Baby kann lernen, vom Löffel zu essen. So wird die Lebensmittelauswahl Schritt für Schritt vielfältiger. Neben dem Brei bleibt die Milch aber weiterhin ein wichtiger Bestandteil der Ernährung.

3. Übergang zur Familienernährung

Etwa ab dem 10. Monat können Babys nach und nach an das Familienessen gewöhnt werden. Sie werden immer selbstständiger. Auch wenn sie erst wenige Zähne haben, können sie feste Lebensmittel mit dem Kiefer zerdrücken. Das Essen muss also nicht mehr fein püriert werden.

Jedes Baby hat sein Tempo

Jedes Kind hat seine eigenen Bedürfnisse und entwickelt sich in seinem Tempo. Daher werden im Ernährungsplan keine festen Zeitpunkte angegeben, wann der Übergang von einem Abschnitt zum nächsten erfolgen soll, sondern nur Zeitfenster (z. B. der erste Brei im Altersbereich von 4 bis 6 Monaten). Mit viel Liebe und Zuwendung lernen Sie Ihr Baby zu verstehen und finden den richtigen Zeitpunkt für Ihr Baby.

»Der Ernährungsplan für das 1. Lebensjahr«
des Forschungsinstituts für Kinderernährung, Stand 2012

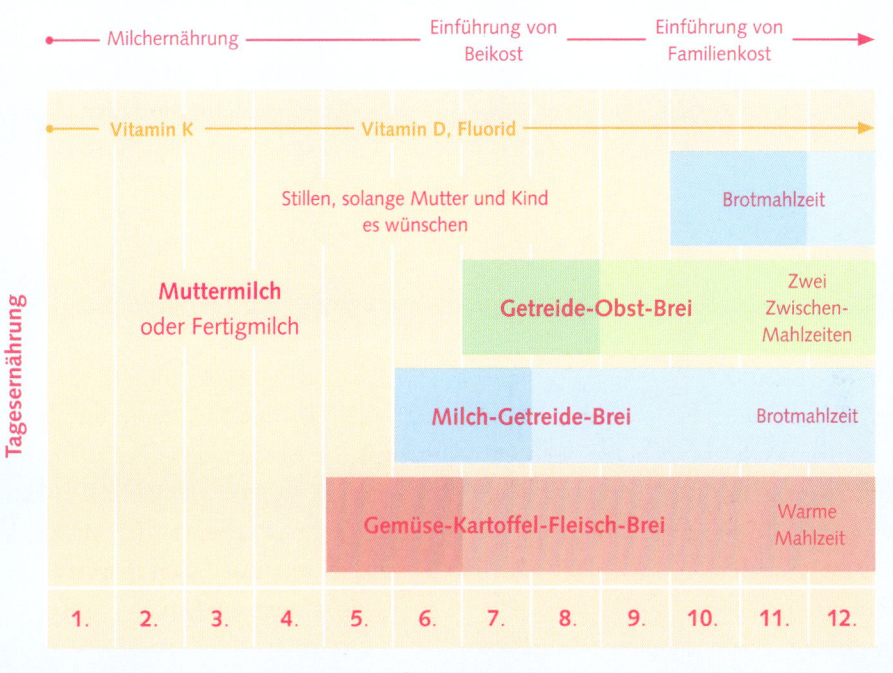

Die dunkleren Bereiche geben den empfohlenen Zeitraum der Beikosteinführung an.

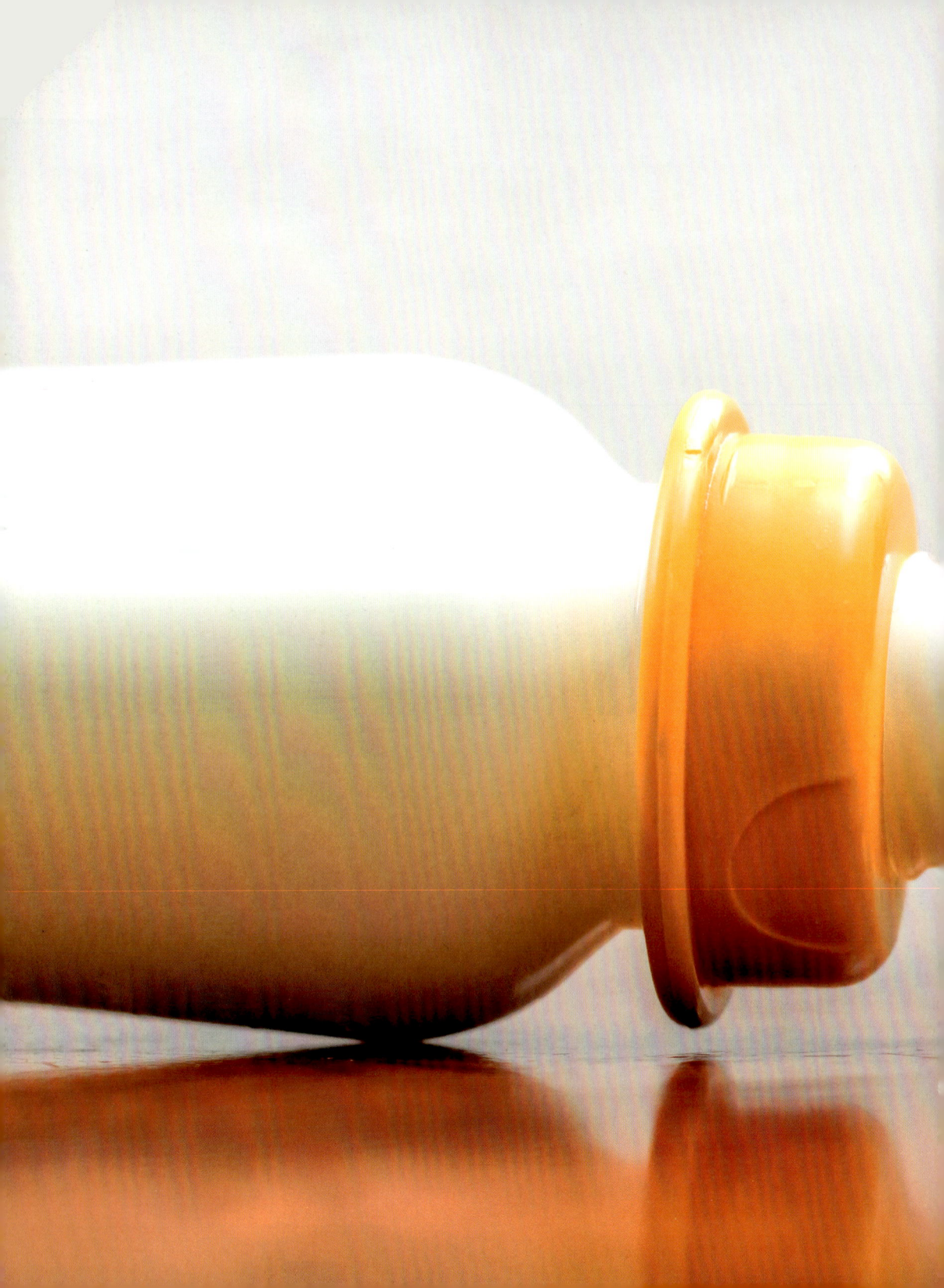

Am Anfang nur Milch

Ob Sie stillen oder Ihr Baby mit Fertigmilch füttern: Milch liefert in den ersten Monaten alles, was Ihr Baby braucht. Auf den nächsten Seiten lesen Sie, wie Sie diese Zeit problemlos meistern.

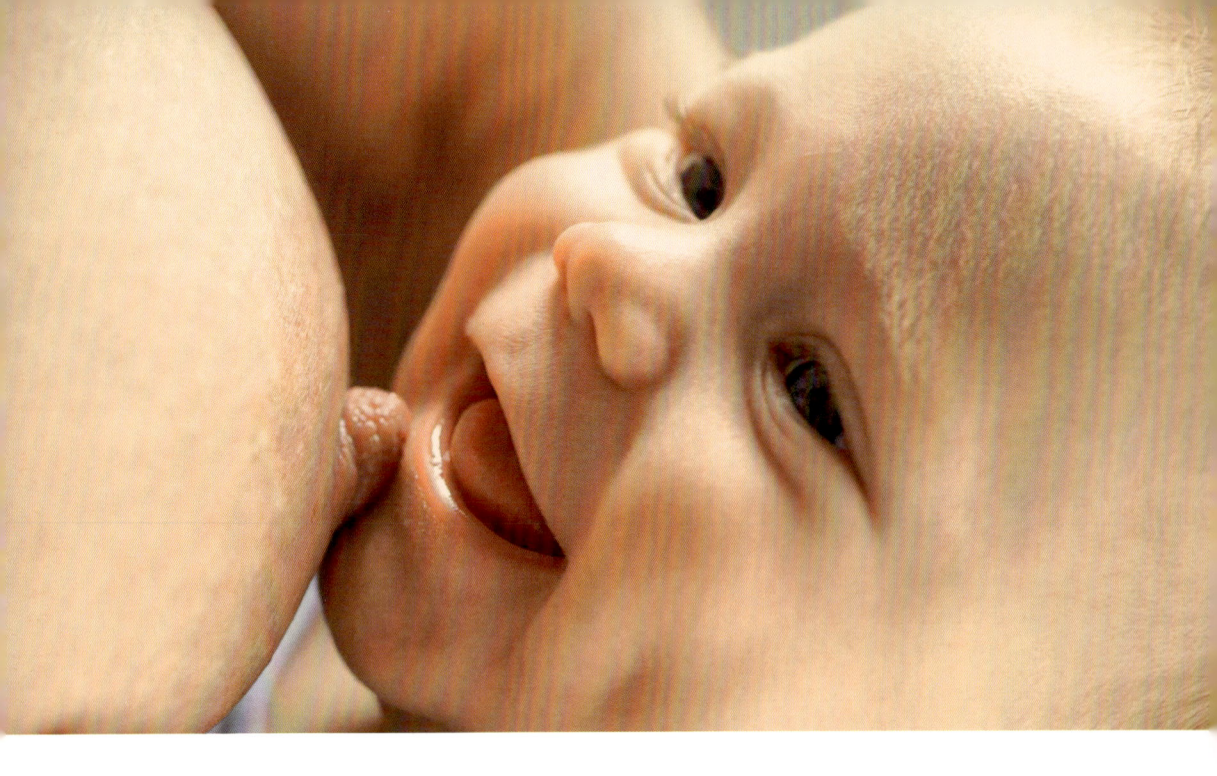

Muttermilch – die natürliche Nahrung für Babys

Alle Eltern möchten von Anfang an das Beste für ihr Baby. Muttermilch ist die natürliche Nahrung für ein Baby in seinen ersten Lebensmonaten. Egal, ob Sie Ihr Baby einige Wochen oder sogar viele Monate lang stillen, es lohnt sich auf jeden Fall. Denn Muttermilch enthält alle Nährstoffe, die Ihr Baby für seine Entwicklung braucht. Zusätzlich zeigen Studien, dass Muttermilch vor Krankheiten schützen kann. Indem Sie stillen, legen Sie einen soliden Grundstein für Babys Gesundheit. Aber auch Sie als Mutter profitieren vom Stillen. Es hilft Ihnen zum Beispiel dabei, nach der Geburt schneller Ihr Ausgangsgewicht vor der Schwangerschaft wieder zu erreichen.

Muttermilch ist eines der interessantesten Lebensmittel, denn sie passt sich Mahlzeit für Mahlzeit, Tag für Tag und Monat für Monat den Bedürfnissen Ihres Babys an.

In den ersten 5 bis 7 Tagen nach der Geburt wird die sogenannte »Kolostralmilch« gebildet. Sie ist besonders reich an Eiweiß und Antikörpern.

Wussten Sie, dass im leicht verdaulichen Kolostrum über 700 verschiedene Bakterien enthalten sein können? Diese helfen Ihrem Baby dabei, ein gesundes und leistungsfähiges Immunsystem aufzubauen. Wenn Sie ein paar Tropfen Kolostrum aus der Brust ausstreichen oder abpumpen, werden sie die typische Farbe des Kolostrums sehen. Sie ist nicht weiß wie reife Muttermilch oder Kuhmilch, sondern gelblich-orange. Das liegt am hohen Gehalt von Karotin, das Ihr Baby unter anderem zur Bildung des Vitamins A nutzt. Bei der sogenannten Übergangsmilch, eine Milch zwischen Kolostrum und reifer Muttermilch, sinkt der Eiweißgehalt langsam ab.

Die »reife« Muttermilch, die etwa zwei Wochen nach der Geburt entsteht, ist hingegen reich an Fett und Milchzucker (Laktose). Damit wird der hohe Bedarf an Energie, der für das schnelle Wachstum notwendig ist, gedeckt, ohne die noch unreifen Verdauungsfunktionen Ihres Babys zu belasten. Muttermilch verändert sich auch während einer Stillmahlzeit. Zu Beginn ist die Muttermilch noch dünnflüssig und wässrig. Damit stillt Ihr Baby seinen Durst. Erst im Verlauf der Stillmahlzeit steigt der Gehalt an Fett in der Muttermilch an und die Milch wirkt sättigend.

> ### Stillen und Abstillgründe
>
> Mehr als 90 % der Mütter in Deutschland beginnen nach der Geburt, ihr Baby zu stillen. In den letzten Jahren gab es hier einen positiven Trend in der Entwicklung der Stillraten und der Stilldauer. Immer mehr Mütter stillen ihr Baby 4 bis 6 Monate lang.
> Ein Teil der Mütter steigt aber aus verschiedenen Gründen bereits nach wenigen Wochen auf Fertigmilch um. Ein häufiger Grund, warum Mütter früher als geplant mit dem Stillen aufhören, ist das Gefühl, dass ihr Baby nicht satt wird. Aber auch gesundheitliche Probleme der Mutter, zum Beispiel eine Brustentzündung, werden häufig als Abstillgrund genannt. Mithilfe Ihrer Hebamme können Sie die meisten dieser Probleme lösen. Einige Tipps finden Sie auf Seite 43 ff.

Zudem enthält die Muttermilch in kleinen Mengen auch Allergene aus Ihrer Ernährung. Dadurch wird das Immunsystem Ihres Babys trainiert. Stillen trägt so auch zur Allergieprävention bei. Eine abwechslungsreiche Ernährung hilft also Ihnen und Ihrem Baby nicht nur alle wichtigen Nährstoffe zu bekommen, sondern gleichzeitig wird es auf die große Geschmacksvielfalt der Lebensmittel im späteren Leben vorbereitet, was auch hilft, Allergien vorzubeugen.

Aber nicht nur im Laufe der Stillzeit verändert sich Muttermilch. Auch während einer Mahlzeit verändert sich die Zusammensetzung der Milch. Zu Beginn einer Mahlzeit ist die Milch wässrig und fettarm. Mit der sogenannten Vormilch stillt Ihr Baby seinen Durst. Die Vormilch wird zwischen den Stillmahlzeiten gebildet und in der Brust gespeichert. Die Vormilch hat einen leicht blauen Schimmer und erinnert in ihrem Aussehen an entrahmte Milch. Ist der Durst Ihres Babys gestillt, wird die fettreiche Hintermilch gegen Ende der Stillmahlzeit gebildet. Sie versorgt Ihr Baby vor allem mit Energie, Fett und fettlöslichen Vitaminen und erinnert vom Aussehen her an Sahne.

> **Schon gewusst?**
>
> Übrigens schmeckt Muttermilch nicht immer gleich. Mit jedem Lebensmittel, das Sie während der Stillzeit essen, verändert sich auch der Geruch und Geschmack Ihrer Milch. So bekommt Ihr Baby von Anfang an viele verschiedene Geschmackseindrücke (siehe Seite 202).

Acht gute Gründe fürs Stillen

»Breast is best« – darüber sind sich Wissenschaftler aller Länder einig und Studien belegen zahlreiche Vorzüge des Stillens.

1. Stillen ist praktisch

Wenn Sie stillen, müssen Sie nichts extra einkaufen, vor- oder zubereiten. Sie sparen also viel Zeit, die Sie mit Ihrem Baby verbringen können. Muttermilch ist hygienisch einwandfrei, optimal temperiert und jederzeit verfügbar. Zudem schont Stillen Ihren Geldbeutel und die Umwelt, da keine zusätzlichen Kosten sowie Verpackungen und Transporte anfallen.

2. Stillen verbindet und macht glücklich

Stillen vermittelt Ihrem Baby ein Gefühl von Geborgenheit, Wärme, Zuwendung und Liebe. Es riecht praktisch, wo es hingehört. Damit wird die emotionale Bindung zwischen Ihnen und Ihrem Kind gefördert. Zudem werden beim Stillen Glückshormone (Oxytozin) gebildet. Besonders intensiver Hautkontakt beim Stillen lässt den Hormonpegel ansteigen. Dies hilft zu entspannen und die hektische Anfangsphase mit Ihrem Baby gut zu meistern.

3. Muttermilch ist immer passend

Muttermilch enthält alle Nährstoffe, die ihr Baby für seine Entwicklung braucht. Zusätzlich bekommt Ihr Baby auch verschiedene spezifische und unspezifische Antikörper, die Sie im Laufe ihres Lebens gebildet haben. Diese helfen ihrem Baby, ein gesundes und leistungsfähiges Immunsystem aufzubauen, und bieten Schutz vor verschiedenen Krankheitserregern. Dies ist vergleichbar mit einer Impfung. Besonders in den ersten Lebensmonaten kommen Infektionen der Atemwege, im Magen-Darm-Trakt oder Mittelohr bei gestillten Kindern seltener vor.

4. Stillen stärkt den Darm

Muttermilch enthält Millionen wertvoller Bakterien, die sogenannten Bifidusbakterien. Sie besiedeln den Darm Ihres Babys und bekämpfen krankmachende Keime. Gleichzeitig wird mit der Muttermilch auch das Futter der Darmbakterien, sogenannte Muttermilch-Oligosaccharide, geliefert. So bilden die Bakterien schnell eine dicke Schutzschicht im Darm.

5. Stillen schützt langfristig

Auch langfristig fördert Stillen die Gesundheit Ihres Babys. Studien zeigen, dass das Risiko für Übergewicht, Zöliakie oder Diabetes mellitus (Zuckerkrankheit) bei Menschen, die als Baby gestillt wurden, geringer ist – Erkrankungen, die häufig erst in späteren Jahren sichtbar werden. Zudem ist auch der plötzliche Säuglingstod bei gestillten Kindern seltener. Es wird vermutet, dass hierbei immunologische Prozesse durch Bestandteile der Muttermilch sowie das leichtere Aufwachen gestillter Kinder in der Nacht eine Rolle spielen.

6. Stillen lässt Ihr Baby strahlen

Das Saugen an der Brust fördert die Entwicklung des Kiefers und kann dadurch von Beginn an Fehlstellungen der Zähne vorbeugen.

7. Stillen tut Ihrem Körper gut

Es hilft Ihnen, nach der Schwangerschaft wieder fit zu werden. Durch das Stillen zieht sich die Gebärmutter zusammen und bildet sich schneller zurück. Außerdem bekommen Mütter, die ihre Kinder gestillt haben, seltener Krebserkrankungen wie Brust- und Eierstockkrebs. Hierfür ist das Hormon Prolaktin, welches beim Stillen gebildet wird, verantwortlich.

8. Stillen macht schlank

Beim vollen Stillen verbrauchen Sie täglich bis zu 600 Kalorien extra alleine durch die Bildung von Muttermilch. Diese kommen zum Teil aus den in der Schwangerschaft angelegten Fettspeichern. Dies macht eine Diät völlig überflüssig und Sie erreichen bald wieder Ihr Ausgangsgewicht von vor der Schwangerschaft.

Wie lange ist Muttermilch für mein Baby wichtig?

Von verschiedenen Expertengremien, zum Beispiel der Weltgesundheitsorganisation (WHO) und der Nationalen Stillkommission in Deutschland, wird für Säuglinge das ausschließliche Stillen, das heißt ohne jegliches Zufüttern von Getränken oder Brei, in den ersten 6 Lebensmonaten, mindestens aber bis zum Beginn des 5. Monats lang, empfohlen. Das heißt, Muttermilch ist in den ersten 4 bis 6 Lebensmonaten als alleinige Nahrung ausreichend.

Auch nach dem Beginn der Breieinführung kann Ihr Baby weiter von den Vorteilen der Muttermilch profitieren. Je mehr Brei Sie ihm geben, desto weniger Muttermilch wird es trinken. Diese schrittweise Reduzierung der Muttermilchmenge im zweiten Lebenshalbjahr – das sogenannte Teilstillen – hilft Ihrem Baby, sich langsam an neue Lebensmittel zu gewöhnen. Mit dem Übergang zur Familienkost wird die feste Nahrung immer mehr an Bedeutung gewinnen, bis Ihr Kind keine Muttermilch mehr braucht. Theoretisch können Sie so Ihr Baby ganz ohne Flasche ernähren.

Am besten bestimmen Sie und Ihr Baby gemeinsam, wann endgültig abgestillt wird. Aber setzen Sie sich nicht unter Druck. Jede auch noch so kurze Stillzeit ist sinnvoll und wichtig für Sie und Ihr Baby.

Bakterien in der Muttermilch

In einer aktuellen spanischen Studie haben Wissenschaftler entdeckt, dass Muttermilch insgesamt mehr als 700 verschiedene Bakterienarten enthält – viel mehr als bisher angenommen.

Diese sind wichtig für die Entwicklung der Darmflora Ihres Babys.

Allerdings war die Art der Bakterien nicht bei jeder Mutter gleich. So hatten übergewichtige Mütter insgesamt weniger Bakterienarten in ihrer Muttermilch und auch bei einem geplanten Kaiserschnitt war die Zusammensetzung der Bakterienflora in der Muttermilch verändert.

Es wird vermutet, dass die Bakterien den Neugeborenen helfen, die Muttermilch optimal zu verdauen. Aber auch, dass sie das Immunsystem eines Kindes unterstützen und dem Körper helfen, zwischen guten und fremden Bakterien zu unterscheiden. Dies soll in weiteren Studien untersucht werden.

Ein entspannter Stillbeginn

Die ersten Wochen nach der Geburt sind für Sie und Ihr Baby eine Zeit der Umstellung. Ihr Baby muss sich an seine neuen Lebensbedingungen anpassen. Die Umstellung von Atmung und Kreislauf erfolgte

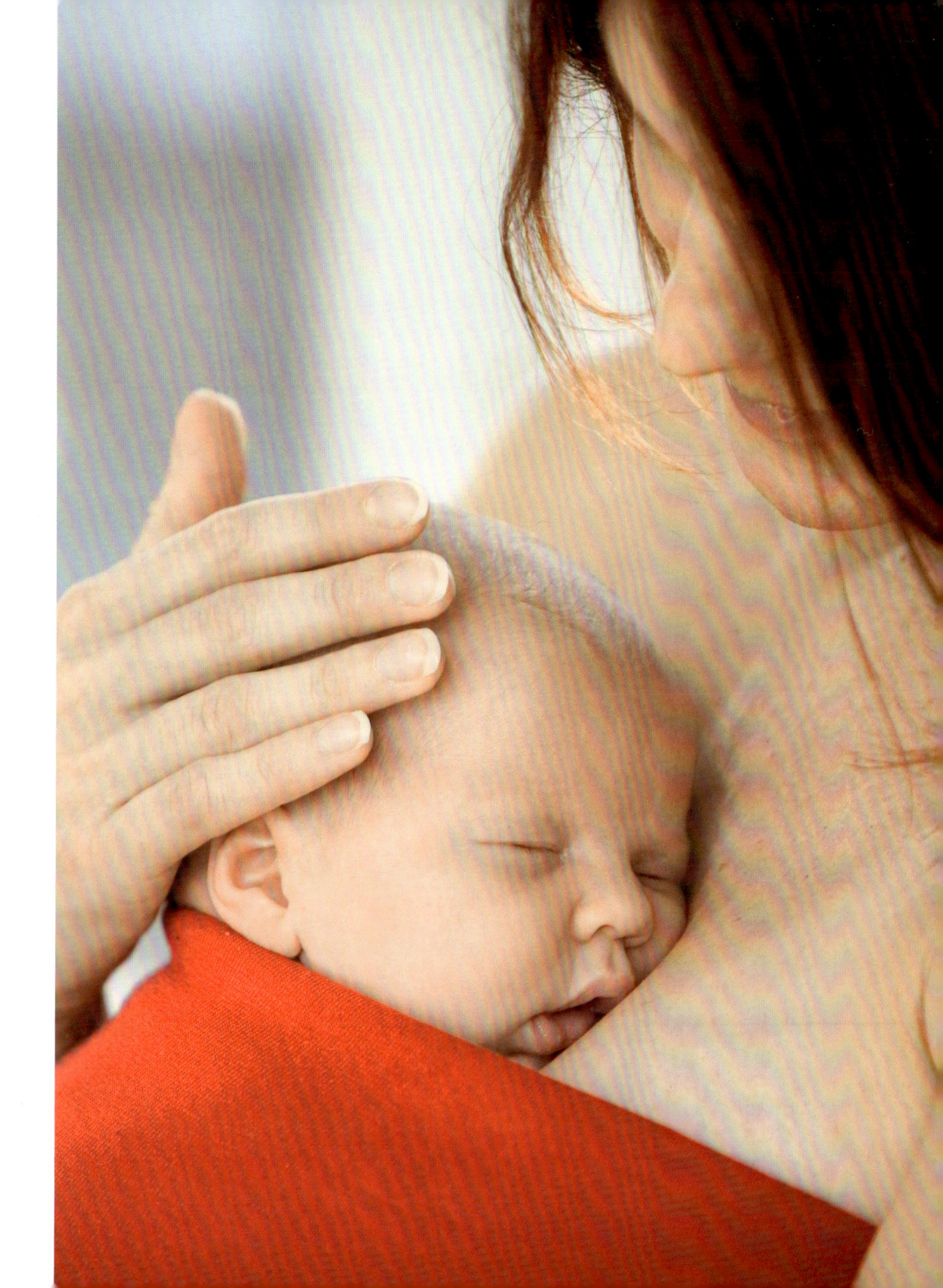

direkt nach der Geburt. Stoffwechsel und Ausscheidungsfunktionen brauchen hingegen etwas Zeit, um sich an die neuen Situationen anzupassen. Aber schon während der Schwangerschaft hat sich Ihr Baby zehn Monate lang auf sein Leben vorbereitet. Es hat das Saugen geübt, am Daumen gelutscht und Fruchtwasser getrunken. Dies waren die ersten Schritte für einen erfolgreichen Stillstart.

Bei Ihnen als Mutter hat in dieser Zeit das Hormonsystem Körper und Brust auf das Stillen programmiert. Bei der Geburt Ihres Babys ist bereits alles vorbereitet. Stillen ist ein natürlicher Vorgang. Vertrauen Sie auf sich und Ihr Baby, um mögliche Anfangsschwierigkeiten zu überwinden. Dann steht einer erfolgreichen Stillzeit nichts mehr im Weg.

Durch das Saugen an der Brust werden in Ihrem Körper zwei Hormone freigesetzt, die das Stillen regulieren. Das Hormon Prolaktin sorgt für die Milchbildung und das Hormon Oxytozin führt dazu, dass die Muttermilch fließt. Bereits ab dem 6. Schwangerschaftsmonat sind die Brustdrüsen funktionsbereit. Das Hormon Oxytocin sorgt nach der Geburt auch dafür, dass durch eine erhöhte Muskelspannung die Gebärmutter schneller zurückgebildet wird.

Für einen entspannten Stillbeginn wird unmittelbar nach der Geburt – meist innerhalb der ersten ein bis zwei Stunden –

ein erster Hautkontakt zwischen Mutter und Baby hergestellt, indem das Baby auf den Bauch seiner Mutter gelegt wird. Das ist der Beginn einer wundervollen und engen Stillbeziehung. Meist beginnt das Baby nach einer Weile saugende Bewegungen mit dem Mund zu machen und die mütterliche Brust zu suchen. Alleine die Körperwärme der Mutter kann diese Suchbewegung auslösen.

Auch nach einem Kaiserschnitt sollten Sie Ihr Baby, sobald es Ihnen möglich ist, zum ersten Mal anlegen. Bei einer Vollnarkose kann das durch die Müdigkeit einige Zeit dauern, bis Sie so weit sind. Der Stillbeginn wird durch das spätere Anlegen aber nicht erschwert. Lassen Sie sich beim Anlegen von Ihrer Hebamme helfen, damit Sie Ihr Baby gut halten können.

> **Schon gewusst?**
>
> Wussten Sie, dass ein Baby sich auch am Geruch der mütterlichen Brust orientiert? Wissenschaftler haben nachgewiesen, dass ein Baby bereits am fünften Tag nach der Geburt das Brusttüchlein der eigenen Mutter von denen anderer Mütter zuverlässig unterscheiden kann.

Das richtige Anlegen

Achten Sie beim Anlegen auf die natürlichen Reflexe Ihres Babys. Berührt die Brust die Lippen Ihres Babys, saugt es die Brustwarze in die Mundhöhle und hält sie zwischen Ober- und Unterkiefer fest. Die Zunge drückt die Brustwarze gegen den Gaumen und streicht die Milchzisternen der Brustdrüsen aus.

Die Muttermilch wird mit dem während der Schwangerschaft gut geübten Schluckreflex geschluckt. Hierbei sind Saug- und Atembewegungen gut aufeinander abgestimmt. Anders als wir Erwachsenen kann Ihr Baby saugen und schlucken und dabei gleichzeitig durch die Nase atmen.

Beginnen Sie die Stillmahlzeiten abwechselnd an der rechten und der linken Brust. Wenn Ihr Kind die eine Seite ganz leer getrunken hat und noch Durst hat, wechseln Sie zur anderen Brust. Die Brust muss aber nicht bei jeder Mahlzeit vollständig geleert werden. Beginnen Sie bei der nächsten Mahlzeit mit der Brust, an der Ihr Baby zuletzt getrunken hat. Auf diese Weise wird die Milchbildung auf beiden Seiten optimal angeregt. Zudem kann Ihr Baby so seinen Durst mit der wässrigen Vormilch und seinen Hunger mit der fettreichen Hintermilch stillen.

Lassen Sie Ihr Baby vor dem Wechsel zur zweiten Brust und am Ende jeder Mahlzeit aufstoßen. So kann beim Trinken mitge-

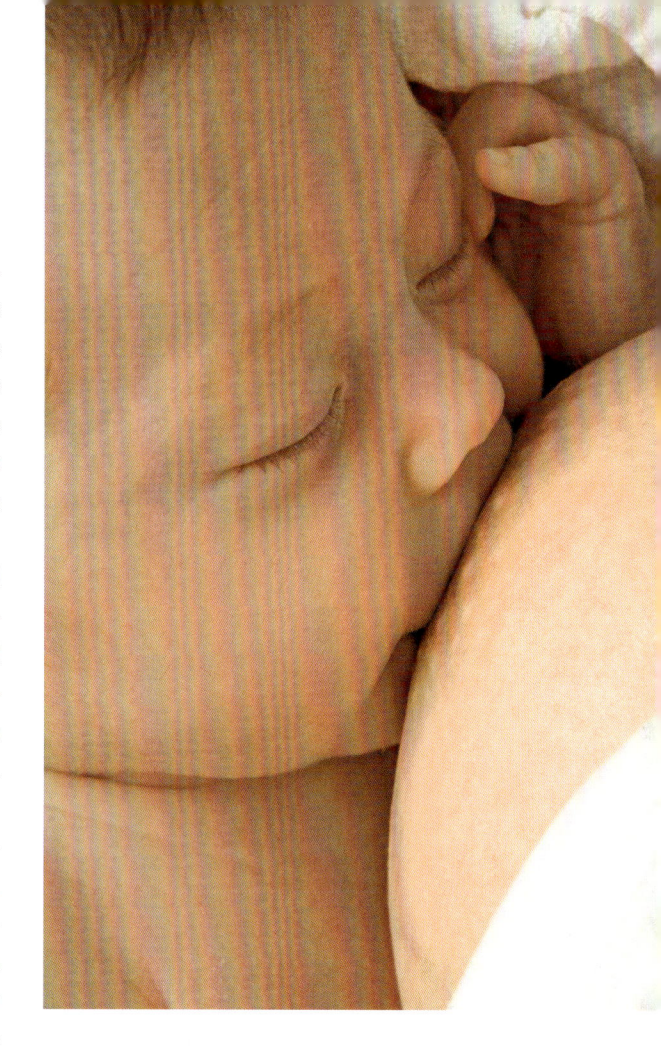

schluckte Luft wieder entweichen. Dazu legen Sie Ihr Baby mit Brust und Bauch über Ihre Schulter. Leichtes Wippen oder Klopfen auf den Rücken erleichtern das Aufstoßen. Manchmal wird mit der Luft auch wieder etwas Milch aufgestoßen. Dies ist völlig normal und kein Grund zur Sorge. Der Schließmechanismus zwischen Magen und Speiseröhre ist bei Babys noch nicht so gut ausgebildet. Trotzdem bleibt noch genügend Milch im Magen des Babys. Die meisten dieser Babys sind dennoch fröhlich und gut aufgelegt. Es stört sie überhaupt nicht, wenn etwas Milch wieder hochkommt, und sie belegen den alten Spruch, dass Spuckkinder prächtig gedeihen. Denn es sind jeweils nur teelöffelgroße Mengen, die Ihr Baby spuckt. Kommt die Milch jedoch schwung- oder schwallweise wieder, ist schneller ärztlicher Rat nötig. Hier sollten mögliche gesundheitliche Ursachen ausgeschlossen werden.

Tipps für »Speikinder«

- Sorgen Sie für eine ruhige und entspannte (Still-)Atmosphäre.
- Ist Ihre Brust vor der Stillmahlzeit sehr voll, kann es helfen, wenn Sie sie vor dem Anlegen mit der Hand etwas ausstreichen.
- Wenn Ihr Baby sehr gierig und hastig trinkt, lassen Sie es zwischendurch immer wieder aufstoßen, auch wenn eine Seite noch nicht leer getrunken ist.
- Sorgen Sie nach der Mahlzeit für eine ruhige Phase ohne hektische Bewegungen.
- Lagern Sie Ihr Baby nach der Mahlzeit mit dem Oberkörper leicht erhöht.

Legen Sie Ihr Baby in den ersten Tagen häufig an die Brust, damit es ausreichend vom Kolostrum trinken kann. Die gebildete Milchmenge beträgt am ersten Lebenstag etwa 30 bis 60 ml und nimmt in den folgenden Tagen immer weiter zu. In den letzten Schwangerschaftswochen hat Ihr Baby eine Nährstoff- und Energiereserve in Form eines Fettpolsters unter der Haut und ein Kohlenhydratdepot in der Leber angelegt. Von diesen Reserven zehrt es in den ersten Lebenstagen. Trotzdem verlieren Babys in den ersten Tagen nach der Geburt an Gewicht. Spätestens 2 Wochen nach der Geburt sollte es sein Geburtsgewicht wieder erreicht haben. Bis dahin sollten Sie das Gewicht Ihres Babys einmal täglich kontrollieren. Danach reicht es, Ihr Baby einmal pro Woche oder bei den Vorsorgeuntersuchungen beim Kinderarzt zu wiegen.

Zwischen dem zweiten und vierten Tag nach der Geburt »schießt« dann die sogenannte Übergangsmilch ein, das heißt, die Milchmenge, die die Brust bildet, wird deutlich gesteigert. Erst mit etwa 7 bis 12 Tagen deckt die Milchmenge dann vollständig den Energie- und Nährstoffbedarf Ihres Babys.

Welche Stillposition ist die richtige für mich?

Es gibt verschiedene Haltungen, in denen Mütter ihr Kind stillen. Wählen Sie eine Position, in der Sie sich entspannen und das Stillen genießen können. Der Wiegegriff, der Rückengriff und das Stillen im Liegen sind die am häufigsten angewendeten Stillpositionen. Lassen Sie sich die Stillpositionen von Ihrer Hebamme zeigen.

Wiegegriff

Hier liegt der Kopf des Babys in Ihrer Ellenbeuge. Der Körper des Babys liegt ganz dicht an Ihrem Bauch. Ihr Arm stützt den Kopf des Babys und hält gleichzeitig Po oder Oberschenkel. So können Sie Ihr Baby gut an Ihren Körper heranziehen. Mit der freien Hand heben Sie die Brust leicht an. Wenn sich der Mund des Babys auf Höhe der Brustwarze befindet, berühren Sie mit der Warze die Unterlippe des Babys. Ihr Baby öffnet jetzt den Mund. Ziehen Sie Ihr Baby rasch zu sich heran, sodass es Bauch an Bauch mit Ihnen zu liegen kommt. Ein Stillkissen kann Sie unterstützen, eine bequeme und angenehme Position zu finden.

Rückengriff

Das Baby liegt unter Ihrem Arm, sodass Körper und Beine an Ihrer Seite vorbei nach hinten zeigen. Mit einer Hand halten

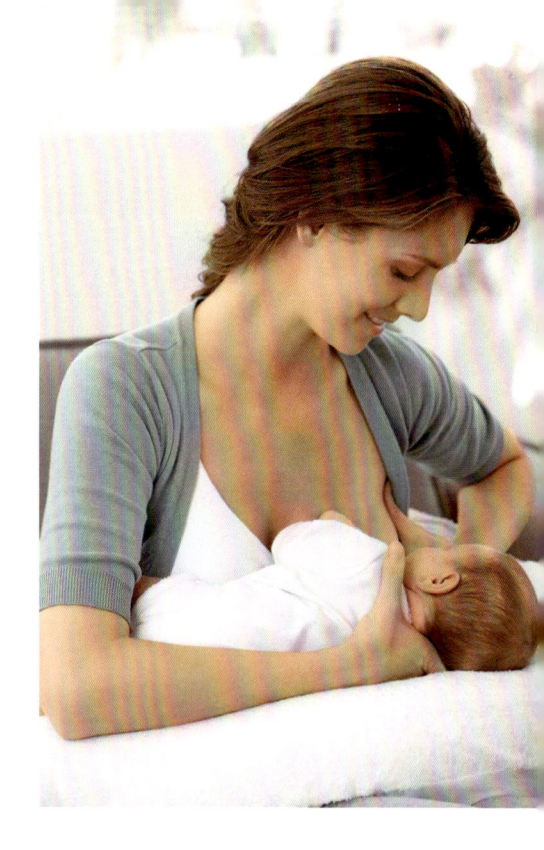

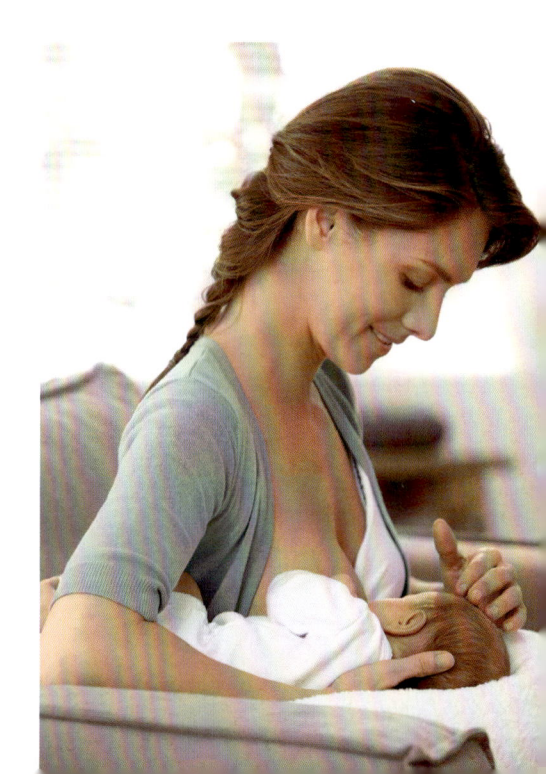

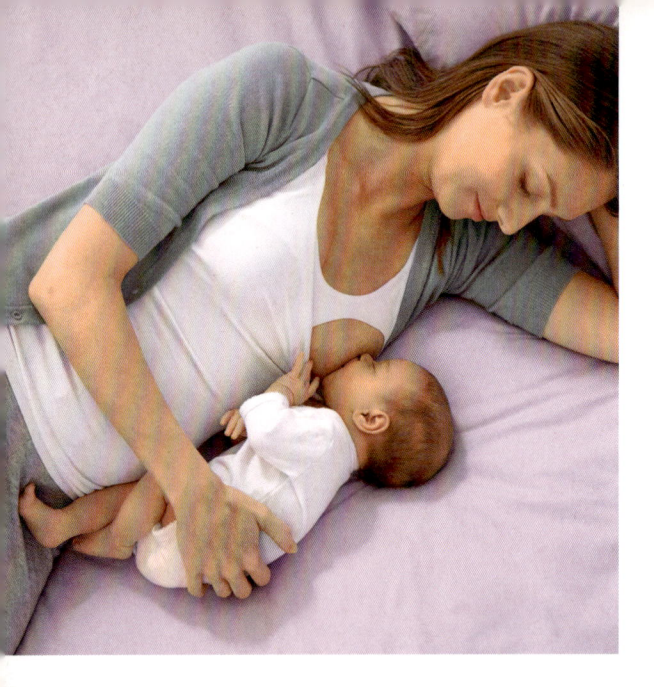

Stützen Sie den Körper des Babys zum Beispiel mit einem Stillkissen im Rücken. Das Kissen hilft, das Baby in der richtigen Position zu halten. Für eine bequeme Lage können Sie sich ein Kissen unter den Kopf und zwischen die Knie schieben. Diese Stillposition eignet sich besonders nach einem Kaiserschnitt oder einer schweren Geburt.

Pflege der Brust

Übertriebene Hygiene schadet oft mehr, als dass sie nutzt. Zur Brustpflege während der Stillzeit empfiehlt es sich, die Brust lediglich täglich mit klarem Wasser abzuwaschen, am besten unter der Dusche. Waschlotionen und Seifen trocknen die Haut nur unnötig aus. Nach dem Stillen können Sie die Milch- und Speichelreste an der Brustwarze antrocknen lassen, da Muttermilch desinfizierend wirkt. Wenn Sie sich damit wohler fühlen, können Sie Still-BH und Stilleinlagen verwenden, sie sind aber kein Muss. Während der Stillzeit ist die Brust vergrößert, manche Frauen empfinden den zusätzlichen Halt durch einen Still-BH als sehr angenehm. Manchmal fließt am Anfang etwas Milch ungewollt aus der Brust aus. Hier können Ihnen die Stilleinlagen helfen, dass es keine unschönen Flecke auf der Kleidung gibt.

Sie den Kopf Ihres Babys. Ihr Arm stützt den Rücken des Babys, der Kopf des Babys liegt gegenüber der Brustwarze. Ist Ihr Baby eher klein, kann ein Kissen helfen, den Kopf näher an die Brust zu bringen. Mit der anderen Hand stützen Sie Ihre Brust. Wenn Ihr Baby den Mund öffnet, ziehen Sie es eng an Ihren Körper. Diese Stillposition wird häufig von Müttern genutzt, die mit einem Kaiserschnitt entbunden oder Zwillinge bekommen haben.

Stillen im Liegen

Nachts ist besonders das Stillen im Liegen geeignet. Hier liegt das Baby auf der Seite mit seinem Bauch dicht an Ihrem Bauch.

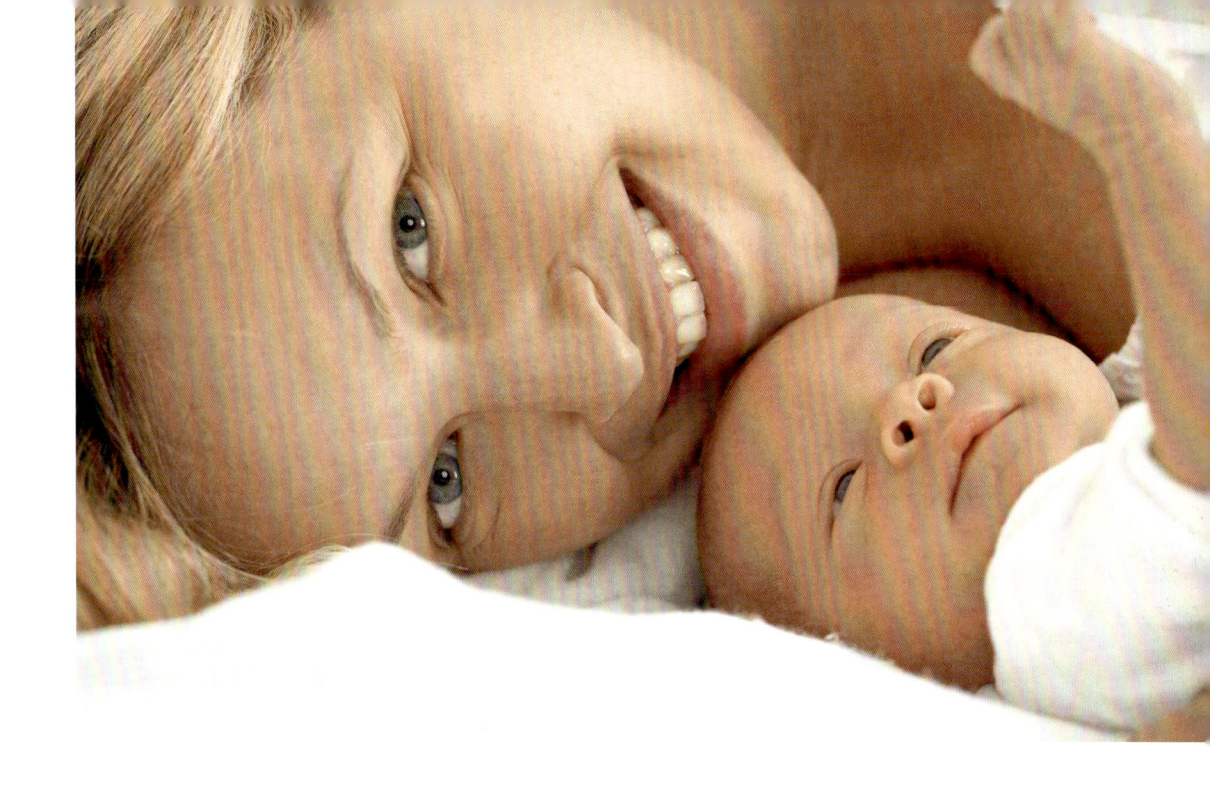

Häufige Fragen rund ums Thema Stillen

Wie viele Stillmahlzeiten braucht mein Baby am Tag?

Richten Sie sich bei der Anzahl der Stillmahlzeiten ganz nach dem Bedarf Ihres Babys. Während der Schwangerschaft wurde Ihr Baby kontinuierlich mit Nahrung versorgt. Nach der Geburt wird es plötzlich mit dem Gefühl »Hunger« konfrontiert. Daher dauert es einige Zeit, bis Sie und Ihr Baby sich aufeinander eingestimmt haben. In den ersten Lebenswochen können es durchaus 10 bis 12 Mahlzeiten am Tag sein. Der Magen Ihres Babys hat in den ersten Tagen etwa die Größe einer Murmel. Damit es genug Milch bekommt, sind häufige kleine Mahlzeiten für Ihr Baby wichtig. Zudem wird durch das häufige Anlegen auch die Milchbildung angeregt und die Milchmenge gesteigert. Später reduzieren sich die Stillmahlzeiten auf fünf bis sieben am Tag. Der Magen vergrößert sich bis etwa zum 10. Tag auf die Größe eines mittelgroßen Hühnereis.

Woran erkenne ich, dass mein Baby genug Muttermilch bekommt?

Wird ein Baby gestillt, kann die Mutter nicht sehen, wie viel es getrunken hat. Die Dauer der Mahlzeit ist dafür kein genaues Maß, denn manche Babys haben eine gute Technik und saugen in wenigen Minuten eine ganze Brust leer. Andere sind eher gemütlich und lassen sich mit dem Trinken Zeit. Es kann für Eltern verlockend sein, die Milchmenge zu kontrollieren, indem sie das Baby vor und nach dem Stillen wiegen und aus der Differenz die Trinkmenge ableiten. Das ist sehr aufwändig – besonders hungrige Babys mögen nicht gerne ruhig auf der Waage liegen, bis die Eltern das aktuelle Gewicht abgelesen haben. Außerdem setzt sich die Mutter vielleicht unnötig unter Druck, wenn das Baby weniger trinkt, als sie es erwartet. Besser als das Wiegen ist die Beobachtung des Babys und seiner Ausscheidungen. Gut gestillte Babys haben 5 bis 6 nasse Windeln am Tag.

Gewichtszunahme im 1. Halbjahr

Im ersten Halbjahr nach der Geburt nehmen Babys pro Woche im Durchschnitt 150 bis 200 g zu. Dies sind aber grobe Richtwerte. Im Einzelfall kann die Gewichtszunahme bis zu 300 g oder nur 80 g pro Woche betragen.

Der Urin ist hell und nahezu geruchlos. Der Stuhl von gestillten Babys ist gelblich, weich und riecht leicht süßlich – das typische Aroma des »Muttermilchstuhls«. Die Häufigkeit des Stuhlgangs reicht von mehrmals pro Tag bis einmal pro Woche. Aber auch die Gewichtszunahme bietet einen guten Anhaltspunkt, ob das Baby genug trinkt.

Verläuft das Gewicht Ihres Babys parallel zu den Wachstumslinien im gelben Untersuchungsheft, ist alles im Normalbereich. Gestillte Kinder sind in den ersten drei Monaten oft schwerer als nicht gestillte, im zweiten Lebenshalbjahr sind sie jedoch ein wenig leichter.

Wenn Sie unsicher sind, ob Ihr Baby ausreichend Milch bekommt, sprechen Sie mit Ihrem Kinderarzt oder Ihrer Hebamme.

Wie lange dauert eine Stillmahlzeit?

In den ersten Lebenstagen dauert eine Stillmahlzeit oft nur 5 bis 10 Minuten. Längeres Stillen ist noch nicht empfehlenswert, da Ihr Baby dadurch nicht mehr Milch bekommt. Erst mit der Zeit steigert sich die Dauer einer Stillmahlzeit auf etwa 20 bis 40 Minuten. Dieser Zeitraum wird sich im Laufe der Stillzeit dann langsam wieder verkürzen, denn Ihr Baby lernt schneller und kräftiger zu saugen.

Es ist sinnvoll, Ihr Baby am Anfang an beiden Brustseiten anzulegen. Auf diese Weise wird die Milchbildung optimal angeregt. Zudem kann Ihr Baby so seinen Durst mit der wässrigen Vormilch und seinen Hunger mit der fettreichen Hintermilch stillen. Die Brüste müssen nicht bei jeder Mahlzeit vollständig geleert werden. Beginnen Sie bei der nächsten Mahlzeit einfach mit der Brust, an der Ihr Baby zuletzt getrunken hat.

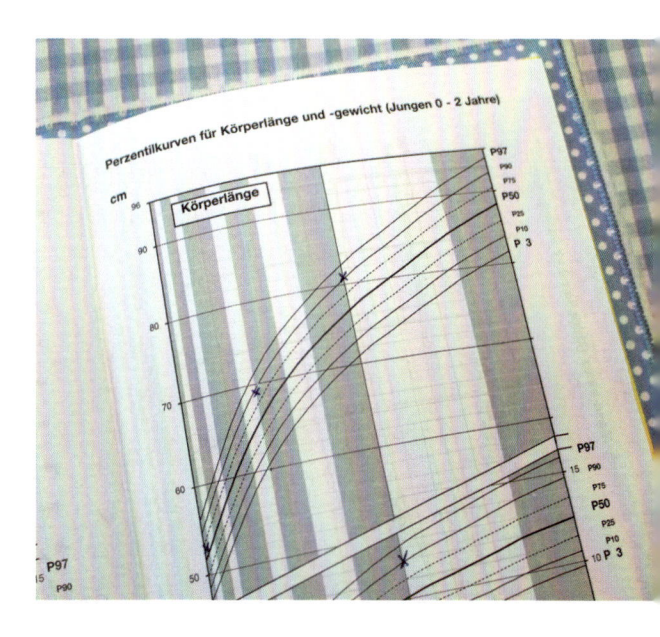

Mein Baby wird nicht satt. Muss ich eine Fertigmilch zufüttern?

Ihr Baby wird in den ersten Tagen nur kleine Mengen trinken, denn sein Verdauungstrakt kann größere Milchmengen noch nicht verarbeiten und muss sich erst an seine neue Aufgabe gewöhnen. Im Mutterleib bekam Ihr Baby »sein Essen« ausschließlich über die Nabelschnur. Die Nährstoffe gelangten so direkt ins Blut. Bis sich der Verdauungstrakt Ihres Babys angepasst hat, dauert es einige Tage. Es ist ganz normal, wenn Ihr Baby in den ersten Tagen an Gewicht verliert. Nach etwa zwei Wochen sollte es aber sein Geburtsgewicht wieder erreicht haben und danach zunehmen. Wenn ein Baby mehr als 10 % seines Geburtsgewichts verliert, sprechen Sie mit dem Kinderarzt und Ihrer Hebamme. Dann muss eventuell zugefüttert werden. Wenn Sie den Eindruck haben, dass Ihr Baby mit dem Stillen nicht genug Milch bekommt, sollten Sie versuchen, es häufiger anzulegen. Auf diese Weise können Sie die Milchproduktion steigern.

Wenn häufigeres Anlegen und auch andere Tipps Ihrer Hebamme nicht helfen, können Sie eine Fertigmilch zufüttern. Das heißt nicht, dass Sie ganz mit dem Stillen aufhören müssen. Sie können auch beide Milchen kombinieren. Wichtig ist dabei, dass Sie bei jeder Mahlzeit erst stillen. Wenn beide Brüste leer sind und das Baby immer noch hungrig ist, geben sie anschließend eine Flasche. Auf diese Weise hört die Milchproduktion nicht auf. Vielleicht braucht Ihr Körper einfach nur etwas länger, bis die Bildung der Muttermilch sich an den steigenden Appetit Ihres Babys angepasst hat. Dann können Sie die Flasche vielleicht bald wieder weglassen.

Wichtig!

Nur in seltenen Fällen ist es notwendig, ein Baby mit Fertigmilch zuzufüttern. Ob Ihr Baby zusätzliche Nahrung braucht, sollte Ihr Kinderarzt entscheiden.

Wie erkenne ich, ob mein Baby hungrig ist?

Die meisten Babys können von Geburt an deutlich signalisieren, wann sie hungrig sind. Als erstes Hungerzeichen öffnet Ihr Baby den Mund, streckt die Zunge Richtung Unterlippe, dreht den Kopf und fängt an, die Brust zu suchen. Darüber hinaus sind aber auch das Runzeln der Stirn, Überkreuzen von Armen und Beinen und Ballen der Fäuste Anzeichen für Hunger. Erst wenn diese ersten Anzeichen nicht beachtet werden, beginnt ein Baby richtig zu schreien. Je früher Sie auf die Hungersignale reagieren, desto weniger muss Ihr Baby schreien. Auch das Anlegen Ihres Babys an die Brust ist einfacher, wenn es noch nicht schreit.

Aber nicht jedes Schreien bedeutet auch Hunger. Ihr Baby kann Ihnen mit seinem Schreien auch mitteilen, dass zum Beispiel seine Windel nass ist, dass es Ihre Nähe und Zuwendung braucht oder dass es übermüdet ist. Je vertrauter Sie mit Ihrem Baby werden, desto besser können Sie die Ursachen für das Schreien Ihres Babys auseinanderhalten.

Mein Baby zeigt nur sehr selten oder nie Hungersignale. Was muss ich tun?

Manche Babys sind Schlafmützen. Sie zeigen nicht die üblichen Hungersignale, sondern schlafen sehr lange. Wird Ihr Baby nicht von selbst wach, wecken Sie es behutsam spätestens vier Stunden nach der letzten Mahlzeit und legen es wieder an die Brust. Sprechen Sie mit Ihrem Kinderarzt oder Ihrer Hebamme, um ggf. die Ursachen abklären zu lassen. Wächst und gedeiht Ihr Baby aber gut, müssen Sie sich keine Sorgen machen.

Wie lange muss ich mein Baby stillen, wenn es ein erhöhtes Allergierisiko hat?

Für allergiegefährdete Babys gelten dieselben Stillempfehlungen wie für alle Säuglinge. Sie sollten Ihr Baby im ersten Lebenshalbjahr stillen, mindestens bis zum

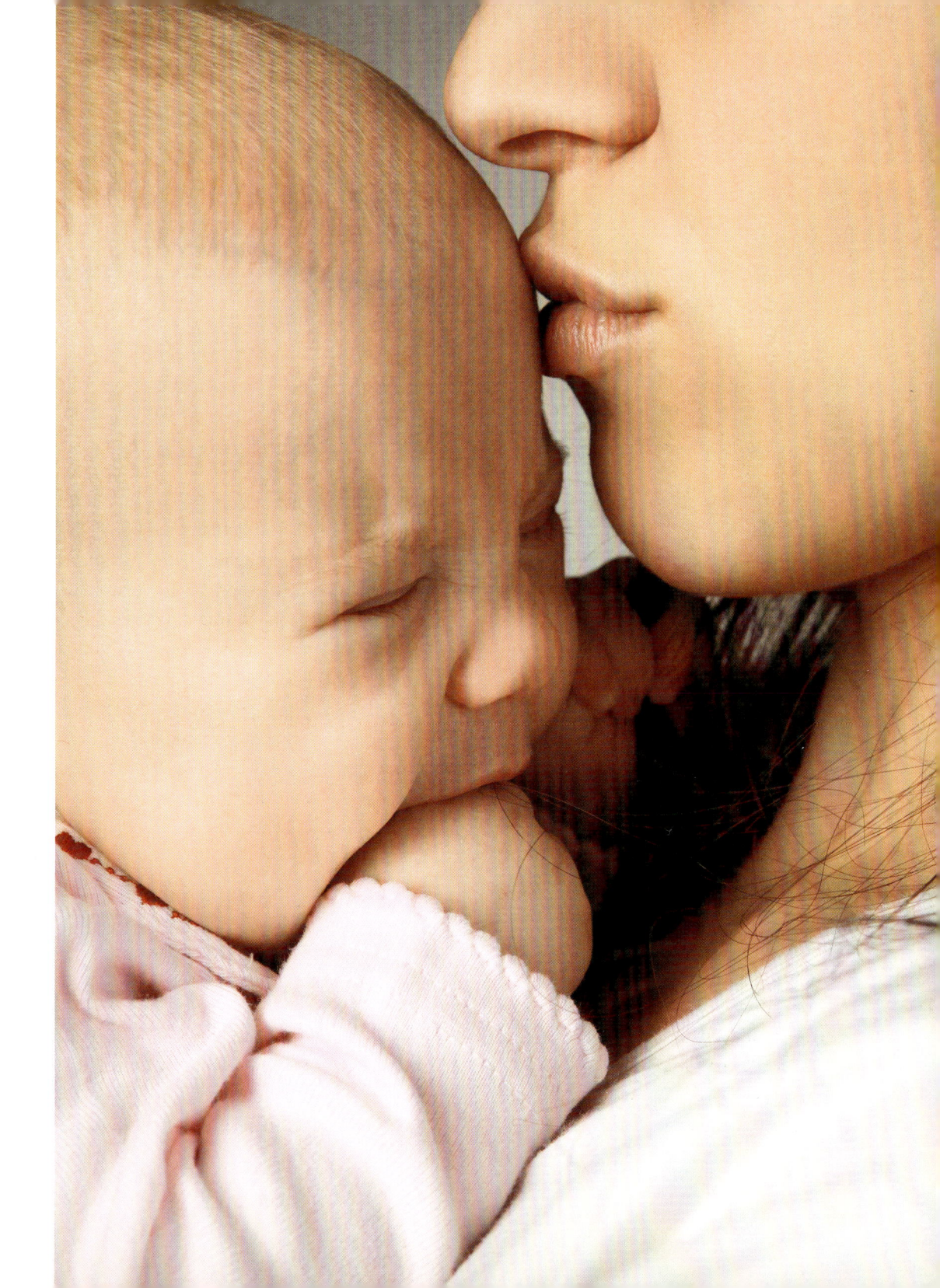

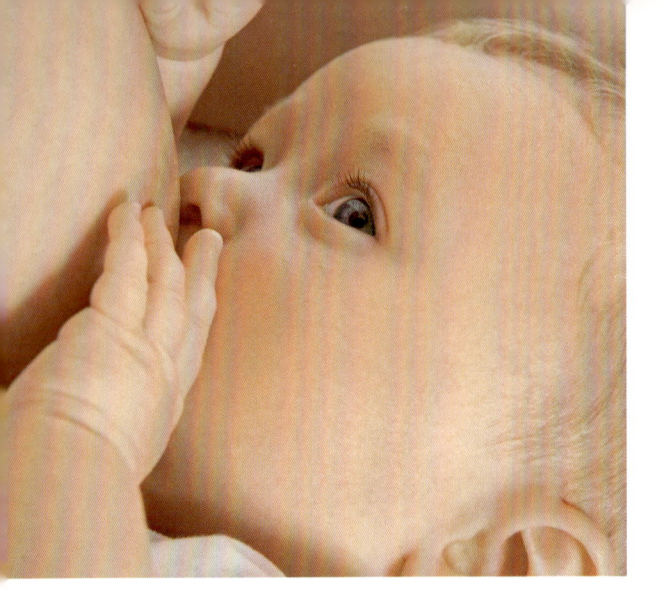

Beginn des 5. Monats ausschließlich, das bedeutet ohne zusätzliche Getränke oder Breie. Es ist aber auch zu empfehlen, dass Sie Ihr Baby nach der Einführung der Breie – zwischen dem 5. und 7. Monat – weiter teilstillen. Sie beide bestimmen gemeinsam, wie lange gestillt wird.

Wie halte ich die Milchbildung aufrecht, damit ich auch nach Einführung der Beikost stillen kann?

Legen Sie Ihr Baby auch während der Breieinführung regelmäßig an die Brust an. Die Milchmenge, die Ihr Baby trinkt, wird so nur nach und nach zurückgehen. So kann sich auch Ihr Körper nach und nach umstellen, die Milchbildung passt sich an die sinkende Nachfrage an.

Was kann ich tun, wenn ich zu viel Milch habe?

Wenn Sie zu viel Milch haben und die Brust zu sehr spannt, kann sie vorsichtig mit der Hand ausgestrichen werden. Das sanfte Ausstreichen stimuliert die Milchbildung nicht so sehr, wie es das Abpumpen tut. Zum Ausstreichen massieren Sie die Brust vorsichtig vom Ansatz zur Brustwarze hin und drücken die Milch aus. Auch von den Achselhöhlen aus gut ausstreichen, damit es dort zu keinem Milchstau kommt. Zur Linderung kann man auch gut kühle Umschläge auf die Brust legen. Das bewirkt auch gleichzeitig, dass nicht so viel Milch gebildet wird. Die ausgedrückte Milch kann sehr gut zur Körperpflege verwendet und entweder als Badezusatz oder zur Pflege für den Po benutzt werden. Ausgedrückte Milch sollte aus hygienischen Gründen nicht mehr verfüttert werden.

Stillprobleme – Wer kann mir helfen?

Heute möchten die meisten Mütter ihr Baby stillen und nahezu alle beginnen damit auch nach der Geburt. Manchmal treten dann aber unerwartete Probleme auf. Viele Mütter stillen dann früher ab, als sie eigentlich möchten. Um das zu vermeiden, können Sie die Hilfe Ihrer Hebamme in

Anspruch nehmen, die Sie nach der Geburt zu Hause betreut hat. Sie haben so lange Anspruch auf Stillberatung durch Ihre Hebamme, wie Sie noch stillen. Erkundigen Sie sich bei Ihrer Krankenkasse nach der Übernahme der Kosten. Weitere Hilfe und Unterstützung beim Stillen erhalten Sie bei verschiedenen überregionalen Verbänden oder in Stillambulanzen in Geburtskliniken. Ihre Adressen finden Sie im Anhang. In manchen Orten gibt es Stillgruppen, in denen Mütter untereinander ihre Erfahrungen austauschen können. Fragen Sie Ihre Hebamme oder in Ihrer Entbindungsklinik danach.

Mit fachkundiger Hilfe lassen sich fast alle Probleme beim Stillen lösen oder von vornherein vermeiden.

Wie kann ich mein Baby stillen und trotzdem meinen Beruf wieder ausüben?

Wenn Sie während der Stillzeit wieder arbeiten gehen möchten oder müssen, stehen Ihnen laut Mutterschutzgesetz zusätzliche Pausen zu, mindestens zweimal täglich eine halbe Stunde. Ideal wäre es, wenn Sie in dieser Zeit Ihr Baby direkt am Arbeitsplatz stillen – vielleicht in einem Pausenraum – oder zum Stillen nach Hause fahren können. Alternativ können Sie Muttermilch abpumpen, kühl stellen

und von der Betreuungsperson mit der Flasche füttern lassen. Informieren Sie Ihren Arbeitgeber und Ihre Kollegen über Ihre Absichten, damit Sie gemeinsam eine gute Lösung finden.

Was tun bei …

Wunden Brustwarzen

In den ersten Tagen ist es nicht ungewöhnlich, wenn die Brustwarzen hin und wieder wehtun. Die empfindliche Haut muss sich erst an die Beanspruchung durch das

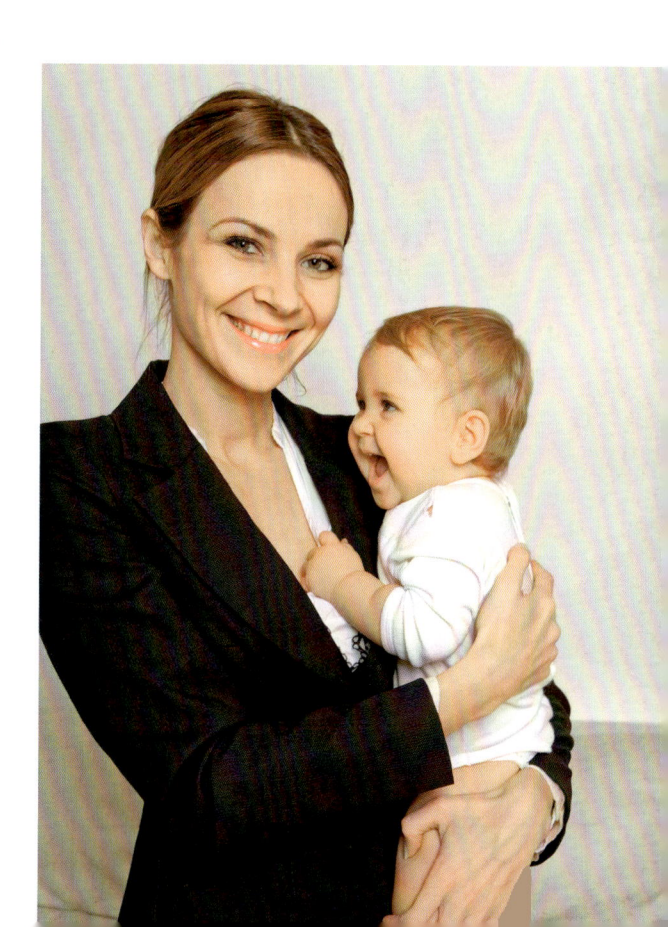

Stillen gewöhnen. Dauerhaft wunde Brustwarzen können aber sehr schmerzhaft sein und sind ein häufiger Grund, weshalb Mütter abstillen.

Häufig liegen die Ursachen für wunde Brustwarzen in der Stillhaltung oder in der Stilltechnik. Lassen Sie sich bei Beschwerden daher am besten direkt von Ihrer Hebamme helfen. Denn die häufigste Ursache für wunde Brustwarzen ist ein falsches Anlegen an der Brust, bei dem das Kind nur die Brustwarze statt den gesamten Vorhof einsaugt (siehe Seite 33) und daran zieht – ein Fehler, der mit der richtigen Hilfe relativ leicht behoben werden kann.

Legen Sie Ihr Kind bis zur Besserung an jeder Brust nur jeweils kurz, dafür aber häufiger an. Lassen Sie Milchreste und Speichel des Babys gut an der Brust antrocknen. Zu Hause sollten Sie öfter einmal Luft an die Brust lassen. Bei kleinen Rissen helfen pflanzliche Salben. Sollte kein Mittel wirken, sollten Sie ärztlichen Rat suchen. Manchmal liegt eine Pilzerkrankung (Soor) vor, die sich zwischen Brust und Baby wechselweise übertragen kann.

Milchstau

Wenn sich in den Milchgängen zu viel Milch befindet, spannt und schmerzt die Brust. Das Baby kann sie dann nur schwer absaugen. Nehmen Sie sich bei Milchstau vor allem Zeit und Ruhe und legen Sie Ihr Baby öfter an (ca. alle 1,5 bis 2 Stunden). Probieren Sie verschiedene Stillpositionen aus und lassen Sie sich von Ihrer Hebamme unterstützen.

In der Regel ist ein Milchstau heute kein Grund mehr, um komplett abzustillen. Akute Schmerzen können Sie durch Kühlen der Brust mindern. Geeignet sind kühle Umschläge, aber auch Tiefkühlerbsen im Beutel oder Quarkwickel. Vor dem Stillen helfen feuchte Wärmewickel oder gönnen Sie sich eine warme Dusche oder ein Brustbad. So beginnt die Milch zu fließen. Auch die Brust mit der Hand ausstreichen (siehe Seite 33 ff.) oder etwas Milch abpumpen, kann Ihnen Erleichterung bringen.

An folgenden Symptomen können Sie einen Milchstau erkennen:
• Spannungsgefühl und Schmerzen in der Brust
• Abgrenzbarer Knoten oder Stränge sind tastbar
• Schmerzender roter Fleck auf der Brust, ggf. eine Rötung im unteren Bereich der Brust
• Druckempfindlichkeit und Lymphknotenschwellung
• Weiße Bläschen auf der Brustwarze
• Häufig allgemeines Krankheitsgefühl wie bei einer Grippe – mit Kopfschmerzen, Gliederschmerzen, Schüttelfrost und Fieber

Hohl- oder Flachwarzen

Frauen mit Hohl- oder Flachwarzen sollten beim Stillen sehr sorgfältig und ruhig vorgehen. Lassen Sie sich von einer erfahrenen Hebamme oder Kinderkrankenschwester beraten und anleiten. Optimales Anlegen ermöglicht es, auch mit Hohl- und Flachwarzen zu stillen.

Für einige Mütter kann es sinnvoll sein, Stillhütchen zu verwenden. Bei der Verwendung der Hütchen verändert sich allerdings die Trinktechnik Ihres Babys. Es benötigt mehr Kraft zum Trinken. Manchmal werden die Brüste nicht ausreichend entleert. Dadurch steigt die Gefahr für einen Milchstau. Auch die Menge, die Ihr Baby trinkt, kann sich etwas vermindern. Wenn Sie ein Stillhütchen benutzen, setzen Sie es mittig auf die Brust auf. Um Infektionen, zum Beispiel Pilzinfektionen, zu vermeiden, sollten Sie es nach jeder Stillmahlzeit gut reinigen. Bewahren Sie die Hütchen in einem sauberen Gefäß mit guter Belüftung auf. Ab und zu sollten Sie das Stillhütchen durch ein Neues ersetzen.

Ich bin während der Stillzeit krank geworden. Darf ich mein Baby weiter stillen?

Nur in Ausnahmefällen ist es notwendig das Stillen bei Erkrankungen der Mutter zu unterbrechen oder sogar ganz abzustillen. Erkundigen Sie sich bei Ihrem Arzt oder Ihrer Ärztin nach geeigneten Arzneimitteln und ihrer Verträglichkeit für Ihr gestilltes Baby. Meistens gibt es einen Weg, ein Medikament zu finden, bei dem Sie weiter stillen können. Zusätzlich sollten Sie sich bei einer Erkrankung viel Ruhe gönnen, denn für Ihren Körper ist das Bekämpfen einer Erkrankung und die Milchproduktion Schwerstarbeit. Lediglich bei einer HIV-Erkrankung wird empfohlen, auf das Stillen zu verzichten.

Ich bin Raucherin. Sollte ich besser darauf verzichten, mein Baby zu stillen?

Die Schadstoffe von Zigaretten, wie Nikotin oder Kadmium, gehen schnell in die Muttermilch über. Außerdem verringert Rauchen die Milchmenge. Es wird daher empfohlen, in der Stillzeit möglichst auf das Rauchen zu verzichten. Ist dies nicht komplett möglich, sollten Sie versuchen die täglich gerauchten Zigaretten so weit wie möglich zu reduzieren. Jede Zigarette weniger hilft Ihrem Baby besser zu wachsen und weniger Schadstoffe aufzunehmen. Wenn Sie nicht komplett auf Zigaretten verzichten können, rauchen Sie möglichst direkt nach einer Stillmahlzeit. So kann bis zur nächsten Mahlzeit ein Teil der Schadstoffe abgebaut werden. Bitte rauchen Sie nie in der Umgebung Ihres Babys, damit es nicht passiv mitraucht. Denn neben den Schadstoffen in der Muttermilch würde es so zusätzlich noch die Schadstoffe aus der Luft einatmen.

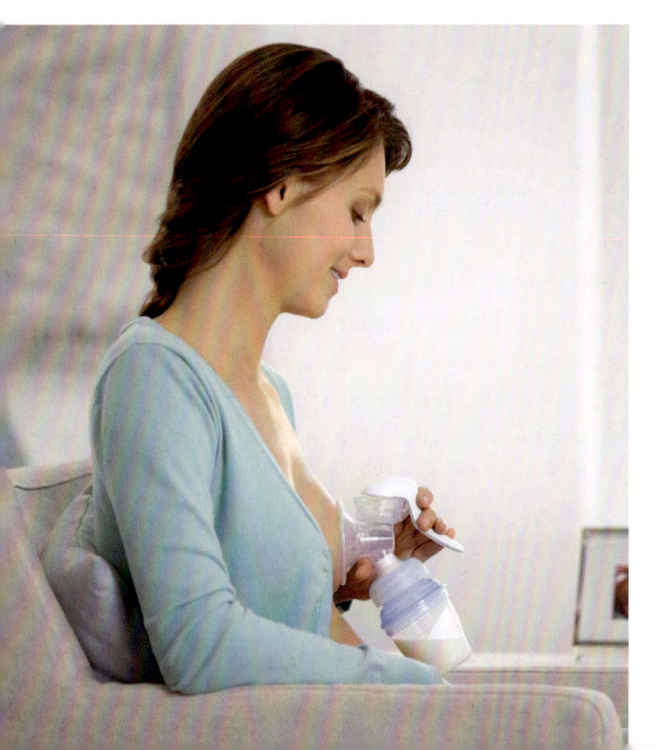

Muttermilch abpumpen und lagern. Was muss ich beachten?

Wenn Sie einmal nicht in der Nähe Ihres Babys sein können, haben Sie die Möglichkeit Muttermilch abzupumpen. Milchpumpen (es gibt sie als Handpumpe oder elektrische Milchpumpe) können Sie zum Beispiel in Ihrer Apotheke ausleihen. Für gelegentliche Milchfläschchen eignet sich gut eine Handmilchpumpe. Damit können Sie nach den Stillmahlzeiten noch kleinere Milchmengen abpumpen. Ist es notwendig, mehrere Milchmahlzeiten pro Tag durch Fläschchen zu ersetzen, lohnt es sich eine elektrische Milchpumpe anzuschaffen. Lassen Sie sich von ihrer Hebamme beraten, welches Gerät sich am besten für Ihre Zwecke eignet. Einige Mütter brauchen etwas Zeit, um sich an die Milchpumpe zu gewöhnen. Haben Sie Geduld.

Zum Aufbewahren von gesammelter Muttermilch eignen sich speziell hergestellte Plastikbeutel oder Fläschchen. Wenn Sie über den Tag verteilt kleinere Mengen Milch sammeln, können Sie diese zusammen in denselben Behälter im Kühlschrank gießen. Kleine Mengen frisch abgepumpter Milch können Sie auch mit tiefgekühlter Milch mischen, wenn sie zuvor im Kühlschrank vorgekühlt wurde. Zudem sollte die Menge der frischen Milch die der bereits gefrorenen Milch nicht übersteigen.

Wie lange hält sich abgepumpte Muttermilch?

- Bei Raumtemperatur bleibt Muttermilch etwa 6 bis 8 Stunden frisch. Reste sollten Sie dann aber verwerfen.
- Besser ist die Aufbewahrung im Kühlschrank bei +4 bis +6 Grad. Dann können Sie Muttermilch bis zu 72 Stunden aufbewahren.
- Ab -18 °C im Tiefkühlschrank lässt sich Muttermilch 3 bis 6 Monate lagern.

Im Kühlschrank oder auch bei Raumtemperatur können Sie tiefgekühlte Muttermilch schonend über Nacht auftauen. Nach dem Öffnen des Gefäßes muss aufgetaute Milch innerhalb von 12 Stunden verbraucht werden. Um die Trinktemperatur zu erreichen, erwärmen Sie die aufgetaute Muttermilch am besten im Flaschenwärmer oder Wasserbad auf maximal 37 Grad. Die Temperatur können Sie am besten testen, indem Sie etwas Milch auf den Handrücken tropfen lassen. Keinesfalls sollten Sie Muttermilch in der Mikrowelle erwärmen. Dadurch werden die enthaltenen Antikörper der Muttermilch zerstört.

Übrigens trennt sich bei der Muttermilch, ähnlich wie bei unbehandelter Milch, bereits nach kurzer Zeit der Fettanteil vom Wasseranteil. Dies ist aber kein Anzeichen eines Qualitätsverlustes, sondern völlig natürlich.

Können Schadstoffe in der Muttermilch für mein Baby gefährlich sein?

Schadstoffe aus der Nahrung oder Luft haben sich in Ihrem Körper im Laufe der Jahre besonders im Fettgewebe angesammelt. Wenn Ihr Körper während der Stillzeit Muttermilch produziert, greift er auch auf die angelegten Fettspeicher zurück und ein Teil der Schadstoffe gelangt so in die Muttermilch. Untersuchungen haben aber gezeigt, dass die Belastung der Muttermilch mit Schadstoffen in den letzten Jahrzehnten deutlich zurückgegangen ist. Stillen im ersten Lebensjahr ist daher völlig unbedenklich.

Schadet Stillen über das erste Lebensjahr hinaus meinem Baby?

Sie können Ihr Kind auch über den ersten Geburtstag hinaus weiter stillen – vorausgesetzt Ihr Kind bekommt zur Muttermilch ein altersgemäßes Essen. Muttermilch alleine reicht in diesem Alter nicht mehr aus, um den gesamten Nährstoffbedarf abzudecken. In der Regel geht es nach dem ersten Geburtstag beim Stillen nicht mehr ums Sattwerden. Stattdessen bietet die vertraute Situation Ihrem Kind Geborgenheit und Sicherheit. Entscheiden Sie gemeinsam mit Ihrem Kind, wie lange Ihre gemeinsame Stillzeit dauern soll.

Wie kann ich schonend abstillen?

Stillen bedeutet nicht nur Nahrung, sondern bietet Ihnen und Ihrem Baby auch
besondere körperliche Nähe. Wenn diese
durch ein plötzliches Abstillen wegfällt,
ist es für Sie beide erst einmal ungewohnt.
Ideal ist es, Stillmahlzeiten wie im »Ernährungsplan für das 1. Lebensjahr« vorgesehen schrittweise durch Brei zu ersetzen. So
bildet sich die Milchmenge langsam zurück. Wenn Sie schneller abstillen möchten oder müssen, ersetzen Sie die Milchmahlzeiten durch Flaschenmahlzeiten. Zudem ist es wichtig, dass Sie Ihrem Baby
während der Abstillzeit ganz besonders
viel Zeit und Zuneigung widmen und viel
mit ihm spielen und schmusen. Wann es
Zeit zum Abstillen ist, entscheiden Sie gemeinsam mit Ihrem Baby.
Sprechen Sie mit Ihrer Hebamme oder
Stillberaterin, wenn das Abstillen aus gesundheitlichen oder anderen Gründen
schneller gewünscht sein sollte.

Stillen bei Frühgeborenen

Muttermilch ist für ein frühgeborenes
Baby besonders wichtig. Meist ist aber das
Saugen an der Brust nicht möglich. Daher
bekommen Frühchen in der Regel abge-
pumpte Muttermilch. So kann Ihr Baby
über eine Sonde oder ein Fläschchen von
den Vorteilen der Muttermilch profitieren.
Ihre Hebamme hilft Ihnen, sich auf das
Stillen vorzubereiten, und gibt Ihnen
Tipps und Hilfestellungen fürs Abpumpen.

Je kleiner ein Frühgeborenes ist, desto
größer ist das Aufholwachstum, welches
das Baby in einer gewissen Zeit leisten
muss. Die Wachstumsgeschwindigkeit der
Frühchen ist deutlich höher als bei reif
Geborenen. Aus diesem Grund ist der
Energie- und Nährstoffbedarf der Kleinen
ebenfalls um etwa 30 bis 40 % erhöht.
Muttermilch alleine reicht in dieser Phase
nicht aus. Sogenannte Frauenmilchsupple-
mente können in dieser Zeit die Muttermilch ergänzen. Die Menge wird auf die
Entwicklung eines jeden Frühgeborenen
abgestimmt.

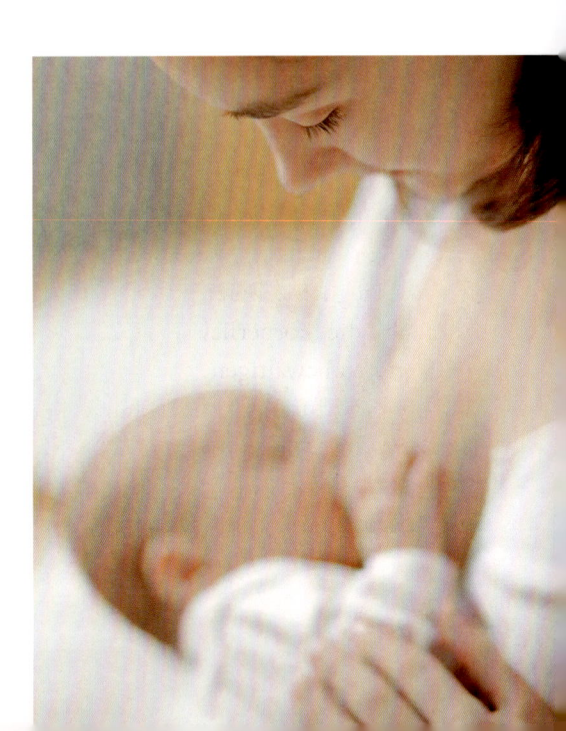

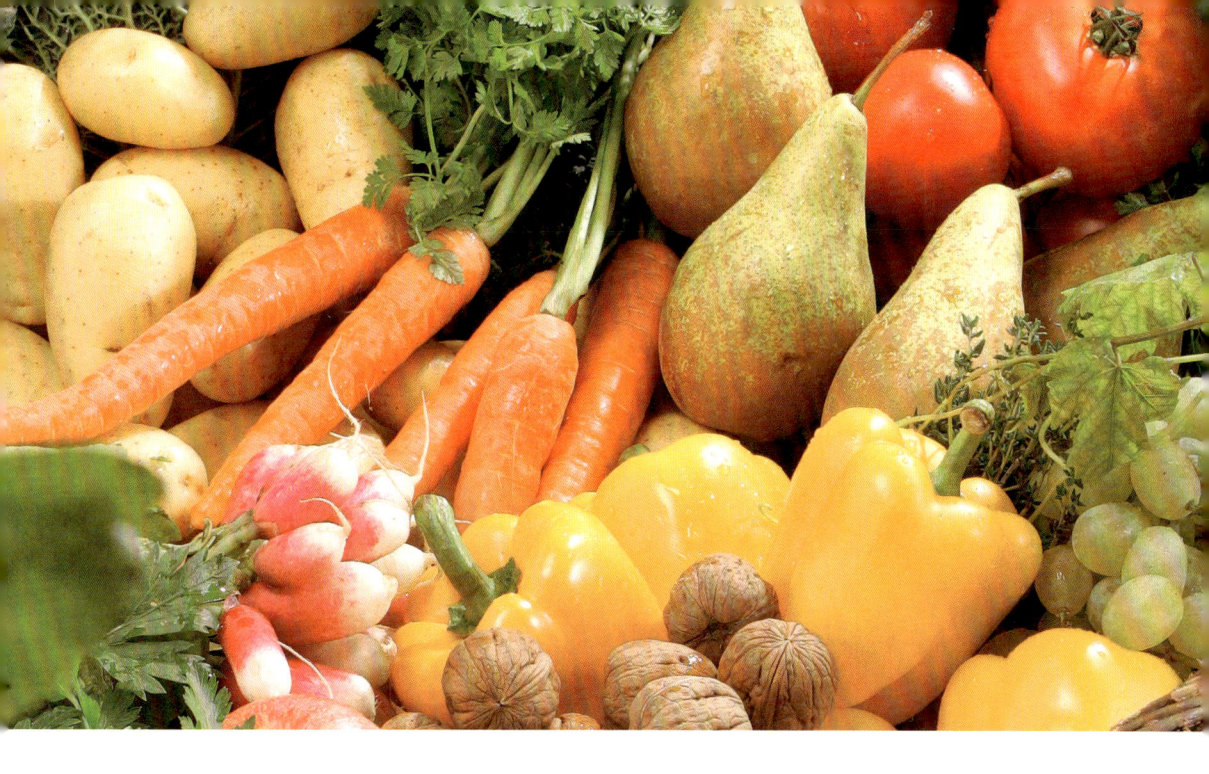

Essen für zwei? – Eine gesunde Ernährung während der Stillzeit

Eine ausgewogene und abwechslungsreiche Ernährung in der Stillzeit ist wichtig, damit sich Ihr Körper von den Strapazen während Schwangerschaft und Geburt so rasch wie möglich erholen kann. Sie hilft aber auch, die körperlich anstrengende Stillzeit gut zu bewältigen.

Die Grundlage für die Ernährung in der Stillzeit ist die Optimierte Mischkost des Forschungsinstituts für Kinderernährung (siehe Seite 136 ff.).

Als Stillende benötigen Sie mehr Energie und Nährstoffe als andere Frauen. Um 100 ml Muttermilch zu produzieren, verbraucht Ihr Körper etwa 70 kcal an Energie zusätzlich. Wenn Sie also voll stillen, steigt Ihr Energiebedarf um etwa 635 kcal pro Tag an. Es ist also völlig normal, wenn Sie während der Stillzeit größeren Hunger haben und mehr essen als zuvor. Stillen ist Schwerstarbeit!

Ein Teil des Energiebedarfs wird aber aus

den in der Schwangerschaft angelegten Fettdepots gedeckt. So fällt Ihnen das Abnehmen leichter, auch ohne spezielle Diät. Eine moderate Gewichtsabnahme können Sie durch einen aktiven Lebensstil unterstützen.

Der Bedarf vieler Nährstoffe steigt im Vergleich zur Energie stärker an, achten Sie daher bei der Lebensmittelauswahl auf Lebensmittel, die viele Nährstoffe, aber wenig Energie liefern. Dies sind sogenannte nährstoffdichte Lebensmittel. Hinweise für die Auswahl der Lebensmittel finden Sie auf Seite 152 ff.

Abwechslungsreiche Mahlzeiten helfen Ihnen, alle Nährstoffe in ausreichendem Maß aufzunehmen. Das gibt Ihnen das gute Gefühl, dass Sie und Ihr Baby alles bekommen, was Sie in dieser besonderen Zeit brauchen.

Manchmal beeinflusst ein Lebensmittel die Farbe der Muttermilch. Das ist in der Regel kein Grund zur Besorgnis. So wurde beobachtet, dass der Genuss von Orangenlimonade durch die roten und gelblichen Farbstoffe die Muttermilch rosaorange färbt. Grüne Muttermilch wurde in Verbindung mit dem Trinken von Gatorade – ein Getränke mit grüner Lebensmittelfarbe – oder beim Essen von Seetang beobachtet.

Richtwerte für die Lebensmittelmengen gibt Ihnen die folgende Tabelle.

> **3 Regeln**
>
> Für die Lebensmittelauswahl gelten drei einfache Regeln:
> Reichlich: Getränke und pflanzliche Lebensmittel
> Mäßig: tierische Lebensmittel und
> Sparsam: fett- und zuckerreiche Lebensmittel

Welche Nährstoffe werden durch die Ernährung der Mutter beeinflusst? Dies ist eine Frage, die sich viele Stillende stellen. Gewisse Inhaltsstoffe der mütterlichen Kost beeinflussen die Zusammensetzung der Muttermilch. So bewirken die mit der Nahrung aufgenommenen Fette bzw. deren Zusammensetzung, wenige Vitamine wie Vitamin D sowie Alkohol eine Veränderung der Muttermilch. Unter den Mineralstoffen sinkt der Jodgehalt in der Muttermilch, wenn die Mutter selbst schlecht versorgt ist. Aus diesem Grund sollten Mütter während der Stillzeit Jod supplementieren (siehe Seite 169 f.), denn Jod ist wichtig für Babys Gehirnentwicklung.

Bei den anderen Nährstoffen, zum Beispiel Eiweiß, Kohlenhydraten sowie den meisten Mineralstoffen wie Eisen, sind die Gehalte in der Muttermilch aber relativ unabhängig vom Ernährungszustand der Mutter. Sie schwanken in natürlichen Be-

Richtwerte für Lebensmittelmengen in der Stillzeit

	Grundbedarf Bei sitzender Tätigkeit	Zulage Stillende (Vollstillen)
Energie (kcal / Tag)	2000	635
reichlich		
Getränke (ml / Tag)	≥ 1500	[1]
Gemüse (g / Tag)	260	120
Obst (g / Tag)	260	120
Kartoffeln, Nudeln, Reis 220 (g / Tag)	220	120
Brot, Getreide(flocken) (g / Tag)	220	110
mäßig		
Milch, Milchprodukte (g / Tag)[2]	425	120
Fleisch, Wurst (g / Tag)	65	15
Fisch (g / Woche)	100	100
Eier (Stück / Woche)	2 bis 3	–
sparsam		
Öl, Butter, Margarine (g / Tag)	35	12
Süßwaren, Knabberartikel, gesüßte Getränke (kcal / Tag)[3]	200	63

(Quelle: Forschungsinstitut für Kinderernährung Dortmund, 2012)

1 Trinken Sie nach Ihrem Bedarf;

2 100 ml Milch entsprechen im Kalziumgehalt etwa 15 g Hartkäse und 30 g Weichkäse;

3 Beispiele für 100 kcal in Süßwaren finden Sie auf Seite 166

reichen und sorgen so für eine ausreichende Versorgung Ihres Babys.

Aus Angst vor Allergien verzichten viele (werdende) Mütter bereits in der Schwangerschaft, aber auch während der Stillzeit auf Lebensmittel, die häufig Allergien auslösen. Hierzu gehören unter anderem Kuhmilch, Ei, Fisch oder Nüsse. Aktuellen Studien zufolge hat dies aber keinen erkennbaren Nutzen für die Vorbeugung von Allergien bei Ihrem Baby.

Schränken Sie Ihren Speiseplan nicht unnötig ein!

Stillenden Müttern wird öfters empfohlen, auf blähende Lebensmittel wie Kohl oder kohlensäurehaltiges Mineralwasser zu verzichten. Diese Empfehlungen beruhen auf der Annahme, die bei der Verdauung im

> **Deckung des Mehrbedarfs (ca. 600 kcal) in der Stillzeit, Beispiele**
>
> 1. Fischbrötchen: 1 Roggenbrötchen + 100 g Lachs + 1 kleiner gemischter Salat + 1 Glas Saftschorle
> 2. Belegtes Brot und Suppe: 1 Scheibe Vollkornbrot + 1 TL Margarine oder Butter + 1 kl. Scheibe Käse + 1 Teller Nudel-Gemüsesuppe
> 3. Belegtes Brot: 2 Scheiben Vollkornbrot + 2 Scheiben Käse + 2 TL Margarine + 1 Joghurt + 1 TL Nüsse + 1 Stück Obst
> 4. Warme Mahlzeit: 1 Portion Fisch (100 g) + 1 EL Rapsöl + 2 große Kartoffeln + 6 EL Gemüse + 1 Schüssel Obstsalat

Darm der Mutter entstehenden Gase könnten in die Muttermilch übergehen und beim Baby ebenfalls Blähungen verursachen. Auch hierfür gibt es bisher keine wissenschaftlichen Belege. Gleiches gilt für Zitrusfrüchte oder bestimmte Gemüsesorten wie Tomate, die immer wieder verdächtigt werden, für einen wunden Po des Babys verantwortlich zu sein. Probieren Sie aus, welche Lebensmittel Ihr Baby gut verträgt. Nur in Ausnahmefällen kann es notwendig sein, dass Sie auf einzelne Lebensmittel verzichten müssen. Insbesondere dann, wenn Sie auf eine komplette Lebensmittelgruppe verzichten, zum Beispiel Milch, Milchprodukte und Käse, sprechen

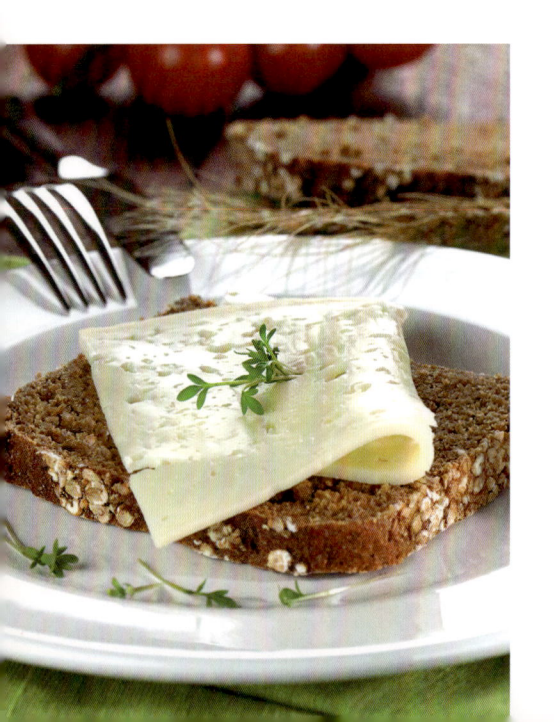

Sie am besten mit Ihrem Kinderarzt über mögliche Alternativen. Nur so wird die Nährstoffzufuhr auch weiter gesichert sein.

Wussten Sie, dass der Geschmackssinn Ihres Babys bereits in Schwangerschaft und Stillzeit trainiert und geprägt wird? Verschiedene Studien haben gezeigt, dass bestimmte Lebensmittel, zum Beispiel Karotten, von Babys besser akzeptiert werden, wenn Sie als Mutter die entsprechenden Lebensmittel und Aromen bereits während der Schwangerschaft und Stillzeit konsumiert haben. Die Aromen verschiedener Lebensmittel gehen ins Fruchtwasser und die Muttermilch über. So profitiert Ihr Baby von einer vielseitigen Ernährung bereits in dieser Zeit (siehe Seite 202).

Vorsicht ist allerdings bei Genussmitteln geboten, vor allem Kaffee, Alkohol und Zigaretten. Ihre Bestandteile gehen zum Teil in die Muttermilch über. Kaffee, schwarzen oder grünen Tee können Sie ebenso wie andere koffeinhaltige Getränke in Maßen trinken (z. B. maximal 3 Tassen Kaffee am Tag). Bei übermäßigem Koffeinkonsum kann Ihr Baby unruhig werden. Auf stark koffeinhaltige Energy-Shots – diese werden unter anderem als Nahrungsergänzungsmittel angeboten – sollten Sie aber besser ganz verzichten. In diesen Produkten ist der Koffeingehalt deutlich höher als in Kaffee.

Auch das Glas Wein oder Bier sollte während der Stillzeit die Ausnahme bleiben. Alkohol geht zu großen Teilen in die Muttermilch über. Der Alkoholgehalt in der Milch ist ungefähr so hoch wie Ihr Blutalkoholspiegel. Zudem arbeiten Babys Enzyme, die den Alkohol abbauen, nicht so schnell wie Ihre. Wenn möglich sollten Sie daher auf Alkohol in der Stillzeit verzichten. Allenfalls bei besonderen Anlässen kann ein Gläschen toleriert werden. Trinken Sie Alkohol dann möglichst direkt nach der Stillmahlzeit, damit der Alkoholgehalt in der Muttermilch bis zum nächsten Anlegen wieder abnehmen kann.

Ein weit verbreiteter Irrglaube ist, dass ein Gläschen Sekt die Milchproduktion anregt. Untersuchungen zeigen vielmehr, dass Alkoholkonsum den Milchfluss eindämmen kann.

> ### Schon gewusst?
>
> Wussten Sie, dass Bier die Milchbildung anregt? Dies liegt allerdings nicht am Alkoholgehalt des Biers, sondern an den Zuckerbestandteilen der Gerste. Alkoholfreies Bier oder alkoholfreier Sekt haben die gleiche Wirkung und sind so die bessere Alternative – auch zum Anstoßen.

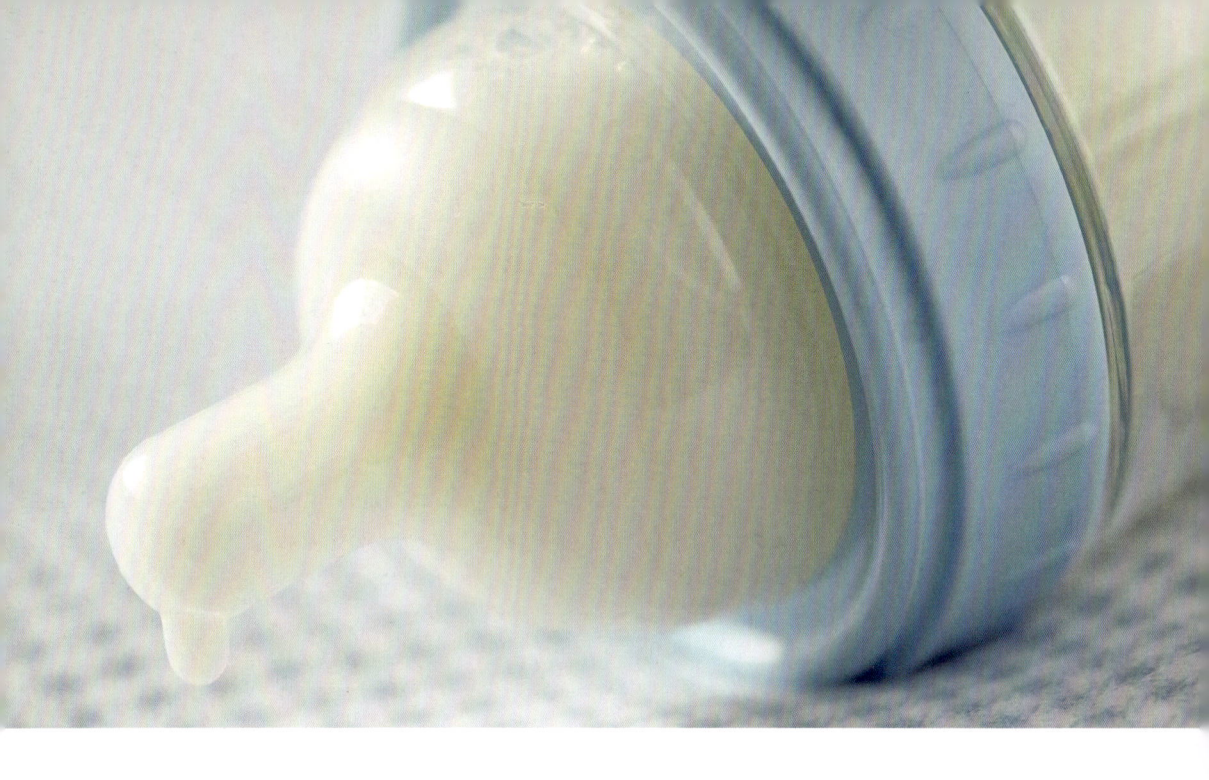

Fertignahrung fürs Baby – eine gute Alternative

Vielleicht möchten oder können Sie aus medizinischen oder persönlichen Gründen nicht stillen, müssen irgendwann zufüttern oder stillen in einer Zeit ab, in der Ihr Baby noch Milch braucht. Dann ist eine industriell hergestellte Fertigmilch eine gute Alternative. Auch wenn Muttermilch die natürliche Nahrung von Babys ist und viele Vorteile hat, gedeihen Babys mit Fertigmilch fast ebenso gut.

Machen Sie sich deshalb keine Vorwürfe, wenn das Stillen aus irgendeinem Grund nicht geklappt hat. Ein schlechtes Gewissen ist völlig fehl am Platz. Auch wenn Sie Ihrem Baby die Flasche geben, spürt es Ihre Liebe und Zuwendung. Gegenüber Muttermilch hat Fertigmilch sogar einen großen Vorteil: Es erlaubt dem Vater, sich gleichwertig mit der Mutter um die Ernährung des Kindes zu kümmern und Sie zu unterstützen. Auch die Geschwister oder Großeltern können sich am Füttern beteiligen und dadurch eine enge Bindung zum Baby aufbauen.

Was ist die richtige Milch für mein Baby?

Der Markt der Fertigmilchen wächst stetig. Derzeit gibt es hierzulande mehr als 150 verschiedene Fertigmilchen von 11 verschiedenen Herstellern im Handel. Etwas Hintergrundwissen hilft Ihnen, sich in den Weiten der Regale zurechtzufinden und die geeignete Milch für Ihr Baby zu finden.

Die Vorschriften zur Zusammensetzung für Fertigmilch orientieren sich seit Jahren am Vorbild der Muttermilch. Durch intensive Forschung der letzten Jahrzehnte wurde die Fertigmilch stetig verbessert und schrittweise der Muttermilch angenähert. Und auch wenn die Zusammensetzung der Muttermilch nie hundertprozentig erreicht werden wird, haben wir mit den heutigen Fertigmilchen eine sichere und gute Alternative. Fertigmilchen bieten hinsichtlich Hygiene und Zusammensetzung mehr Sicherheit als selbst zubereitete Milchnahrung (siehe Seite 69).

Die Zusammensetzung von Fertigmilch ist EU-weit einheitlich. Eine gemeinsame gesetzliche Richtlinie (EG Richtlinie über Säuglingsanfangsnahrung und Folgenahrung, aktuell 141/2006) sorgt für gleichbleibende Qualität und strenge Grenzwerte für Schadstoffe, ebenso schreibt sie die engmaschige Überwachung vor. Auch die Bezeichnung der Produkte und was auf der Verpackung steht, wird über die gesetzliche Richtlinie geregelt. Für welchen Hersteller Sie sich am Ende entscheiden, bleibt daher Ihnen überlassen. Fertignahrungen liefern heute alles, was Ihr Baby für seine Entwicklung braucht.

Fertigmilchen werden in zwei Gruppen eingeteilt: Die Anfangsnahrungen sind für die Ernährung von Geburt an gedacht. Folgenahrungen sollten erst ab dem 7. Monat in Kombination mit Beikost gefüttert werden.

Innerhalb dieser beiden Gruppen werden die Milchen nach Ihrem Hauptbestandteil unterschieden. Die meisten Anfangs- und Folgenahrungen werden auf der Basis von Kuhmilch hergestellt (herkömmliche Fertigmilch). Für allergiegefährdete Babys gibt es spezielle Anfangs- und Folgenahrungen aus Kuhmilchhydrolysat (sogenannte HA-Nahrung, siehe Seite 60). Eine kuhmilcheiweiß- und laktosefreie Alternative, zum Beispiel für Veganer (siehe Seite 182), stellen Nahrungen auf Basis von Sojaproteinisolaten (Sojanahrungen) dar. Da Kuhmilcheiweiß ebenso wie das Eiweiß

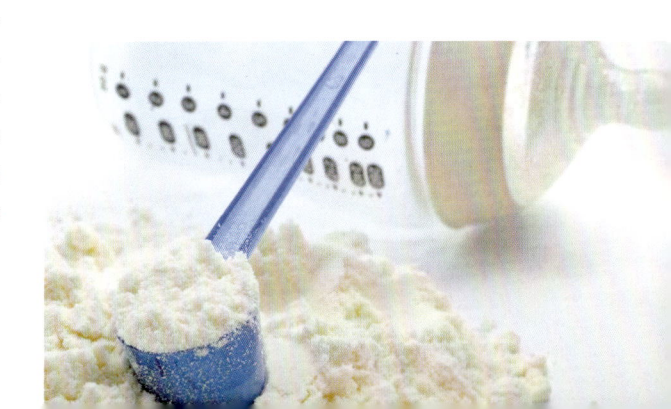

Zusammensetzung und Einsatz von Fertignahrung

Herkömmliche Fertignahrung

	Bezeichnung	Eiweiß	Kohlenhydrate	Einsatzzeit	Menge
Anfangs-nahrung	»Pre«, »Start«	Kuhmilch-eiweiß	Laktose	Von Geburt an bis zum Ende des 1. Lebensjahres	Alleinige Nahrung nach Bedarf
	»1«	Kuhmilch-eiweiß	Laktose, Stärke (glutenfrei), Zucker	Von Geburt an bis zum Ende des 1. Lebensjahres	Alleinige Nahrung nach Bedarf
Folge-nahrung	»2«	Kuhmilch-eiweiß	Laktose, Stärke, Zucker	Ab Einführung der Breie (ab 7. Monat)	Ergänzend zum Brei
	»3«, »4« (Kleinkinder-milch)	Kuhmilch-eiweiß	Laktose, Stärke, Zucker, Aroma	Ab 10. Monat	Ergänzend zum Brei

Hypoallergene Fertignahrung

	Bezeichnung	Eiweiß	Kohlenhydrate	Einsatzzeit	Menge
Anfangs-nahrung	»HA-Pre«	Kuhmilch-eiweiß Teilhydrolysat	Laktose	Für allergiegefähr-dete Babys von Geburt an bis zum Übergang zur Breinahrung	Alleinige Nahrung nach Bedarf
	»HA-1«	Kuhmilch-eiweiß Teilhydrolysat	Laktose, Stärke, Zucker	Für allergiegefähr-dete Babys von Geburt an bis zum Übergang zur Breinahrung	Alleinige Nahrung nach Bedarf
Folgenah-rung	»HA-2«	Kuhmilch-eiweiß Teilhydrolysat	Laktose, Stärke, Zucker	Für allergiegefähr-dete Babys ab Einführung der Breie (ab 7. Monat)	Ergänzend zum Brei

der Sojabohne eine andere Qualität und Zusammensetzung aufweist als Muttermilch, wird das Eiweiß der Ausgangssubstanzen bei der Herstellung soweit wie möglich an das Vorbild Muttermilch angepasst.

Wenn Ihr Baby eine Flasche bekommen soll, besorgen Sie sich als Erstausstattung:

• Drei bis vier Fläschchen und Neugeborenen-Sauger aus Kautschuk oder Silikon

• Zwei Packungen Fertigmilch (Anfangsnahrung), um die ersten Tage zu überstehen

• Eine Thermoskanne, die Sie ausschließlich für heißes Wasser verwenden sollten

• Ggf. einen kleinen Vorrat an Mineralwasser, wenn Sie kein Trinkwasser für die Zubereitung der Fertigmilch verwenden können

• Zum Reinigen der Flaschen eine eigene Flaschenbürste

Anfangsnahrung

Fertigmilch mit der Silbe »Pre«, »Start« oder mit der Ziffer »1« im Namen ist eine sogenannte Anfangsnahrung. Solche Anfangsnahrungen sind in ihrer Zusammensetzung der Muttermilch so weit wie möglich angeglichen und entsprechen damit den Ernährungsbedürfnissen Ihres Babys am besten. Das enthaltene Eiweiß dieser Nahrungen besteht aus Kuhmilch, welches an die Zusammensetzung des Eiweißes der Muttermilch angepasst wurde. Damit sind die Eiweißgehalte der Anfangsnahrungen deutlich niedriger als die von reiner Kuhmilch.

Pre- oder Start- und 1-Nahrungen sind praktisch identisch. Der einzige nennenswerte Unterschied besteht bei den Kohlenhydraten. Pre- oder Start-Nahrungen enthalten – wie Muttermilch – als einziges Kohlenhydrat Milchzucker. Sie ist ebenso dünnflüssig wie Muttermilch.

Bei 1-Nahrungen wurde ein Teil des Milchzuckers durch glutenfreie Stärke ersetzt. Stärke kann Flüssigkeiten andicken, wie beim Kochen das Mehl eine Soße. Dadurch ist die 1-Nahrung etwas dickflüssiger als Pre-Nahrung. Angeblich soll 1-Nahrung auf diese Weise länger sättigen – einen wissenschaftlichen Nachweis für diese Annahme gibt es aber nicht. Der Kaloriengehalt beider Milchen ist praktisch gleich. Zusätzlich dürfen 1-Nahrungen auch andere Zuckerarten wie Maltose, Maltodextrine oder Glukosesirup enthalten. Im Handel werden die meisten 1-Nahrungen heute aber ohne andere Zuckerarten angeboten. Unterschiede in der Verträglichkeit zwischen Pre- und 1-Nahrungen sind nicht nachgewiesen, ebenso unterscheiden sich entsprechend gefütterte Babys nicht im Wachstum. Kleine Mengen an Stärke können auch junge Babys bereits verdauen.

Welcher Sauger?

Da die 1-Nahrung etwas dickflüssiger ist als die Pre-Nahrung, benutzen Sie am besten einen Sauger mit mittelgroßer Lochung. Ist die Lochung des Saugers zu klein, ist es für Ihr Baby wesentlich anstrengender zu trinken und es besteht die Gefahr, dass es dann zu wenig Milch erhält.

Die Energiegehalte von Pre- und 1-Nahrung unterscheiden sich heute nicht wesentlich voneinander. Alle Anfangsnahrungen dürfen Sie daher – wie Muttermilch – nach Bedarf füttern. Das bedeutet, dass Ihr Baby, sobald es Hunger hat, so viel Milch bekommt, bis es satt ist. Vertrauen Sie Ihrem Baby, dass es sich genau die Menge holt, die es für seine Entwicklung braucht. Anfangsnahrungen können Sie im ersten Lebenshalbjahr als alleinige Nahrung von Geburt an und später als Ergänzung zu den Breien für das gesamte erste Lebensjahr verwenden, so lange das Baby aus der Flasche trinkt.

Folgenahrung

Folgenahrungen finden Sie im Handel unter der Ziffer »2« und der Altersangabe »nach dem 6. Monat« oder der Ziffer »3« und der Altersangabe »ab dem 10. Monat« im Namen. Sie sind Muttermilch weniger ähnlich als Säuglingsanfangsnahrung und daher erst für ältere Babys in Kombination mit den Breien geeignet. Sie dürfen frühestens für Babys ab dem Alter von 7 Monaten im Handel angeboten werden. Ein Wechsel von Anfangs- auf Folgenahrung ist mit der Einführung der Breie zwar möglich, aber nicht notwendig.

Folgenahrungen sind in ihrer Zusammensetzung weniger stark an die Muttermilch angepasst. Sie sind dafür gedacht, Teil einer gemischten Kost zu sein, d. h. Fertigmilch in Kombination mit Brei. Das Eiweiß von Folgemilch stammt ebenfalls aus Kuhmilch, ist aber in seiner Struktur nur teiladaptiert, also weniger an das Vorbild Muttermilch angepasst. Zudem dürfen Folgenahrungen zusätzlich zu Stärke und Laktose auch noch andere Zuckerarten und Aromen wie Vanillin oder Banane enthalten.

Wenn Sie sich für Folgenahrung entscheiden, achten Sie beim Einkauf auf die Zutatenliste, die auf der Verpackung abgedruckt ist. Wählen Sie ein Produkt, das keinen Zucker außer Milchzucker (und keine Aromen) enthält. Diese anderen Zucker verstecken sich zum Beispiel hinter den folgenden Bezeichnungen: Saccharose (Haushaltszucker), Glucose, Maltose, Maltodextrine, Glukosesirup und glutenfreie

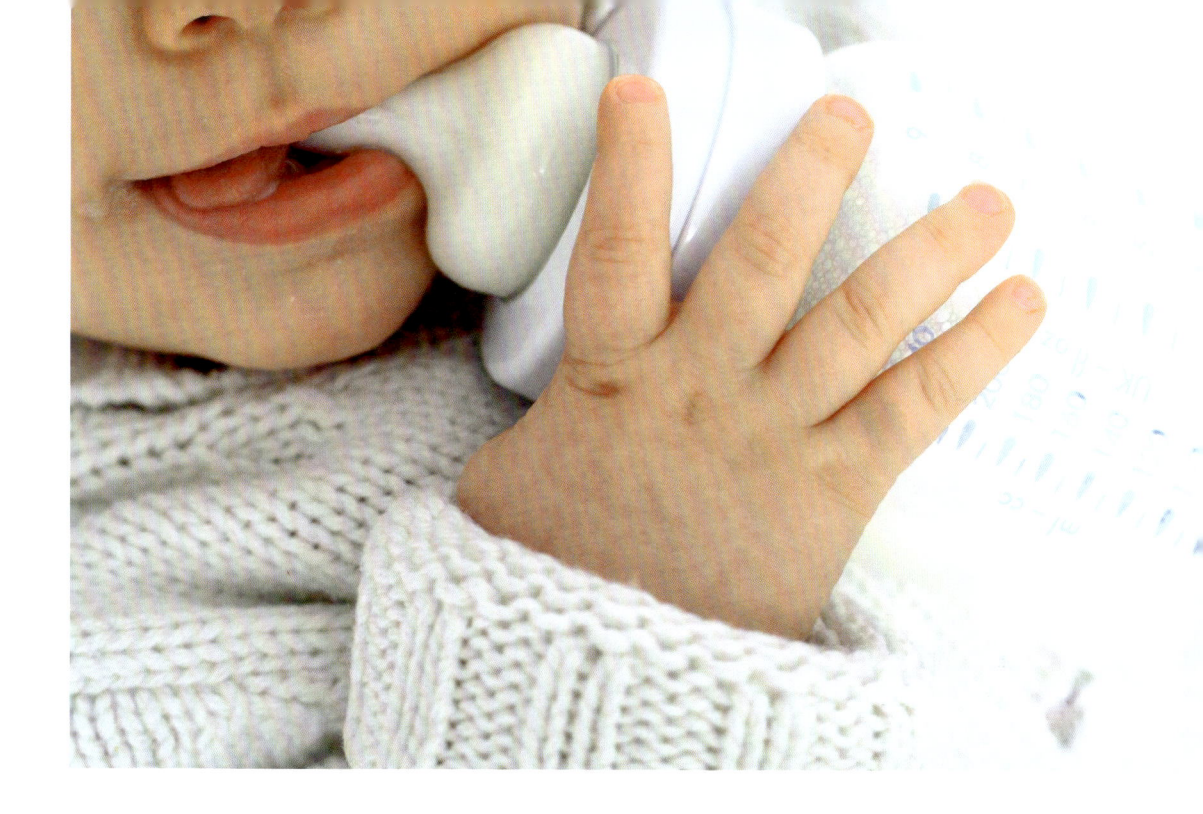

Stärke. Dieser zusätzliche Zucker bringt keinen gesundheitlichen Vorteil, kann aber die Gewöhnung an den süßen Geschmack fördern.

Wussten Sie, dass der Geschmack der Fertignahrung die Geschmacksentwicklung Ihres Babys langfristig beeinflussen kann? Vor einigen Jahren war Vanillearoma Standard in Fertigmilchen. In einer Studie konnte gezeigt werden, dass Erwachsene, die als Babys Fertigmilch mit Vanillearoma bekamen, Ketchup mit Vanillearoma gegenüber herkömmlichen Ketchup bevorzugten. Bevorzugen Sie daher für Ihr Baby Folgemilchen ohne Aroma- oder Fruchtzusätze.

Hinsichtlich der Gehalte an Energie und Hauptnährstoffen unterscheiden sich Anfangs- und Folgenahrungen heute nur unwesentlich voneinander. Lediglich der Gehalt einiger Mineralstoffe, zum Beispiel Jod oder Eisen, kann in Folgenahrungen etwas höher sein. Da Folgenahrung aber nur Teil einer gemischten Kost ist, also gemeinsam mit den mineralstoffreichen Breien gefüttert wird, ist eine Umstellung nicht zwingend.

Wussten Sie, dass auch die sogenannte Kleinkinder- oder Kindermilch den gleichen gesetzlichen Richtlinien wie Folgemilch unterliegt? Diese Produkte sind mit der Altersbezeichnung »ab dem 12. Monat«, »ab dem 1. Lebensjahr« oder »ab dem 2. Lebensjahr« im Handel erhältlich. Ob Fertigprodukte auch über das erste Lebensjahr hinaus notwendig sind, erfahren Sie auf Seite 190.

HA-Nahrungen

Für Babys mit erhöhtem Allergierisiko werden hypoallergene bzw. hypoantigene Nahrungen, sogenannte HA-Nahrungen, empfohlen (siehe Seite 16, Allergieprävention). Bei diesen Nahrungen wird das Kuhmilchweiß in kleinere Bruchstücke aufgespalten (teilhydrolysiert). Hierdurch wird die Möglichkeit verringert, dass der noch empfindliche Organismus des Babys diese Eiweiße als fremd erkennt. Die Spezialnahrungen sind für allergiegefährdete Babys gedacht, die nicht gestillt werden und sollen dabei helfen, die Entstehung einer Allergie zu verhindern oder zumindest zu verzögern.

HA-Nahrungen gibt es als Anfangs- und Folgenahrungen. Sie sind in Drogerien oder Supermärkten unter den Bezeichnungen »HA-Pre« und »HA-1« (Anfangsnahrungen) sowie »HA-2« (Folgenahrungen) erhältlich. HA-Nahrungen enthalten vergleichbare Mengen Energie und Nährstoffe wie übliche Anfangs- und Folgenahrung.

Durch die Aufspaltung der Eiweiße schme-

cken HA-Nahrungen leicht bitter. Jüngere Babys, die bisher noch keinen anderen Geschmack kennengelernt haben, akzeptieren diese Milch aber in der Regel ohne große Probleme. Wenn ein Baby die HA-Nahrung ablehnt, versuchen manche Eltern, den bitteren Geschmack durch die Zugabe von Zucker oder Süßstoff zu überdecken. Das Problem ist, dass Zucker zusätzliche Kalorien liefert und die Zusammensetzung der Milch dann nicht mehr ausgewogen und den besonderen Bedürfnissen von Babys nicht mehr angemessen ist. Süßstoffe sind für Babys generell nicht

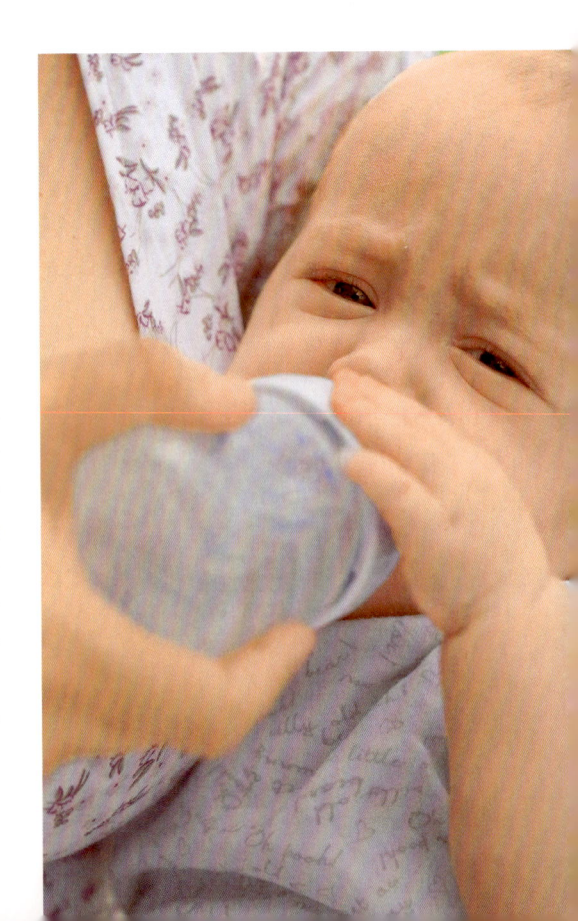

empfehlenswert. Versuchen Sie daher besser, immer wieder kleine Mengen der HA-Nahrung anzubieten. Durch das wiederholte Probieren lernen Babys, sich daran zu gewöhnen und akzeptieren den Geschmack schnell (siehe Seite 202, Mere-Exposure-Effekt).

Jeder Hersteller von HA-Nahrungen hat sein eigenes Hydrolyseverfahren, mit dem das Eiweiß aufgespalten wird. Die entstehenden Bruchstücke unterscheiden sich daher von Nahrung zu Nahrung. Das beeinflusst auch die Wirksamkeit von HA-Nahrungen im Hinblick auf die Vorbeugung von Allergien. Eine große deutsche Studie, die GINI-Studie, konnte zeigen, dass Kinder mit familiärer Allergiebelastung, die mindestens 4 Monate mit HA-Nahrung gefüttert wurden, im Vergleich zu herkömmlichen Nahrungen weniger Ekzeme bekamen. Der Wirkungsgrad der HA-Nahrungen kann aber geringfügig schwanken. Es wird daher empfohlen, auf eine in Studien geprüfte HA-Nahrung zurückzugreifen.

Mit der Einführung von Beikost kommt Ihr Baby mit zahlreichen Nahrungsmittelallergenen in Kontakt. Ein Vorteil der Verwendung von HA-Nahrung über die ersten 4 bis 6 Lebensmonate hinaus konnte in Studien bisher nicht nachgewiesen werden. Mit der Einführung der Breie können Sie daher auf eine herkömmliche Fertigmilch umstellen.

Grüner Stuhl

Wussten Sie, dass sich die Stuhlfarbe Ihres Babys bei der Verwendung von HA-Nahrungen grünlich verfärben kann? Durch das in Bruchstücke gespaltene Eiweiß der HA-Nahrungen sind die Verdauungsprozesse anders als bei einer herkömmlichen Säuglingsmilch. Daher kann die Farbe des Stuhls durch die Gallenfarbstoffe grünlich sein. Dies ist ein völlig normaler Vorgang und kein Grund zur Beunruhigung.

Nahrungen für Säuglinge mit speziellen Bedürfnissen

Zusätzlich zu den »normalen« Säuglingsanfangs- und Folgenahrungen gibt es verschiedene Produkte für besondere Ernährungsbedürfnisse von Babys. Hierzu gehören unter anderem Fertignahrung bei nachgewiesener Allergie, Nahrungen für Befindlichkeitsstörungen wie Spucken, Blähungen, Verstopfung oder Durchfall oder auch Nahrung für Frühgeborene. Diese Nahrungen gelten als diätetische Lebensmittel für besondere medizinische Zwecke und werden auch als bilanzierte Diäten bezeichnet. Die Verwendung dieser Produkte sollten Sie daher grundsätzlich mit Ihrem Kinderarzt absprechen.

Fertignahrung für Babys mit nachgewiesener Kuhmilcheiweiß-Allergie (therapeutische Nahrungen)

Wenn bei Ihrem Baby bereits eine Allergie gegen Kuhmilcheiweiß durch einen Arzt nachgewiesen wurde, brauchen Sie eine hochgradig hydrolysierte Spezialnahrung. Ihr Kinderarzt wird Ihnen ein geeignetes Produkt empfehlen. HA-Nahrungen sind bei einer Allergie nicht mehr geeignet. Bei den Spezialnahrungen sind die Eiweißbestandteile durch lebensmitteltechnologische Verfahren noch stärker zerkleinert als in HA-Nahrungen und lösen keine Allergiesymptome mehr aus.

Unterschieden werden die sogenannten starken oder extensiven Hydrolysate und Aminosäuremischungen (Elementardiäten). Die starken Hydrolysate sind nahezu allergenfrei. Nur in seltenen Fällen reagieren Babys auch auf diese Produkte, dann ist eine Umstellung auf die komplett allergenfreien Aminosäuremischungen notwendig.

Beide Produktgruppen unterliegen speziellen gesetzlichen Regelungen. Sie sind nur in Apotheken erhältlich. Die sehr teuren Produkte sind erstattungsfähig. Das bedeutet, dass sie bei Verdacht oder einer nachgewiesenen Kuhmilchallergie von Ihrem Arzt verordnet werden. Den Differenzbetrag zwischen den Kosten der Spezialnahrung und einer herkömmlichen Fertigmilch kann dann von der Krankenkasse übernommen werden. Hochgradig hydrolisierte Spezialnahrungen schmecken noch bitterer als HA-Nahrungen (siehe Seite 60). Besonders wenn Ihr Baby schon einen anderen Geschmack kennengelernt hat, braucht es in der Regel etwas Zeit und Geduld, um Babys an diese Produkte zu gewöhnen.

In Aminosäuremischungen sind die enthaltenen Eiweiße komplett aufgespalten worden. Sie schmecken etwas weniger bitter als starke Hydrolysate. Diese Nahrungen können keine Allergien mehr auslösen. Allerdings wird diskutiert, dass Babys, die Aminosäuremischungen bekommen, dadurch keine Möglichkeit haben, ihr Immunsystem zu trainieren. Aus diesem Grund sind sie zur Therapie von Kuhmilcheiweißallergien nicht die erste Wahl. Hinsichtlich der Energie- und Nährstoffgehalte sind starke Hydrolysate und Aminosäuremischungen mit Anfangsnahrungen vergleichbar. Ihr Baby wird daher auch mit den therapeutischen Nahrungen alle Nährstoffe erhalten, die es für seine Entwicklung braucht.

Sojanahrungen – Fertignahrung auf Basis von Sojaeiweiß

In Deutschland werden die laktosefreien Sojanahrungen auch zu den Spezialnahrungen gezählt. Aber anders als hochgradig hydrolysierte Nahrungen sind sie in Drogerien und Supermärkten erhältlich. Als Alternative zu herkömmlicher Fertig-

Spezialnahrungen und ihr Einsatz

Bezeichnung	Eiweiß	Kohlenhydrate	Einsatzzeit	Menge
Kuhmilcheiweiß-allergie	Kuhmilcheiweiß Vollhydrolysat	Laktose	Bei nachgewiesener Allergie	Alleinige Nahrung und ergänzend zum Brei
Kuhmilcheiweiß-allergie	Aminosäure-Mischung		Bei nachgewiesener Allergie	Alleinige Nahrung und ergänzend zum Brei
Sojanahrung	Sojaeiweiß		Angeborene Laktoseintoleranz, Galaktosämie, vegane Ernährung	Nach Rücksprache mit Arzt
Antireflux-Nahrung	Kuhmilcheiweiß Teilhydrolysat	Laktose, Johannis-brotkernmehl	vermehrtes Spucken	Nach Rücksprache mit Arzt
Sensitive, Comfort	Kuhmilcheiweiß Teilhydrolysat	Laktosereduziert	Blähungen, Verstopfung	Nach Rücksprache mit Arzt
Heilnahrung	Kuhmilcheiweiß Teilhydrolysat	Laktosereduziert	Durchfall	Nach Rücksprache mit Arzt
Frühgeborenen-nahrung	Kuhmilcheiweiß Teilhydrolysat	Laktose		Nach Rücksprache mit Arzt

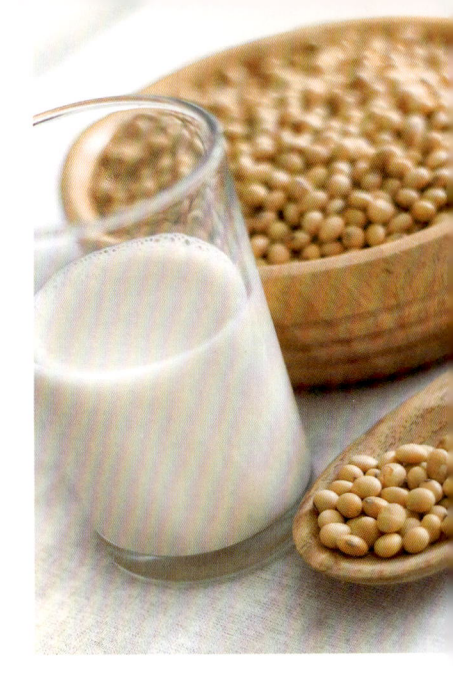

milch für gesunde Babys werden diese Nahrungen heute nicht mehr empfohlen. Sojanahrungen enthalten anstatt Eiweiß aus Kuhmilch das pflanzliche Eiweiß der Sojabohne. Die Produkte enthalten auch keine Laktose. Gegenüber einer herkömmlichen Fertigmilch auf Kuhmilchbasis haben sie allerdings einige Nachteile, da sie Phytate und Phytoöstrogene aus der Sojabohne enthalten.

Phytate sind sogenannte sekundäre Pflanzenstoffe, die Mineralstoffe wie zum Beispiel Eisen, Kalzium, Magnesium oder Zink binden. Für den kindlichen Körper stehen die Mineralstoffe dann nicht mehr zur Verfügung. Phytoöstrogene sind pflanzliche Substanzen, die hormonähnliche Wirkung haben. In ihrer chemischen Struktur äh-

neln sie dem weiblichen Geschlechtshormon Östrogen. Die Einflüsse auf den kindlichen Organismus, zum Beispiel auf die Schilddrüse, sind noch nicht abschließend geklärt.

Aus diesen Gründen wird Sojamilch heute nur noch in wenigen Fällen als Nahrung für Säuglinge empfohlen: bei veganer Ernährung (siehe Seite 182 ff.), bei einer angeborenen Laktoseintoleranz oder bei Galaktosämie. Bei einer Laktoseintoleranz fehlt im Darm das Enzym, das Milchzucker aufspalten kann. Es kommt dadurch zu Verdauungsbeschwerden und Blähungen. Galaktosämie ist eine seltene Stoffwechselerkrankung. Bei dieser Erkrankung wird der Zucker Galaktose, ein Bestandteil der Laktose, nicht mehr abgebaut. Es kommt zu einer Ansammlung von giftigen Stoff-

Auch Soja ist allergen

Früher wurden Sojanahrungen häufig als Alternative bei Allergien zum Beispiel gegen Kuhmilcheiweiß empfohlen, da sie besser schmecken als Hydrolysate. Inzwischen ist in Studien nachgewiesen, dass es in vielen Fällen dann zusätzlich zu einer Allergie gegen Soja kommt. Aus diesem Grund wird Sojanahrung heute weder für die Vorbeugung noch zur Therapie von Allergien empfohlen.

wechselzwischenprodukten im Blut. Eine Galaktosämie geht mit Symptomen wie Trinkschwäche, Gewichtsabnahme, Erbrechen und Durchfällen einher. Beide Erkrankungen sind im Säuglingsalter sehr selten. Fragen Sie Ihren Kinderarzt oder Ihre Kinderärztin, ob Sojanahrung eine Alternative für Ihr Baby sein kann.

Spezialnahrungen bei Befindlichkeitsstörungen

Zu den Spezialnahrungen bei Befindlichkeitsstörungen zählen solche bei vermehrtem Spucken (Antireflux, AR), Blähungen oder Verstopfung (Sensitive, Comfort) bzw. Durchfall (Heilnahrung). Diese Produkte finden Sie ebenfalls in den Regalen der Drogerien und Supermärkte.

Die Produkte unterscheiden sich von herkömmlicher Fertigmilch je nach Produkt durch eine geänderte Zusammensetzung der Fette und Eiweiße oder im Kohlenhydratgehalt. So enthalten Produkte gegen Blähungen einen verminderten Gehalt an Milchzucker, die sogenannte Laktose. Antireflux-Nahrungen nutzen Dickungsmitteln wie Johannisbrotkernmehl zum Binden der Nahrung. Dadurch bekommt die Nahrung eine dickere Konsistenz und wird nicht mehr so häufig ausgespuckt. Einige Tipps für »Speikinder« finden Sie auf Seite 34. Heilnahrungen weisen eine besondere Fettzusammensetzung auf, die leichter zu verdauen ist.

> **Wichtig!**
>
> Für Kinder mit erhöhtem Allergierisiko sind nicht alle dieser Nahrungen geeignet, da das Eiweiß nicht in jedem Produkt aufgespalten ist.

Oft ist die Verwendung dieser Nahrung nicht nötig. Befindlichkeitsstörungen wie Spucken, Blähungen oder Verstopfung sind in den meisten Fällen harmlos und vorübergehend. Sie treten bei flaschengefütterten Babys nicht häufiger auf als bei gestillten Babys. Bevor Sie Ihre bewährte Fertigmilch durch ein solches Produkt ersetzen, sprechen Sie mit Ihrem Kinderarzt und lassen sich praktische Tipps zum Füttern geben.

Wenn Ihr Baby Durchfall hat, gehen Sie bitte zum Kinderarzt. Es ist wichtig, dass der Wasserverlust ausgeglichen wird. Eine Umstellung auf eine Heilnahrung ist aber nicht zwingend notwendig. Geben Sie Ihrem Baby aber zusätzlich etwas zu trinken.

Nahrungen auf Basis von Ziegenmilcheiweiß

Seit Mitte letzten Jahres ist Ziegenmilcheiweiß auch in der EU für Anfangs- und Folgenahrungen zugelassen. Dennoch zählen Produkte auf Basis von Ziegenmilcheiweiß zu den bilanzierten Diäten. Gegenüber herkömmlicher Fertigmilch haben sie keine Vorteile. Die Produkte sind zur Prävention und Therapie von Kuhmilcheiweiß nicht geeignet. Kühe und Ziegen sind evolutionsbiologisch nahe Verwandte. Die Struktur der Eiweiße von Kuhmilch und Ziegenmilch ist daher sehr ähnlich. In wissenschaftlichen Untersuchungen konnte nachgewiesen werden, dass Babys mit einer Allergie gegen Kuhmilch in der Regel auch auf Ziegenmilch allergisch reagieren. Das Risiko einer Kreuzallergie ist damit sehr hoch.

Nahrungen für Frühgeborene

Etwa 12 % aller Neugeborenen sind Frühgeborene. Ein Baby gilt als frühgeboren, wenn es vor der 37. Schwangerschaftswoche zur Welt kommt. Bei diesen Kindern ist das Verdauungssystem noch nicht so gut entwickelt und der Nährstoffbedarf ist höher als bei Reifgeborenen. Spezielle Frühgeborenennahrungen enthalten mehr Energie und Eiweiß, haben aber auch einen höheren Gehalt bestimmter Mineralstoffe, zum Beispiel Kalzium oder Zink.
Etwa um den errechneten Geburtstermin herum erreichen die meisten Frühgeborenen die Entwicklungsphase eines Reifgeborenen. Wird bis zu diesem Zeitpunkt ein stabiles Wachstum erreicht, ist in der Regel keine besondere Nahrung mehr notwendig. Besteht dann aber weiterhin ein Wachstumsrückstand, kann es notwendig sein, wenn die spezielle Frühgeborenennahrung bis etwa zum dritten Lebensmonat nach der Geburt weiterhin gefüttert wird. Fragen Sie Ihren Kinderarzt, wann es bei Ihrem Baby Zeit für eine herkömmliche Fertignahrung ist.

Zusätze in Fertigmilch – eine Marketingstrategie?

In einigen derzeit erhältlichen Fertigmilchen werden bestimmte Zutaten, die gesundheitlich förderlich sein sollen, zugesetzt. Sie werden für Werbezwecke besonders ausgelobt. Welche Zusätze erlaubt sind, wird ebenfalls in den gesetzlichen Richtlinien für Anfangs- und Folgenahrungen geregelt. Derzeit sind LC-PUFA sowie Probiotika- und Präbiotika oder Synbiotika, eine Kombinationen aus Pro- und Präbiotika, enthalten.

LC-PUFA

LC-PUFA (englisch für long-chain polyunsaturated fatty acids) – manchmal auch als LCP bezeichnet – sind langkettige, mehrfach ungesättigte Fettsäuren. Positive gesundheitliche Effekte werden besonders den sogenannten Omega-3-Fettsäuren zugeschrieben. Dazu gehören die Docosahexaensäure (DHA) und die Eicosapentaensäure (EPA). Sie sollen bei Säuglingen die Gehirnentwicklung und Sehfähigkeit fördern. Auch in Muttermilch sind LC-

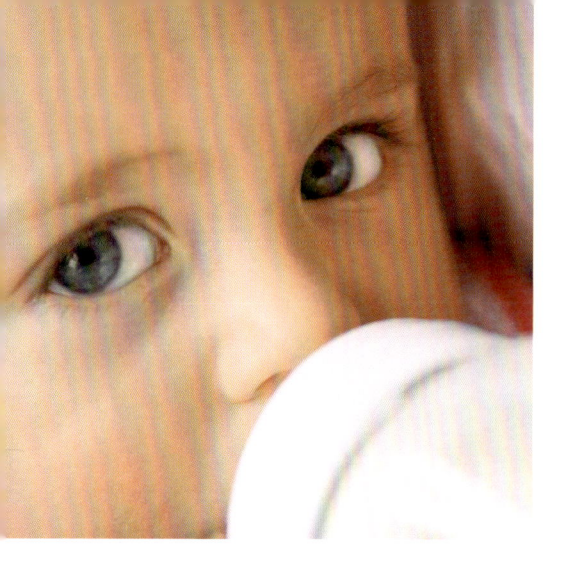

PUFA enthalten. Reifgeborene Babys können diese Fettsäuren aus Vorstufen selbst bilden. Ob die gebildete Menge ausreicht, wird derzeit diskutiert.

In Studien nachgewiesen ist bisher, dass die Zugabe dieser Fettsäuren bei Frühgeborenen zu einem besseren Wachstum und zu einer verbesserten Sehfähigkeit führt. Für reifgeborene Babys wird eine verbesserte Sehfähigkeit im ersten Lebensjahr diskutiert. Es konnte bisher aber nicht nachgewiesen werden, dass diese möglichen Effekte über das erste Lebensjahr hinaus Bestand haben.

Probiotika

Probiotika sind lebende »gute« Bakterien, die sich im Darm des Babys ansiedeln und die Gesundheit fördern sollen. Meist werden Kulturen der Stämme Bifidus oder Lactobacillus in Fertigmilchen zugesetzt. Die Bakterien sollen sich – im Idealfall – im Darm ansiedeln und die Barrierefunktion der Darmschleimhaut stärken.

Gesunde Babys entwickeln unter Muttermilchernährung im Darm eine natürliche Bifidusflora. Babys, die überwiegend Fertigmilch bekommen, haben hingegen eher eine bifidusarme Darmflora. Mit dem Zusatz der Probiotika in Fertigmilch wird versucht, die Darmflora nicht gestillter Babys zu verändern.

In Studien ist bisher unter anderem ein positiver Nutzen von Probiotika bei akuten Durchfällen im Kindesalter oder die Verringerung von Verstopfungen belegt.

Zudem wurden Probiotikastämme im Hinblick auf die Eignung zur Allergieprävention untersucht. In einer finnischen Studie mit einem Bakterium namens Lactobacillus Goldin Gorbach wurde gezeigt, dass Babys, die diesen Keim mit der Flasche oder über die Muttermilch (durch die Mutter) bekamen, deutlich seltener Neurodermitis entwickelten als Kinder ohne diese Probiotika. Das Problem: Dieser Effekt konnte in anderen vergleichbaren Studien nicht bestätigt werden.

Im Hinblick auf die Allergieprävention sind daher die Vorteile von Probiotikazusätzen in Fertigmilch bisher nicht gesichert und weitere Forschung wird benötigt. Zudem ist die Wirkungsweise von Probiotika sehr komplex und die Wissenschaftler verstehen längst noch nicht alle Wirkungsweisen.

In Studien wird meist nur die Wirkungsweise von einzelnen Bakterienstämmen in Produkten analysiert. Dies lässt aber keine Rückschlüsse auf andere Stämme und deren Wirkungsweise zu. Es ist daher nicht zulässig, verallgemeinernd von *den* Wirkungen der Probiotika zu sprechen. Zur Vereinfachung der Beurteilung von Produkten müssten den bisher nachgewiesenen Effekten die entsprechenden Bakterienstämme und die untersuchte Dosis zugeordnet werden.

In den im Handel befindlichen Fertigmilchen mit Probiotikazusatz werden viele verschiedene Keime eingesetzt und auch die Dosis der Keime unterscheidet sich. Jeder Hersteller verwendet seinen eigenen Keim. Das macht die Beurteilung der einzelnen Produkte derzeit äußerst schwierig – nahezu unmöglich. Eine Empfehlung für einen Probiotikazusatz in Fertigmilch kann bisher nicht gegeben werden, da die Vorteile bisher nicht zweifelsfrei nachgewiesen sind. Es sind noch deutlich mehr Studien notwendig, um die komplexen Zusammenhänge besser zu verstehen.

Da verschiedene Studien bei sensiblen oder immungeschwächten Babys, zum Beispiel bei Kindern mit Herzfehlern oder bei Frühgeborenen, auf gesundheitliche Nachteile hinweisen, empfehlen kinderärztliche Fachgremien für diese Kinder auf den Zusatz von Probiotika in Fertigmilch zu verzichten.

Präbiotika

Präbiotika sind besondere Ballaststoffe, die als »Futter« für bereits vorhandene gesundheitsfördernde Bakterien im Darm des Babys dienen sollen. Als Vorbild dienen hier Oligosaccharide, die in Muttermilch vorkommen. Muttermilch enthält eine Vielzahl verschiedener präbiotischer Oligosaccharide. In Fertigmilch werden bisher nur wenige Substanzen zugesetzt. In den auf dem Markt befindlichen Produkten erkennen Sie Präbiotika unter den Abkürzungen »GOS« (Galaktooligosaccharide) oder »FOS« (Fructooligosaccharide) auf der Verpackung.

Verschiedene Studien können zeigen, dass sich durch einen Zusatz von Präbiotika die Darmflora von nicht gestillten Babys an die gestillter Babys annähert. Dies zeigt sich darin, dass sich die Zusammensetzung des Stuhls verändert, zum Beispiel der pH-Wert oder der Gehalt an kurzkettigen Fettsäuren. Der Stuhl wird auch weicher. Inwieweit Präbiotika aber auch langfristige gesundheitliche Vorteile zum Beispiel für die Allergieprävention haben, ist bisher nicht überzeugend belegt. Auch hier sind weitere Studien notwendig, um die Wirksamkeit der Präbiotika für nicht gestillte Babys nachzuweisen. Daher kann eine allgemeine Empfehlung für präbiotische Fertigmilch im Moment nicht gegeben werden, auch wenn bisher keine Nebenwirkungen festgestellt wurden.

Synbiotika

Einige auf dem Markt befindlichen Fertigmilchen enthalten sowohl Pro- als auch Präbiotika in Kombination, die sogenannten Synbiotika. Von dieser Kombination erhofft man sich synergetische Effekte. Das heißt, sie wirken zusammen, weil den zugesetzten Bakterien (Probiotika) gleichzeitig die Nahrung (Präbiotika) mitgeliefert wird. Inwieweit Synbiotika Vorteile gegenüber den einzelnen Pro- oder Präbiotika bringen können, muss in Studien noch abgeklärt werden. Bisher gibt es kaum Untersuchungen dazu. Empfehlungen zu Synbiotika werden daher nicht ausgesprochen.

Fazit für Zusätze in Fertigmilch:

Für gesunde Babys ist ein langfristiger Nutzen der Zusätze von LC-PUFA, Pro- oder Prä- und Synbiotika in Fertigmilch bisher nicht zweifelsfrei nachgewiesen. Es ist daher zu früh, um handfeste Empfehlungen auszusprechen.

Sowohl Anfangs- als auch Folgenahrung können einen oder mehrere dieser Zusätze enthalten. Wenn Sie die Verpackung der Produkte genau betrachten, können Sie erkennen, welche Zusätze in der Fertigmilch enthalten sind.

Selbst hergestellte Säuglingsmilch – nicht für Babys geeignet!

Selbst hergestellte Milchnahrung für Babys – ganz gleich aus welchen Rohstoffen – enthält keine bedarfsgerechte Nährstoffzusammensetzung. Sie kann sogar zu einem ausgeprägten Nährstoffmangel führen. Die Eiweißqualität sowie die Vitamin- und Mineralstoffgehalte sind nicht an den Bedarf der menschlichen Babys angepasst. Es ist nicht empfehlenswert, die Flaschenmilch für ein Baby selbst aus Kuhmilch herzustellen. Eine selbst zubereitete Milch kann niemals den ausgewogenen Nährstoffgehalt einer Fertigmilch erreichen. Außerdem ist der Aufwand für die sorgfältige Zubereitung sehr groß, um das Risiko einer Magen-Darm-Infektion oder einer Fehlernährung zu vermeiden.

Manche Mütter möchten ihre Säuglinge alternativ ernähren, indem sie eine Babymilch aus Ziegenmilch, Schafsmilch oder auch Stutenmilch selbst zubereiten. Das

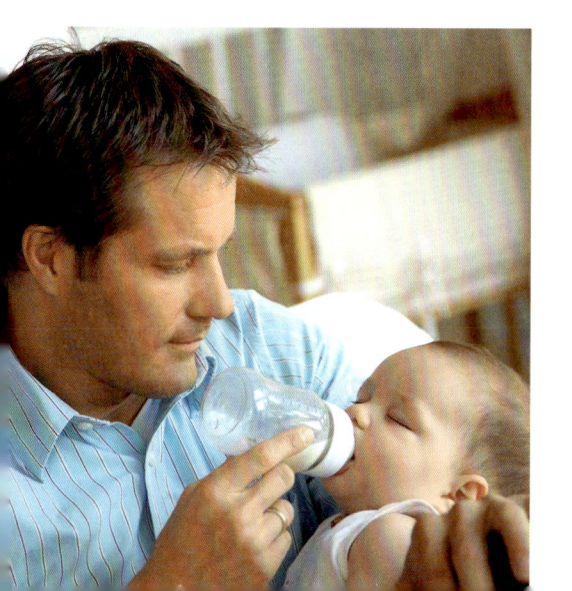

ist aber – ebenso wie die Selbstherstellung von Säuglingsmilch aus Kuhmilch – grundsätzlich nicht empfehlenswert. Tiermilchen einschließlich Kuhmilch enthalten mehr Eiweiß und Mineralstoffe als Muttermilch oder Fertigmilch. Da Tierbabys deutlich schneller wachsen als Menschenbabys sind diese Bausteine für sie besonders wichtig. Für ein menschliches Baby bedeuten diese hohen Gehalte aber eine Belastung des Stoffwechsels, besonders der Nieren. Zudem sind die Vitamingehalte der meisten Tiermilchen für menschliche Babys nicht ausreichend. Bei der Verwendung dieser Milchen müsste also nach kurzer Zeit Saft, Obst- oder Gemüsepüree zugefüttert werden.

Von manchen »alternativen« Autoren werden vegetarische »Milch«-Nahrungen, zum Beispiel Mandelmilch oder Reismilch, für die Ernährung von Säuglingen empfohlen. Diese Nahrungen sind für Säuglinge ganz ungeeignet. Vor allem ist die Eiweißqualität unzureichend und es mangelt an verschiedenen Vitaminen und Mineralstoffen. Bei Säuglingen, die auf diese Weise ernährt wurden, wurden bereits ernsthafte Gedeihstörungen festgestellt.

Auch zur Allergieprävention sind selbst hergestellte Milchen nicht geeignet. Sie enthalten Eiweißbestandteile, auf die Babys allergisch reagieren können.

Aus diesen Gründen sollte Säuglingsmilch niemals selbst zubereitet werden.

Zubereitung von Fertigmilch

Fertigmilch wird heute überwiegend als Pulvernahrung angeboten, die mit Wasser zubereitet wird. Nur ein kleiner Teil der Nahrungen ist als verzehrfertiges Produkt in Plastikflaschen oder auch Tetrapaks erhältlich.

Fertigmilch aus dem Handel wird mit einem sehr hohen Hygienestandard hergestellt. Bereiten Sie die Fertigmilch immer sehr sorgfältig zu. Beachten Sie dabei die Dosierungsempfehlungen der Hersteller, die Sie auf der Verpackung finden. Sowohl eine zu stark verdünnte Milch (weniger Pulver als angegeben) als auch eine angedickte Milch (mehr Pulver als angegeben) können für die Gesundheit Ihres Babys schädlich sein. Verwenden Sie ausschließlich den der Packung beigelegten Messlöffel und streichen diesen immer gut ab. Durch Veränderung der Rezepturen kann der Messlöffel eines anderen Produktes zu Über- oder Unterdosierung der Fertigmilch führen.

Achten Sie auch auf eine sorgfältige Hygiene: Fertige Säuglingsmilch ist ein idealer Nährboden für Krankheitserreger. Die Vermehrung dieser Keime in trinkfertig zubereiteter Milch kann im schlimmsten Fall zu schweren Erkrankungen führen. Es wird empfohlen, Fertigmilch immer direkt vor dem Füttern zuzubereiten. Je länger eine Fertigmilch bei Zimmertemperatur steht, desto schneller können sich die Bakterien vermehren. Verwenden Sie Reste der Fertigmilch, die bei der Mahlzeit nicht von Ihrem Baby getrunken wurden, nicht bei der nächsten Mahlzeit, sondern entsorgen Sie diese.

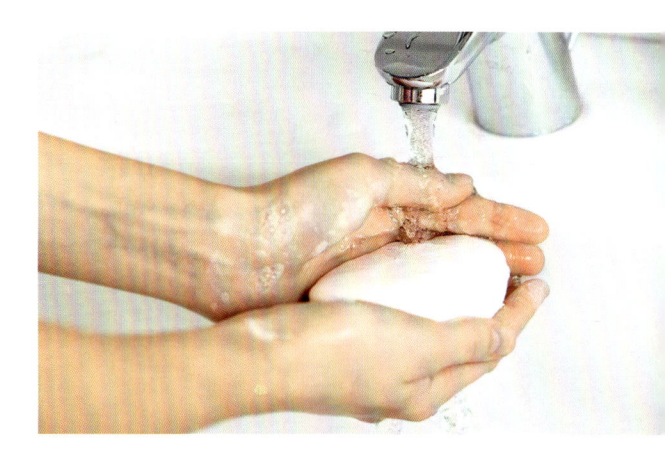

Tipps, um Fertigmilch sicher zuzubereiten:

1. Waschen Sie sich vor der Zubereitung die Hände.

2. Verwenden Sie für die Fertigmilch immer frisch aus der Leitung entnommenes Trinkwasser. Lassen Sie das Trinkwasser vorher so lange ablaufen, bis es kalt aus der Leitung kommt, und erwärmen Sie es für die Zubereitung der Fertigmilch. Zum Anrühren des Pulvers brauchen Sie lauwarmes Wasser (etwa 40 °C). Falls Sie ein Mineralwasser oder ein spezielles Babywasser für die Zubereitung verwenden (siehe Seite 73 ff.), bewahren Sie es nach dem Öffnen im Kühlschrank auf.

3. Halten Sie sich bei der Zubereitung an die Hinweise für die Dosierung und Zubereitung auf der Verpackung. Angebrochene Verpackungen des Milchpulvers sollten gut verschlossen, am besten in der Originalverpackung, und trocken aufbewahrt werden. Das Pulver sollte nicht feucht werden.

4. Das Pulver von Fertigmilch wird zwar unter gutem Hygienestandard hergestellt, aber nicht steril abgefüllt. Auch bei großer Sorgfalt können sich daher Bakterien in der Milch vermehren. Bereiten Sie Fertigmilch daher für jede Mahlzeit frisch zu. Halten Sie zubereitete Milch nicht länger als 2 Stunden warm. Reste von Fertigmilch dürfen nicht wieder verwendet werden. Schütten Sie sie nach der Mahlzeit sofort weg. Wärmen Sie auch keine Milchreste wieder auf. Für unterwegs oder wenn Ihr Baby nachts eine Flasche braucht, können Sie Wasser in einer sauberen Thermoskanne und das portionierte Pulver in einer Milchflasche vorbereiten und bei Bedarf mischen.

5. Überprüfen Sie vor dem Füttern immer die Trinktemperatur der Fertigmilch. Dazu können Sie einige Tropfen auf den Handrücken tropfen lassen. Als Trinktemperatur wird maximal 37 °C empfohlen. So ist ausgeschlossen, dass sich Ihr Baby verbrühen kann.

6. Flasche und Sauger sollten nach jedem Gebrauch – ob mit abgepumpter Muttermilch oder Fertigmilch – sorgfältig gereinigt werden. Spülen Sie Flasche und Sauger nach der Mahlzeit sofort mit Wasser und Spülmittel aus, damit kein Milchbelag anhaftet, der später nur noch schwer zu entfernen ist. Die Flaschenbürste sollte nur für die Babyflaschen verwendet werden. Ein Auskochen oder Sterilisieren der Flaschen und Sauger bringt keinen weiteren Vorteil.

7. Zum Trocknen stellen Sie die Flaschen mit der Öffnung nach unten auf ein sauberes Tuch. Kochen Sie Gummisauger gelegentlich aus, da sie porös werden und sich Milchreste ansammeln können. Bei Silikonsaugern ist dies nicht erforderlich, da diese eine glatte Struktur haben. Zum Aufbewahren decken Sie Flaschen und Sauger am besten mit einem frischen Küchentuch ab. Befinden sich Risse in der Flasche, ersetzen Sie diese am besten durch eine neue, damit sich keine Keime ablagern können. Auch die Sauger sollten Sie regelmäßig austauschen.

Bei Flaschenwärmern mit Wasserbad-Technik das Gerät alle 12 Stunden reinigen und das Wasser wechseln. Vermeiden Sie es, selbst an der Flasche zu trinken, zum Beispiel um die Temperatur zu überprüfen. Hierdurch können Sie Kariesbakterien auf Ihr Kind übertragen – selbst wenn es noch keine Zähne hat (siehe Seite 177 ff.).

Wasser in Villigen ok!

Welches Wasser ist geeignet?

Trinkwasser (Leitungswasser) ist in der Regel für die Zubereitung von Fertigmilch geeignet. Es ist das am besten untersuchte Lebensmittel in Deutschland. Falls Sie Bedenken haben, können Sie bei Ihrem örtlichen Gesundheitsamt oder Wasserwerk nachfragen. Wenn Sie Wasser aus einem eigenen Hausbrunnen verwenden, lassen Sie es in einem ausgewiesenen Labor untersuchen.

Grundsätzlich wird durch den Wasserversorger eine hohe mikrobiologische Wasserqualität bis zum Hausanschluss gewährleistet. Eine bakterielle Verunreinigung des Wassers im Haushalt, zum Beispiel durch Verschmutzung des Wasserhahns, ist aber nicht ausgeschlossen. Wer dem begegnen möchte, kocht in den ersten Lebensmonaten das Wasser für die Zubereitung der Fertigmilch ab und lässt es anschließend auf etwa 40 °C abkühlen. Das Abkühlen des Wassers ist wichtig, um Verbrühungen beim Trinken zu heißer Milch zu verhindern.

Bestimmte Inhaltsstoffe im Trinkwasser können im Einzelfall problematisch sein. Achten Sie daher auf folgende Stoffe:

• Für Nitrat im Trinkwasser gilt ein Grenzwert von maximal 50 mg pro Liter. Er wird manchmal in stark landwirtschaftlich genutzten Regionen oder bei Einzelbrunnen überschritten. Nitrat kann im Körper zu

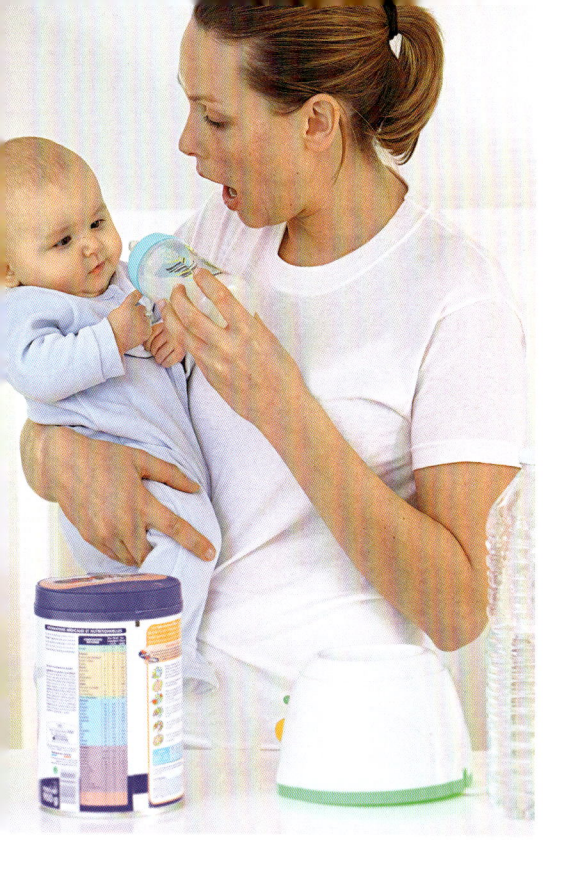

Nitrit umgewandelt werden, auf das besonders Babys empfindlich reagieren. Nitrit kann zu einer verminderten Sauerstoffversorgung des Babys führen.

• Blei ist ein Schwermetall, das auch bei Aufnahme relativ geringer Mengen über einen längeren Zeitraum schädlich wirkt. In älteren Häusern können die Trinkwasser-Leitungen noch aus Blei bestehen, das sich auch im Trinkwasser lösen kann. Säuglinge, Kleinkinder und Schwangere sind besonders empfindlich. Aus diesem Grund sollte Fertigmilch nicht mit Wasser aus Bleileitungen zubereitet werden. Fragen Sie bei Ihrem Hausbesitzer nach, welcher Art die Wasserleitungen bei Ihnen sind.

• In jüngeren Häusern werden häufig Kupferrohrleitungen für das Trinkwasser verwendet. Auch Kupfer kann sich im Trinkwasser lösen, aber nur, wenn der ph-Wert des Trinkwassers niedrig ist.

• Auch Leitungswasser in Regionen mit erhöhtem Urangehalt (> 10 µg / l) ist nicht für Babys geeignet.

Trifft einer dieser Punkte bei Ihnen im Haus oder in der Wohnung zu, dann greifen Sie bitte auf abgepacktes Wasser zurück. Die Qualität Ihres Trinkwassers können Sie beim örtlichen Gesundheitsamt oder Wasserversorgungsunternehmen erfragen.

Für Babys geeignetes abgepacktes Wasser unterliegt der Mineral- und Tafelwasserverordnung. Neben speziellem Mineralwasser, auf dessen Etikett »Geeignet für die Zubereitung von Säuglingsnahrung« steht, wird von verschiedenen Herstellern auch abgepacktes »Baby-Wasser« angeboten, das Sie ebenfalls für Ihr Kind verwenden können. Baby-Wasser ist speziell aufbereitetes Trinkwasser, das in Supermärkten und Drogeriemärkten erhältlich ist. Alle diese Produkte dürfen streng gesetzte Grenzwerte nicht überschreiten und sind im Sinne des vorbeugenden Gesundheitsschutzes für Babys unproblematisch.

Grenzwerte für Mineralwasser mit der Bezeichnung »Für die Zubereitung von Säuglingsnahrung geeignet« (Angaben in mg / l)	
Natrium	20
Nitrat	10
Nitrit	0,02
Fluorid	0,7
Sulfat	240
Mangan	0,05
Arsen	0,005
Uran	0,002

Die richtige Trinkposition

Auch beim Füttern mit der Flasche kann die Bindung zwischen Eltern und Baby durch körperliche Nähe und Zuwendung gefördert werden. Denn Trinken ist mehr als pure Nahrungsaufnahme.

Suchen Sie sich zum Füttern einen ruhigen Ort mit angenehmer Atmosphäre. Haut- und Körperkontakt sind auch beim Füttern mit der Flasche wichtig. Halten Sie Ihr Baby in leicht aufrechter Position. Sein Kopf liegt in Ihrer Ellenbeuge, so ist auch der Blickkontakt gut möglich. Sie können das Baby abwechselnd auf der linken und rechten Armseite halten. Die Hände Ihres Babys sollten frei sein.

Halten Sie die Flasche leicht schräg, so ist der Sauger stets mit Milch gefüllt. Dadurch wird verhindert, dass Ihr Baby zu viel Luft schluckt. Nehmen Sie sich auch während der Mahlzeit immer wieder Zeit für ein oder mehrere Bäuerchen. Legen Sie Ihr Baby dafür am besten an die Schulter, so kann die mit der Milch geschluckte Luft gut entweichen. Ein untergelegtes Spucktuch schützt Ihre Kleidung.

Verwenden Sie kein Wasser aus Warmwasserboilern. Es hat schon längere Zeit gestanden und ist möglicherweise nicht so keimarm wie kaltes Wasser. Verzichten Sie auch auf Wasserfilter. Die in diesen Geräten enthalten Filterpatronen enthalten Silberionen, die in das Wasser übergehen können. Zudem können sich im Filter Keime vermehren, die die Gesundheit Ihres Babys gefährden können.

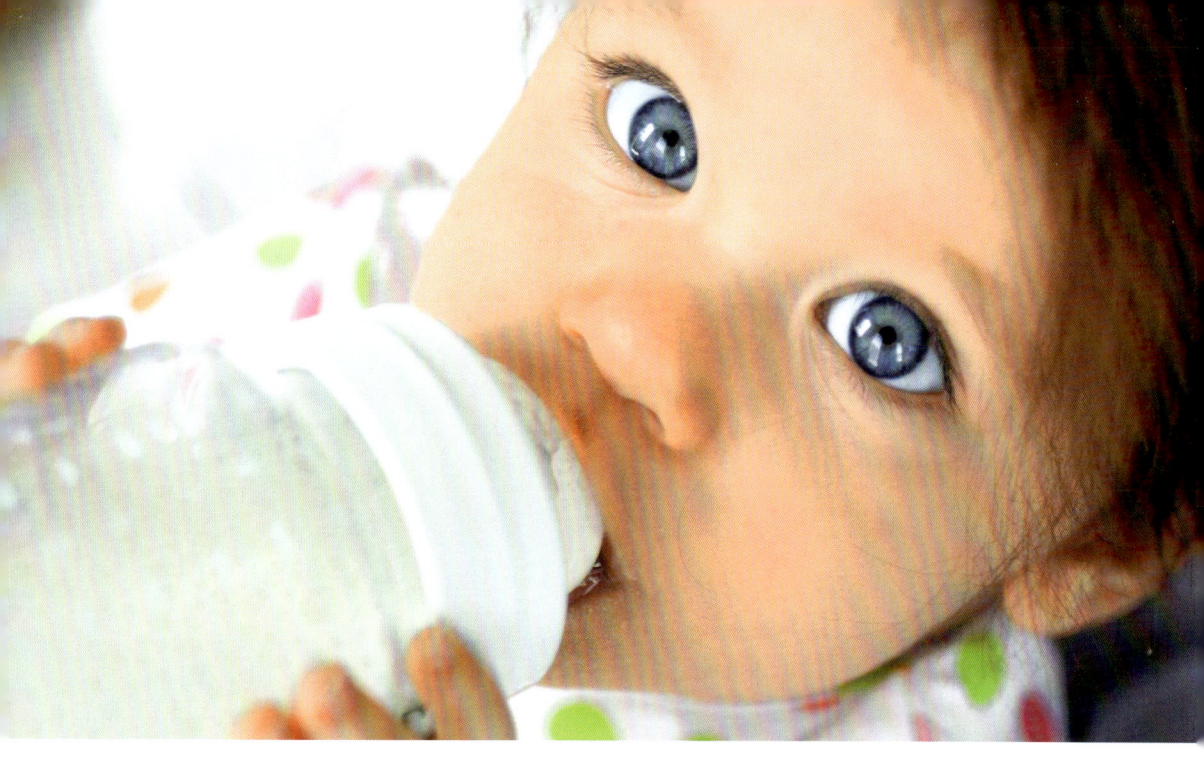

Häufige Fragen rund ums Thema Fertigmilch

Wie viel Fertigmilch darf mein Baby trinken?

Beim Stillen wissen Mütter nicht, wie viel Milch ihr Baby trinkt. Das ist auch nicht notwendig, weil beim Stillen in der Regel Nachfrage und Angebot bestens aufeinander abgestimmt sind.

Bei Babys, die die Flasche bekommen, ist die Kontrolle der Milchmenge einfacher. Auf den Verpackungen von Milchnahrungen werden Richtwerte für die Anzahl und die Menge von Flaschenmahlzeiten angegeben. Diese Angaben können aber in der Praxis je nach Bedarf des einzelnen Babys sowohl unter- als auch überschritten werden. Richten Sie sich daher, auch wenn Ihr Baby eine Fertigmilch aus der Flasche bekommt, nach seinem Appetit: Geben Sie ihm so oft die Flasche, wie es Hunger hat. Wenn Ihr Baby signalisiert, dass es satt ist, zum Beispiel wenn es den Kopf wegdreht, beenden Sie die Mahlzeit, selbst wenn noch ein Rest in der Flasche ist. Wenn Sie unsicher sind, können Sie Ihre Hebamme oder Ihren Kinderarzt um Hilfe bitten. Über die Gewichtsentwicklung des Babys können die Fachkräfte Rückschlüsse auf das Gedeihen des Babys und damit auch auf die Trinkmenge ziehen. Wenn die Gewichtskurve Ihres Babys parallel zu den Wachstumslinien im gelben Untersuchungsheft verläuft, bekommt Ihr Baby ausreichend Fertigmilch.

Darf ich auf eine andere Marke wechseln?

Fertigmilchen einer Gruppe (Pre, 1 oder 2) sind einander relativ ähnlich (siehe Seite 57 ff.). Ein Wechsel auf eine andere Marke ist daher möglich. Bitte bedenken Sie aber, dass der Geschmack der Marken variieren

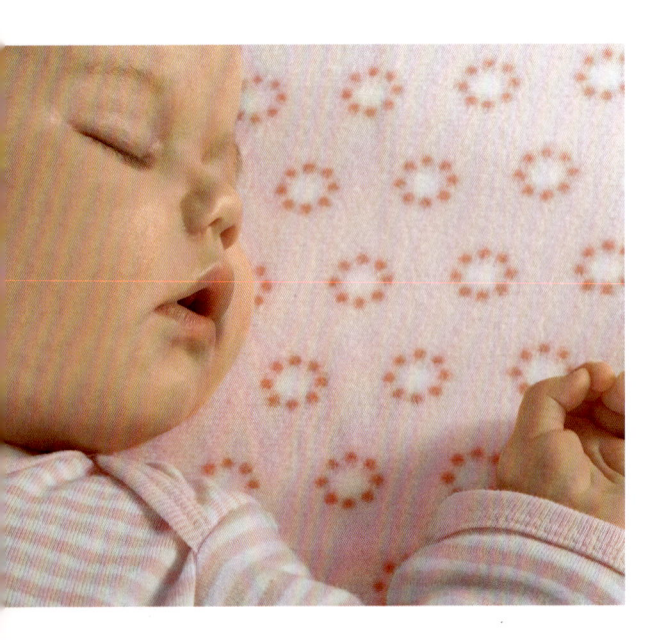

kann. Es kann daher sein, dass Ihr Baby eine andere Marke anfangs nicht so gut akzeptiert. Einen Versuch ist es aber wert.

Mein Baby braucht nachts mehrmals die Flasche. Was kann ich tun, damit mein Baby durchschläft?

In den ersten Monaten brauchen Babys oft auch nachts eine oder mehrere Mahlzeiten, da sie noch gleichmäßig über Tag und Nacht verteilt Energie für ihr Wachstum benötigten. Auch bei Wachstumsschüben kann es sein, dass auch ältere Kinder plötzlich nachts wieder nach einer Flasche verlangen. Das ist für Sie als Eltern natürlich eine große Belastung. Am besten bereiten Sie am Abend die entsprechende Pulvermenge in einem trockenen Fläschchen und warmes Wasser in einer Thermoskanne vor. Bei Bedarf können Sie so einfach und schnell das Fläschchen zubereiten.

Bei älteren Babys können Sie versuchen, die Milchflasche durch Trinkwasser oder ungesüßten Kräuter- oder Früchtetee zu ersetzen. Denn häufig ist Durst die Ursache für Unruhe, besonders wenn die Luftfeuchtigkeit in warmen oder beheizten Räumen zu niedrig ist.

Geben Sie Ihrem Baby die Flasche niemals als Einschlafhilfe. Fertigmilch enthält verschiedene Zucker, die die Entstehung von Karies begünstigen können. Das stetige Umspülen der Zähne kann zum sogenannten Nuckelflaschenkaries (siehe Seite 177 ff.), einer schweren Kariesform im Säuglingsalter, führen. Außerdem gewöhnt sich Ihr Kind dann daran, nur mit einer Flasche einzuschlafen – auch nachts (siehe Seite 129).

Mein Baby verweigert die Flasche. Was kann ich tun?

Manchen Babys fällt der Umstieg von der Muttermilch auf Fertigmilch schwer. Hier ist Zeit und Geduld gefragt. Gründe hierfür könnten sowohl der unterschiedliche Geschmack als auch die ungewohnten Fütterungsutensilien sein. Auch die Trinktechnik ist eine andere als beim Saugen aus der Brust. Probieren Sie daher verschiedene Sauger aus. Für eine langsame Umgewöhnung können Sie auch zunächst etwas Muttermilch in die Flasche geben, bevor Sie zur Fertigmilch wechseln. Für den Anfang können Sie Ihr Baby beim Füttern nahe an Ihren Körper halten, damit es wie beim Stillen auch die Wärme und Geborgenheit spüren kann. Manchmal hilft es auch, zunächst einmal die Fertigmilch über einen Löffel oder eine Tasse zu füttern, bis sich Ihr Baby an den Geschmack gewöhnt hat.

Manchmal kann es sinnvoll sein, einer anderen Person das Füttern mit der Flasche zu überlassen, bis die ersten Schwierigkeiten überwunden sind. Das Baby verbindet die Mutter mit dem Stillen und kann auch die Muttermilch riechen. Da fällt es schwer sich auf etwas Neues zu konzentrieren.

Können in Fertigmilch Schadstoffe enthalten sein? Und was sind 3-MCPD-Fettsäureester?

Alle in Deutschland auf dem Markt befindlichen Fertigmilchen sind streng schadstoffkontrolliert. Wie bei der Nährstoffzusammensetzung unterliegen alle Produkte den gleichen, strengen gesetzlichen Richtlinien in Bezug auf die Schadstoffgehalte. Insbesondere für Schädlingsbekämpfungsmittel, die sogenannten Pestizide, und einige Schwermetalle, wie zum Beispiel Blei oder Cadmium, gibt es Grenzwerte, die nicht überschritten werden dürfen.

Trotz der hohen Anforderungen an die Produkte kann es nicht ausgeschlossen werden, dass durch stetig verbesserte Messverfahren auch neue Schadstoffe entdeckt werden. So geschehen vor wenigen Jahren mit den sogenannten 3-MCP-Fettsäureester (3-Monochlorpropandiol). Diese Substanzen entstehen bei der Raffination, also Reinigung, von pflanzlichen Fetten und Ölen. Da auch Fertigmilchen pflanzliche Öle zugesetzt werden, wurden auch in ihnen diese Schadstoffe entdeckt. Da bisher nur wenig über die Auswirkung dieses Schadstoffs auf die Gesundheit bekannt ist, ist eine Risikoabschätzung derzeit nur schwer möglich. In Tierversuchen durch diese Stoffe ausgelöste Erkrankungen sind beim Menschen noch nicht beobachtet worden, obwohl 3-MCP-Fettsäureester schon länger in der Nahrung enthalten sind – es wusste nur niemand. Das Bundesinstitut für Risikoforschung (BfR) empfiehlt als Alternative zur Muttermilch weiterhin Fertigmilch zu verwenden.

Bis zu welchem Alter muss das Wasser für die Zubereitung der Fertigmilch abgekocht werden?

Das Abkochen des Trinkwassers für die sichere Zubereitung der Fertigmilch ist nicht zwangsläufig notwendig. Im Normalfall ist es ausreichend, das Wasser aus dem Wasserhahn ablaufen zu lassen, bis es kalt aus der Leitung kommt und dann auf etwa 30 bis 40 °C zu erwärmen.

Das hygienische Hauptrisiko bei der Zubereitung von Fertigmilch liegt in der fertigen Milch: Sie ist warm, es ist feucht und Nährstoffe sind im Überfluss vorhanden. Je länger Milch steht, desto eher vermehren sich gesundheitsgefährdende Bakterien. Sie sollten die Fertigmilch daher immer direkt vor dem Füttern zubereiten, nicht längere Zeit warm stehen lassen und Reste grundsätzlich entsorgen.

Welche Fertigmilch eignet sich am besten zur sogenannten Zwiemilchernährung, das heißt wenn Muttermilch durch Fertigmilch ergänzt werden muss?

Jedes Stillen ist wertvoll. Auch wenn Sie nicht voll stillen können oder möchten, profitiert Ihr Baby von jeder einzelnen Muttermilchmahlzeit. Als Ergänzung erhält es am besten eine Fertigmilch mit der Silbe »Pre«. Diese ist der Muttermilch am ähnlichsten und enthält als einziges Kohlenhydrat ausschließlich Milchzucker (siehe Seite 57). Daher ist Pre-Milch genauso dünnflüssig wie Muttermilch. Das Baby muss sich dann nicht umstellen. Sie können sie nach Bedarf füttern.

Wie finde ich den passenden Sauger für mein Baby?

Ob Sie einen Silikonsauger oder einen Gummisauger verwenden, ist Geschmackssache. Die richtige Größe des Saugerlochs ist dagegen wichtig beim Füttern mit der Flasche. Bei umgedrehter Flasche sollte ein Tropfen pro Sekunde aus dem Sauger fal-

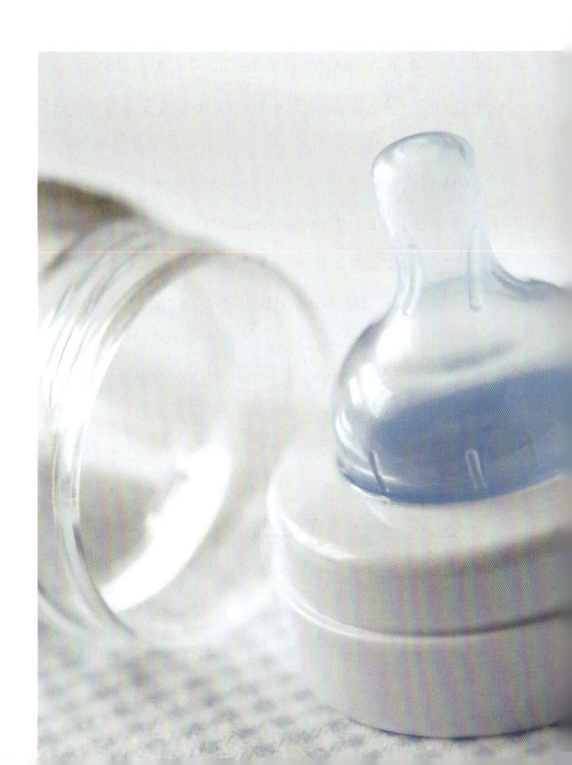

len. Ist das Saugerloch zu groß, trinkt das Baby meist sehr schnell und hastig. Dabei besteht die Gefahr, dass es sich verschluckt oder zu viel Luft schluckt. Ist das Loch dagegen zu klein, muss Ihr Baby sehr stark saugen und bekommt manchmal nicht genügend Milch.

Neben Milchsaugern gibt es auch Teesauger mit einem extra kleinen Saugerloch. Diese können Sie auch beim Füttern von Pre-Nahrung verwenden, da diese dünnflüssiger als 1-Nahrung ist. Wenn Sie unsicher sind, welches der richtige Sauger für Ihr Baby ist, sprechen Sie mit Ihrer Hebamme.

Ist das Ausspucken von Milch nach der Mahlzeit gefährlich?

Beim Bäuerchen wird sowohl beim Stillen als auch beim Trinken aus der Flasche immer etwas Milch ausgespuckt. Dies ist völlig normal und kein Grund zur Beunruhigung. Beim Baby ist der Pförtnermuskel zwischen Magen und Speiseröhre noch nicht voll entwickelt, so kommt es immer zu einem leichten Rückfluss der Milch aus dem Magen in die Speiseröhre. Die leicht schräge Fütterungsposition sowie Zeit für ein ausreichendes Bäuerchen können den Rückfluss mildern.

Starkes Spucken in Verbindung mit Störungen in der Gewichtsentwicklung sollten Sie aber grundsätzlich von Ihrem Kinderarzt/Kinderärztin abklären lassen.

Kann ich das Allergierisiko durch die Verwendung von Ziegenmilch statt Kuhmilch (für Flaschen und Breie) bei meinem Baby minimieren?

Unmodifizierte Ziegenmilch oder selbst hergestellte Säuglingsnahrung auf Ziegenmilchbasis ist aufgrund von Nährstoffmängeln nicht als Ersatz für eine herkömmliche, industriell hergestellte Fertigmilch geeignet. Industriell hergestellte Fertigmilch auf der Basis von Ziegenmilch wird zur Prävention oder Therapie von Allergien gegen Kuhmilch nicht empfohlen. Die Eiweißbestandteile von Ziegenmilch sind denen in Kuhmilch sehr ähnlich. Babys mit einer Kuhmilchallergie reagieren daher zu einem hohen Prozentsatz auch auf Ziegenmilch mit Allergiesymptomen.

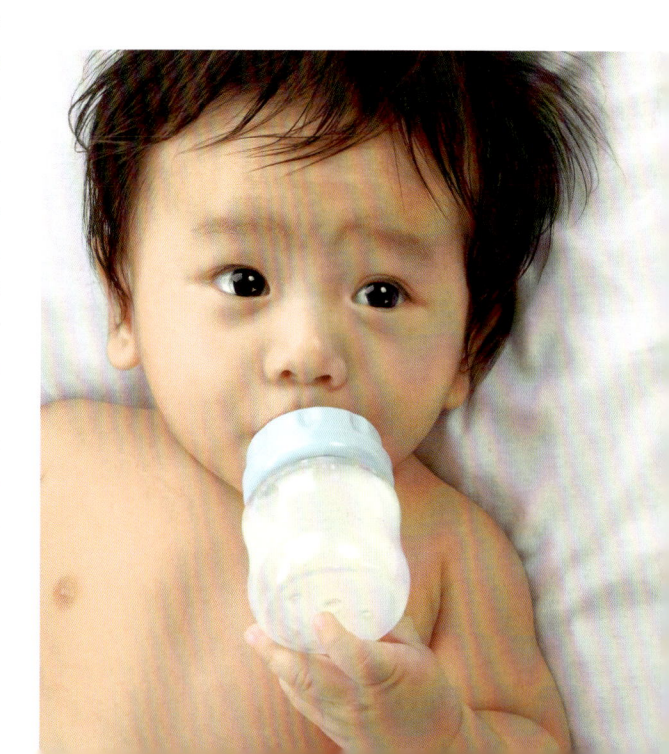

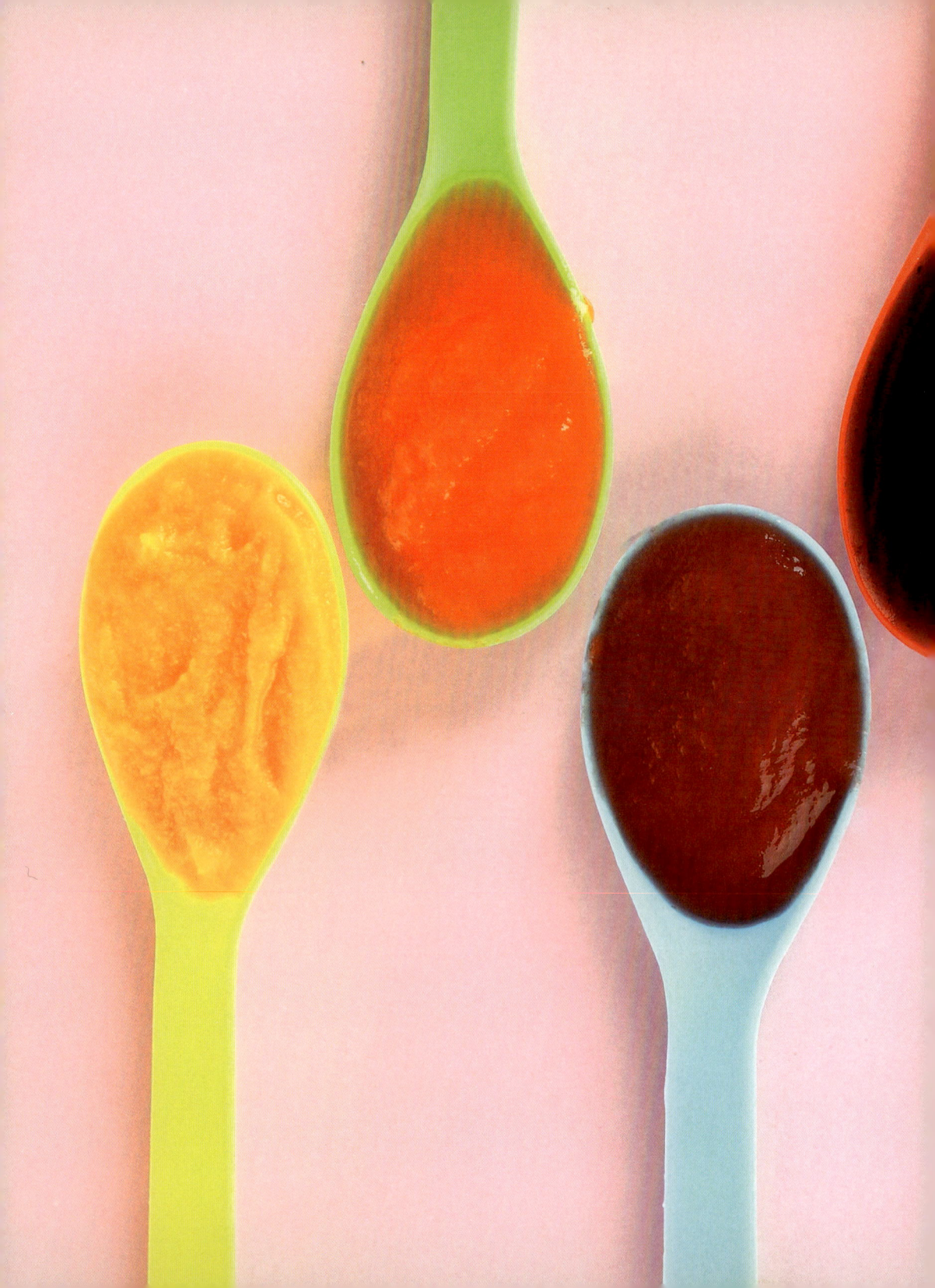

Jetzt wird es vielfältig: Monat für Monat ein neuer Brei

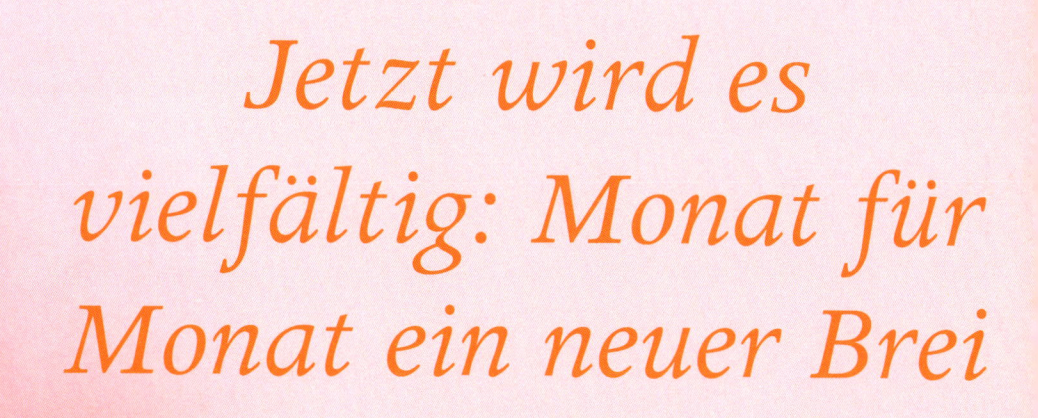

Ran an den Brei: Mit etwa 4 bis 6 Monaten ist Ihr Baby bereit für feste Nahrung. Welche Lebensmittel sich eignen, wie Sie Brei selbst kochen und worauf es bei Fertigprodukten zu achten gilt finden Sie hier.

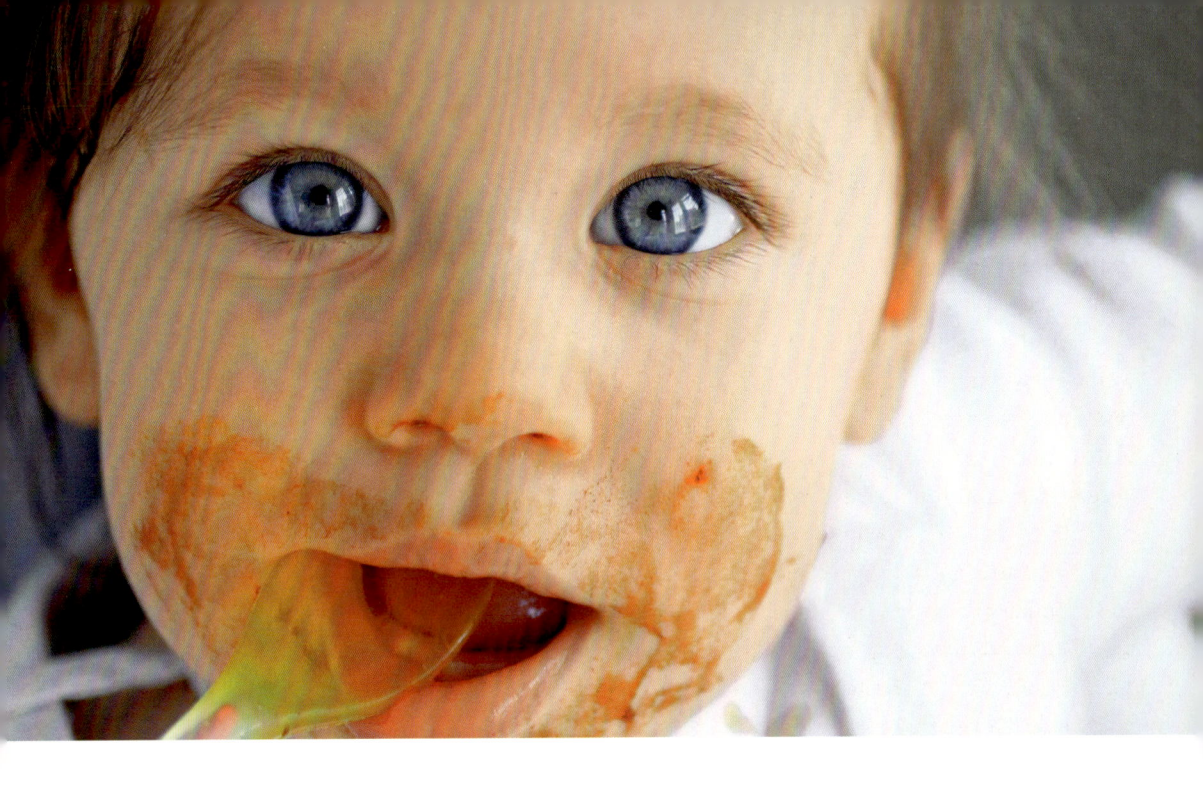

Der richtige Zeitpunkt für den Breibeginn

Ihr Baby ist jetzt 4 bis 6 Monate alt. Es wird jetzt immer aktiver und vermutlich fällt Ihnen auf, dass es beinahe täglich etwas Neues lernt. Es hebt den Kopf und beobachtet neugierig seine Umwelt. Es greift nach seinem Spielzeug und führt es an den Mund. Ihr Kleines liegt nicht mehr einfach nur da, sondern beginnt sich immer mehr zu bewegen.

Babys wachsen im zweiten Lebenshalbjahr sehr schnell. Aus diesem Grund ist Milch – Muttermilch oder Fertigmilch – alleine nicht mehr ausreichend, um den Bedarf an Energie und allen wichtigen Nährstoffen zu decken. Das ist die Zeit für die Einführung von Brei, auch Beikost genannt. Unter Beikost werden alle Lebensmittel außer Muttermilch und Fertigmilch verstanden. Dazu gehören unter anderem Gemüse, Obst, Fleisch, Kartoffeln oder Getreide. Die neuen Lebensmittel ergänzen schrittweise die Milchmahlzeiten und werden der Milch »beigefüttert«. Monat für Monat wird jetzt der Speiseplan der Kleinen erweitert und das Lebensmittelangebot wird vielfältiger. Gleichzeitig werden die Essfertigkeiten immer weiter trainiert und durch die vielen unterschiedlichen Lebensmittel auch die Geschmacksvorlieben weiterentwickelt.

Wussten Sie, dass mit Beginn des 5. Lebensmonats auch die Entwicklung der Verdauung und die Ausscheidung über die Nieren so weit fortgeschritten sind, dass Ihr Baby auch andere Lebensmittel außer Milch gut vertragen kann? Brei enthält weniger Flüssigkeit, dafür aber mehr Ballaststoffe und Nährstoffe als Muttermilch oder Fertigmilch. Das ist aber für Ihr Baby kein Problem. Ballaststoffreiche Lebensmittel helfen jetzt die Verdauung Ihres Babys anzuregen.

Die meisten Babys beginnen zwischen dem 5. und 7. Lebensmonat mit dem ersten Brei. Alle deutschen Fachgesellschaften (z. B. Hebammen, Kinderärzte, Ernährungswissenschaftler) unterstützen diese Empfehlungen. Dieses Zeitfenster gibt Ihnen einen Spielraum, die individuelle Entwicklung der Essfertigkeiten und Reife Ihres Babys zu berücksichtigen.

Studien zeigen, dass in diesem Zeitfenster die Einführung neuer Lebensmittel seltener Allergien auslöst als zu einem früheren Zeitpunkt. Daher sollten Sie keinesfalls vor dem 5. Monat mit dem Brei starten.

> **Wichtig!**
>
> In dieser Zeit des Beikostbeginns bleiben die Milchmahlzeiten noch ein wichtiger Bestandteil der Ernährung Ihres Babys. Denn erst die Kombination von Milch- und Breimahlzeiten liefert eine empfehlungsgerechte Nährstoffversorgung.

Der tatsächliche Zeitpunkt für den ersten Brei ist aber von Baby zu Baby unterschiedlich. Besonders die Entwicklung der Essfertigkeiten spielt eine wichtige Rolle und zeigt, ob Ihr Baby in der Lage ist, vom Löffel zu essen. Aber keine Angst, Sie als Eltern werden erkennen, wann Ihr Baby bereit für diesen neuen Lebensabschnitt ist.

Ihr Baby signalisiert Ihnen, wann es mit dem ersten Brei losgehen kann. Achten Sie auf folgende Reifezeichen:
• Ihr Baby kann mit Ihrer Hilfe aufrecht sitzen und den Kopf allein halten. Nur so ist Ihr Baby in der Lage Ihnen zu zeigen, dass es satt oder noch hungrig ist. Dreht es das Köpfchen weg oder kneift es die Lippen zusammen, bedeutet dies »ich habe genug«. Wartet Ihr Baby ganz aufgeregt mit geöffnetem Mund auf den nächsten Löffel, darf es ruhig etwas mehr Brei sein.
• Ihr Baby beobachtet Sie beim Essen und

steckt sich selbstständig alles in den Mund, was es in die Finger bekommt, und beginnt intensiv daran zu kauen.

• Ihr Baby öffnet bereitwillig den Mund, sobald der Löffel vom Teller abhebt. Es schiebt den Löffel nicht mehr reflexartig aus dem Mund.

• Ihr Baby möchte eventuell wieder häufiger gestillt werden oder ist nach dem Stillen oder der Flaschenmahlzeit noch hungrig.

Wussten Sie, dass ein Baby in den ersten Monaten keine festere Nahrung schlucken kann? Vor dem 4. Monat stößt ein Baby reflexartig mit der Zunge gegen den Löffel und befördert den Brei so wieder aus dem Mund. Dies ist ein völlig normaler Prozess. Bevor das Füttern mit dem Löffel gelingen kann, muss dieser sogenannte Extrusionsreflex oder Ausstoßreflex verschwinden. Erst danach kann Ihr Baby lernen, den Brei von der Zungenspitze in den Rachen zu transportieren und zu schlucken. Warten Sie also mit der Breieinführung, bis sich dieser Reflex bei Ihrem Baby abgeschwächt hat.

Bitte bedenken Sie, dass die Fähigkeit Brei vom Löffel zu essen von Ihrem Baby erst erlernt werden muss. Dies erfordert Zeit und Geduld. Schrauben Sie Ihre Erwartungen etwas zurück und setzen Sie Ihr Baby nicht unter Druck. Viele Babys haben zu Beginn Mühe, den Brei im Mund zu behalten. Einige versuchen ihn mit den Händen wieder in den Mund zu schieben, anderen tropft er wieder aus dem Mund. Sie können das Abenteuer entspannter genießen, wenn Sie Körper und Arme Ihres Babys mit einem Latz schützen und ggf. auch den Boden mit einer leicht zu reinigenden Plane abdecken.

Wenn Ihr Baby anfangs große Schwierigkeiten beim Breiessen hat, geben Sie ihm noch etwas Zeit und warten noch einige Tage, bis Sie einen neuen Versuch wagen. Es ist schließlich noch kein Meister vom Himmel gefallen. So hat Ihr Baby von Anfang an Freude und Spaß beim Essen und »greift« gerne zu.

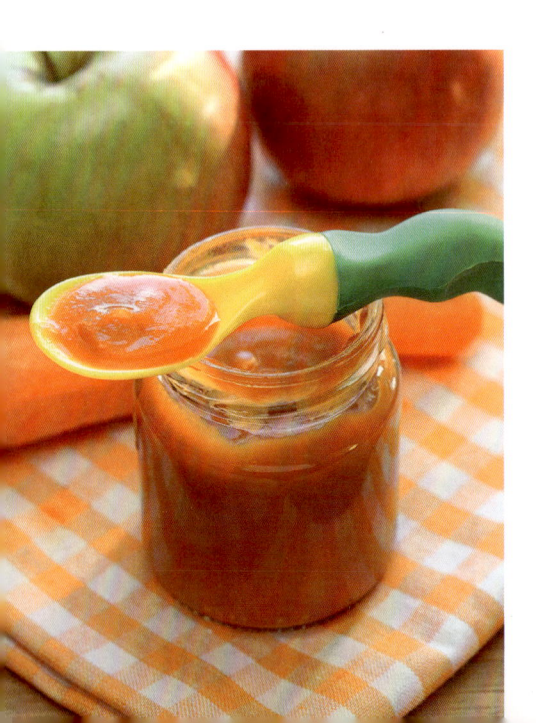

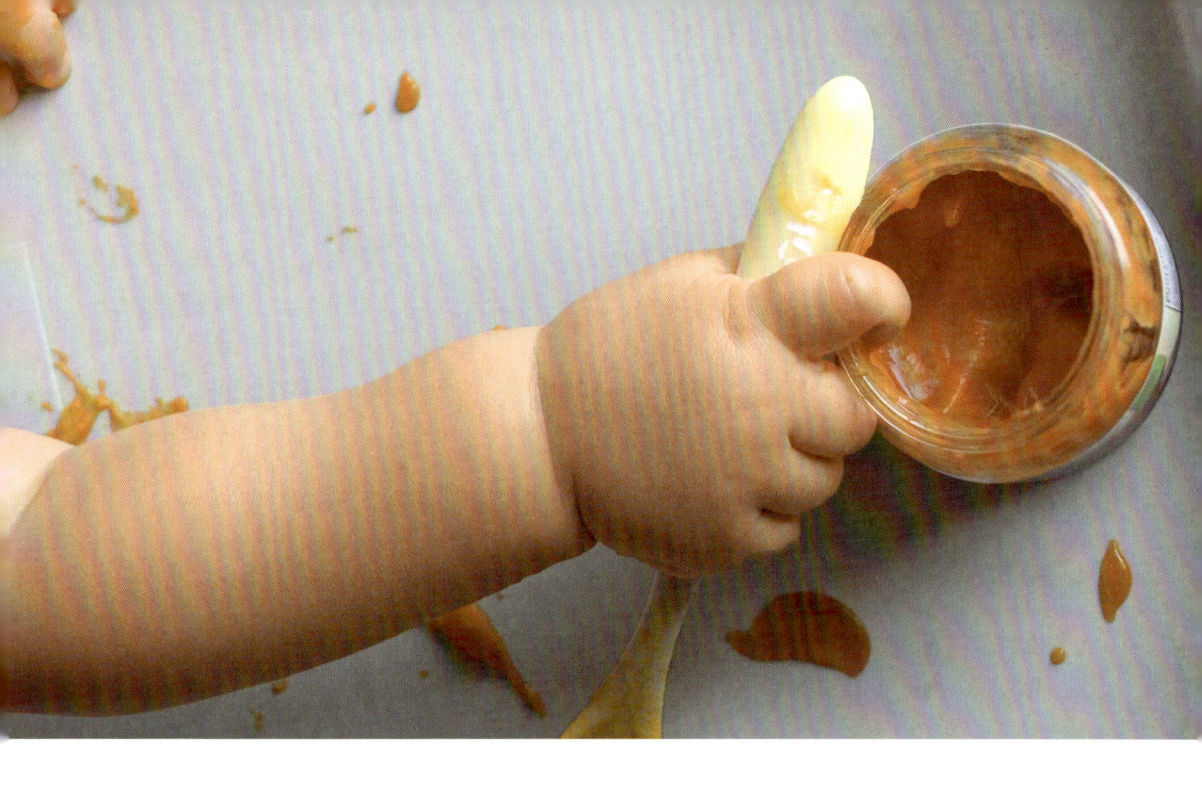

Die Reihenfolge der Breie

Welche Lebensmittel führe ich wann und in welcher Reihenfolge in Babys Ernährung ein? Muss ich auf bestimmte Lebensmittel verzichten? Ist die Verwendung von Gläschenbreien besser geeignet? Braucht mein Baby jetzt zusätzlich Getränke? Diese und viele andere Fragen stellen sich die meisten Eltern zu Beginn der Beikostzeit.

Üblicherweise wird bei uns – nach der Heranführung mit einem einfachen Gemüsebrei – mit einem Gemüse-Kartoffel-Fleisch-Brei begonnen. Dieser Brei enthält

besonders viel Eisen und Zink. Eisen ist ein Nährstoff, den die Säuglinge spätestens nach den ersten 6 Monaten für Wachstum und Entwicklung in größeren Mengen brauchen.

Einen Monat später wird eine zweite Milchmahlzeit durch einen Milch-Getreide-Brei ersetzt. Er liefert wertvolles Eiweiß und Kalzium. Dies ist für die Entwicklung von Zähnen und Knochen wichtig.

Als dritter Brei folgt ein Getreide-Obst-

Brei, der vor allem die Versorgung mit Vitaminen und Ballaststoffen ergänzt. Dieser Getreidebrei ist im Gegensatz zum Fleisch- und Milchbrei arm an Eiweiß. Eiweiß ist zwar wichtig für das Wachstum. Zuviel davon belastet aber Babys Nieren zusätzlich. Derzeit wird zudem diskutiert, ob eine hohe Eiweißzufuhr die Entwicklung von Übergewicht im späteren Kindesalter begünstigt (siehe Seite 190).

So ersetzen Sie Monat für Monat eine Milchmahlzeit durch einen Brei. Die restlichen Mahlzeiten am Tag geben Sie wie gewohnt als Muttermilch oder Fertigmilch.

Für die Versorgung mit Nährstoffen ist es nicht wichtig, zu welcher Tageszeit Sie welchen Brei füttern. Allerdings hat es sich praktisch bewährt, den ersten Brei (Gemüse-Kartoffel-Fleisch-Brei) gegen Mittag zu geben, wenn das Baby keinen so großen Hunger hat wie morgens nach der Nachtruhe, aber auch noch nicht so müde ist wie gegen Abend. Den zweiten Brei (Milch-Getreide-Brei) geben die meisten Eltern abends, in der Hoffnung, dass ihr Baby dann besser durchschläft (siehe Seite 129). Aber auch eine andere Reihenfolge am Tag ist möglich.

Wussten Sie, dass sich die Reihenfolge der Einführung der Breie kulturell unterschiedlich entwickelt hat? Während in den deutschsprachigen Regionen als erstes fleischhaltige Breie eingeführt werden,

> **3 Breitypen – 3 Nährstoffprofile**
>
> Jeder Mahlzeitentyp hat sein eigenes Nährstoffprofil. Zusammen ergänzen sich diese drei unterschiedlichen Breimahlzeiten mit den verbliebenen Milchmahlzeiten – Muttermilch oder Fertigmilch – wie in einem Baukastensystem zu einer empfehlungsgerechten Zufuhr an Energie und Nährstoffen.

sind es in Skandinavien oder Großbritannien mit Eisen angereicherte Getreide-Breie. Der Hintergrund ist der Gleiche. Gesunde Babys werden mit einem vollen Eisenspeicher geboren. Eisen spielt eine wichtige Rolle für das Wachstum und die Gehirnentwicklung. Muttermilch enthält zwar gut verfügbares, aber nur wenig Eisen. In den ersten 4 bis 6 Monaten wird der Eisenspeicher nach und nach abgebaut. Babys Bedarf an Eisen steigt aber durch das schnelle Wachstum weiter an. Mit der Einführung geeigneter Beikost wird versucht, die Lücke in der Eisenversorgung durch herkömmliche Lebensmittel zu schließen. Fleisch ist reich an Eisen und dieses für den menschlichen Körper gut verfügbar. Aus pflanzlichen Lebensmitteln kann der menschliche Körper das Eisen nicht so gut verwerten, daher werden die Getreidebreie in anderen Ländern zumeist mit Eisen angereichert.

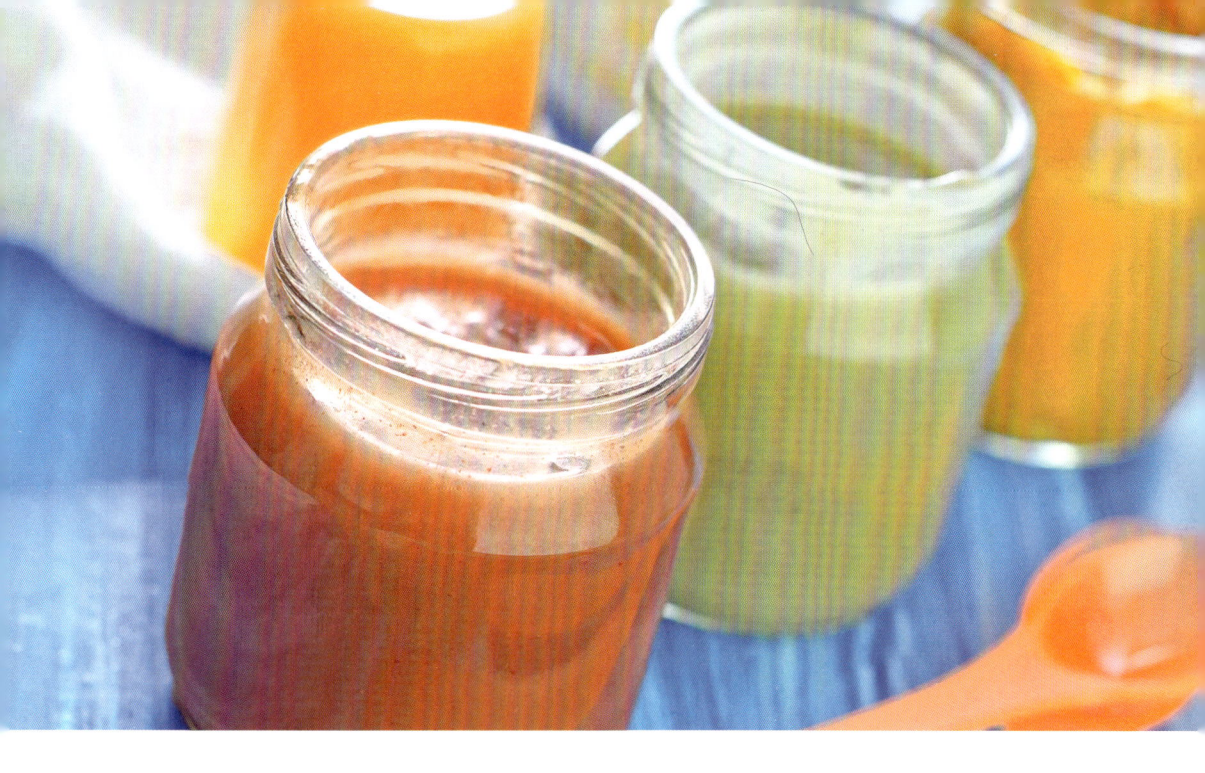

Was darf es sein? Selbst kochen oder fertig kaufen?

Möchten Sie den Brei für Ihr Baby selbst kochen oder sich auf Fertigprodukte verlassen? Sie entscheiden selbst, welche Breiart Sie für Ihr Baby verwenden möchten. Sowohl selbst gekochte als auch industriell hergestellte Breie haben ihre Vorzüge. Grundsätzlich ist es nicht schwer, die verschiedenen Breie selbst zu kochen. Aber auch im Angebot der Fertigprodukte finden Sie alles, was Ihr Baby essen kann und braucht.

Beikost-Fertigprodukte

Industriell hergestellte Breiprodukte unterliegen der Diätverordnung. Daher gelten höhere gesetzliche Qualitätsansprüche als für andere Lebensmittel. Das gilt besonders im Hinblick auf den Gehalt an Rückständen und Schadstoffen wie Pflanzenschutzmittel, Schwermetalle oder Nitrat. Aber auch die Mindestgehalte von Fett und Eiweiß sowie Grenzwerte für den

Salzgehalt sind gesetzlich festgeschrieben. Zudem werden die Produkte nach hohen hygienischen Standards hergestellt.

Die Verwendung von Fertigprodukten spart Ihnen Zeit und Arbeit. Zudem sind die Produkte praktisch für unterwegs. Und auch die unkomplizierte Lagerung bei Raumtemperatur sowie die Lagerdauer von etwa einem Jahr sind ein möglicher Pluspunkt für Fertigprodukte.

Ein Nachteil von Fertigprodukten ist der erheblich höhere Preis. Die Selbstzubereitung von Breien ist in der Regel billiger als fertige Gläschen oder Pulver. Außerdem enthalten manche Produkte überflüssige Zutaten wie Salz, Gewürze oder Aromen. Gerade Milch-Getreidebreie sind meist stark gesüßt.

Viele Hersteller werben damit, dass ihre Produkte mit Nährstoffen angereichert sind. Bei der Selbstzubereitung der Beikost nach den Rezepten des Ernährungsplans bekommt Ihr Baby aber auch ohne Anreicherung alle Nährstoffe, die es braucht. Denn die Zutaten der Breimahlzeiten enthalten natürlicherweise viele Nährstoffe. Eine zusätzliche Anreicherung bietet mit Ausnahme von Jod daher keinen zusätzlichen Vorteil.

Selbst gekochte Breie

Zwar unterliegen übliche Lebensmittel hinsichtlich der Schadstoffgehalte nicht so strengen Regelungen wie Beikost-Fertigprodukte. Trotzdem sind auch übliche Lebensmittel ausreichend sicher und für die Zubereitung von Beikost im Haushalt geeignet. Der kleinste Teil der Schadstoffe, mit denen Ihr Baby in Kontakt kommt, stammt aus Lebensmitteln. Mehr Schadstoffe nimmt es über die Luft auf.

Bei der Selbstzubereitung können Sie die Geschmacksvielfalt von Obst und Gemüse nutzen. Abhängig von Herkunft, Sorte, Erntezeitpunkt oder Zubereitungsart gibt es auch innerhalb einer Gemüseart geschmackliche Unterschiede. Fertige Breie aus dem Gläschen werden dagegen lange erhitzt. Dadurch bekommen Sie einen charakteristischen Geschmack und schme-

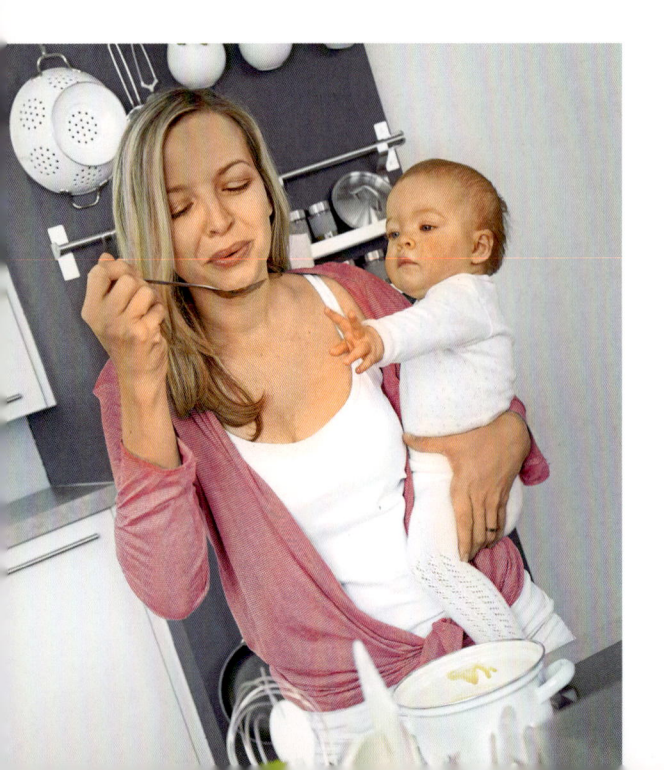

cken nicht so frisch wie ein selbst gekochter Gemüsebrei. Auch Trockenprodukte wie Milchbreie schmecken standardisiert. Durch die Verwendung von regionalem und saisonalem Obst und Gemüse (siehe Saisonkalender, Seite 262 ff.) schonen Sie zudem die Umwelt und sparen Geld.

Bei der Selbstzubereitung der Breie können Sie über die Zusammensetzung selbst entscheiden. Auf Salz, Zucker und Gewürze können Sie bewusst verzichten. Auch wenn Sie noch wenig Erfahrung mit dem Kochen haben, werden sie schnell Routine bei der Breizubereitung bekommen. Die Rezepte für die verschiedenen Breie (siehe Seite 221 ff.) sind schnell und einfach zuzubereiten.

Natürlich können Sie auch selbst gekochte Breie gut mit Fertigprodukten kombinieren. So können Sie zum Beispiel Fleischgläschen mit frischen Zutaten, wie zum Beispiel Gemüse und Kartoffeln, kombinieren. Aber auch Fertigprodukte werden durch den Zusatz von Öl oder Vitamin-C-reichem Saft noch etwas aufgewertet.

Fazit

Wägen Sie die Vor- und Nachteile der Fertigbreie und selbstgekochter Breie ab und entscheiden Sie selbst, welches Verfahren für Sie und Ihr Baby das Beste ist. In Deutschland bekommen die meisten Babys sowohl Fertigprodukte als auch selbst hergestellte Breie in Kombination.

Ausreichende Jodversorgung

Für Babys, die ausschließlich selbst hergestellte Beikost erhalten, kann die Versorgung mit dem Mineralstoff Jod knapp werden. Jod ist besonders für die Gehirnentwicklung essenziell. Um die Jodversorgung dieser Babys zu verbessern, wird empfohlen, mehrmals pro Woche einen jodangereicherten Fertigmilchbrei zu verwenden. Alternativ kann nach Absprache mit Ihrem Kinderarzt eine halbe Jodtablette (50 μg pro Tag) für Ihr Baby sinnvoll sein (siehe Seite 169).

Der richtige Umgang mit Fertigprodukten

In Deutschland wird ein großes Sortiment an Fertigprodukten für Babys angeboten. Mehr als 1100 Beikostprodukte sind derzeit im Handel verfügbar. Von Gemüse über Obst bis hin zu Getränken und Desserts ist alles dabei. Die Auswahl geeigneter Produkte ist daher für Sie als Eltern nicht immer leicht. Orientieren Sie sich dabei an den entsprechenden Rezepten für die Selbstzubereitung der Beikost (siehe Seite 102 ff.). Dabei hilft Ihnen die Zutatenliste, die auf der Verpackung eines jeden Produkts abgedruckt ist. Hier finden Sie

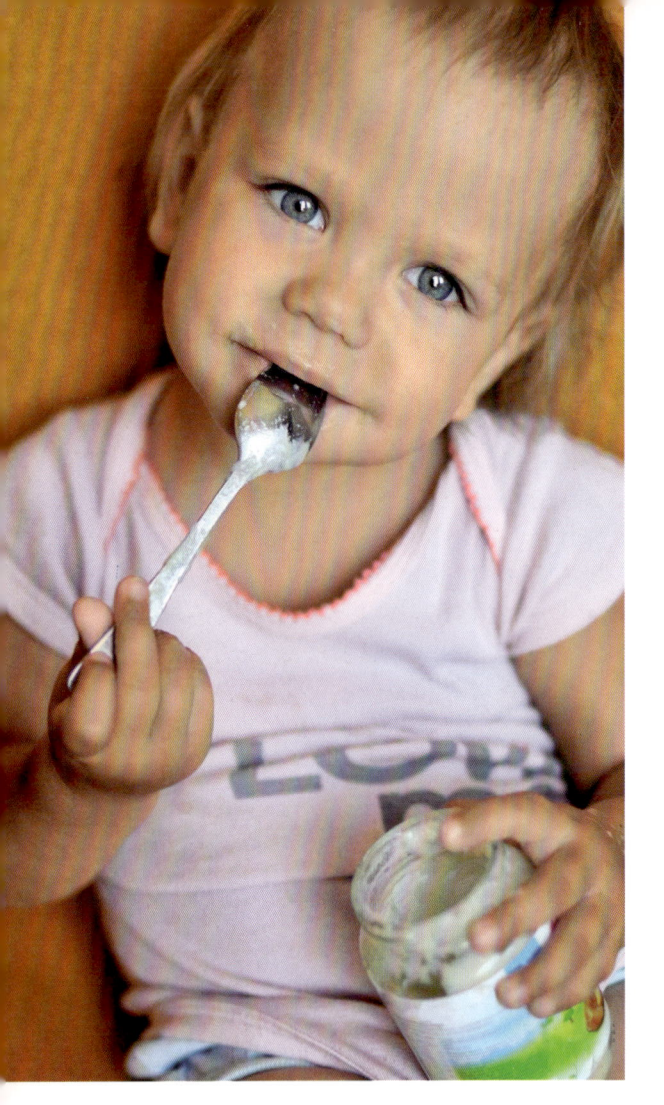

Eine weitere Informationsmöglichkeit bietet das Internet. Dort stellt das Forschungsinstitut für Kinderernährung in Gemeinschaft mit dem Hessischen Ministerium für Umwelt, Energie, Landwirtschaft und Verbraucherschutz mit dem Landesbetrieb Hessisches Landeslabor eine Datenbank bereit, die Beikostprodukte und deren Zusammensetzung auflistet. Außerdem werden Empfehlungen für die Verwendung im Rahmen des Ernährungsplans gegeben (www.verbraucherfenster.hessen.de). Dieses Portal bietet Ihnen eine gute Möglichkeit, sich vor dem Einkauf über geeignete Produkte zu informieren, und erleichtert Ihnen die Auswahl.

Wussten Sie, dass die gesetzlichen Richtlinien für die Breie eine EU-weite Gültigkeit haben? Auch spezielle Produkte für Kleinkinder fallen unter diese Richtlinie. So können Sie auch bei einem Urlaub im EU-Ausland sicher sein, dass die vor Ort gekauften Produkte von hoher Qualität sind und die Mitnahme der Produkte von Zuhause nicht notwendig ist.

die Zutaten in der Reihenfolge ihres Mengenanteils im fertigen Produkt. Das heißt, je weiter vorn eine Zutat steht, umso größer ist ihr Anteil am Gesamtprodukt. Insbesondere Salz oder verschiedene Zuckerarten (siehe Seite 111 f.) sollten – wenn überhaupt – möglichst weit hinten in der Zutatenliste stehen.

Die Auswahl von Fertigprodukten

• Richten Sie sich bei der Auswahl der Beikostprodukte nicht nach den Altersangaben auf dem Etikett. Verwenden Sie die Breie, wie sie im Schema des Ernährungsplans für das 1. Lebensjahr vorkommen.

Ihr Baby sollte vor dem Beginn des 5. Lebensmonats keine Breie bekommen.

• Verwenden Sie Produkte mit nur wenigen Zutaten, deren Zusammensetzung in etwa den Rezepten für die Selbstzubereitung entspricht. Produkte mit einer niedrigen Altersangabe sind meist einfacher zusammengesetzt als Produkte für ältere Babys.

• Babynahrung sollte möglichst wenig Zucker enthalten. Oft verbirgt sich Zucker in der Zutatenliste hinter Begriffen wie Saccharose (Haushaltszucker), Glucose (Traubenzucker) oder Glucosesirup, Fructose (Fruchtzucker) oder Maltose (Malzzucker). Auch Süßungsmittel wie Honig, Fruchtdicksäfte oder Ahornsirup zählen dazu.

• Salz, Gewürze und Aromastoffe wie Vanillin sind für Babynahrung überflüssig. Babys sollen die ursprüngliche geschmackliche Eigenart der Breie kennenlernen. Für uns Erwachsene schmecken Breie oft fade. Verzichten Sie trotzdem darauf, Breie zu Hause z. B. mit Salz nachzuwürzen. Babys haben noch einen besseren Geschmackssinn als Erwachsene.

• Gemüse-Kartoffel-Fleisch-Gläschen enthalten eher wenig Fett, denn die gesetzlichen Richtlinien schreiben einen Höchstwert für Fett vor. Sehr fettarme Produkte (weniger als 4–5 g Fett pro Gläschen) können Sie mit einem Teelöffel Rapsöl anreichern.

Zutatenlisten von einfach und komplex zusammengesetzten Fertigprodukten am Beispiel von Gemüse-Kartoffel-Fleisch-Breien

Einfache Zusammensetzung	Komplexe Zusammensetzung
Karotten-Kartoffel-Rindfleisch (nach dem 4. Monat)	Gemüse-Nudeln mit Schinken (ab 6. Monat)
• Karotten	• Karotten, Tomatenmark, Erbsen, Mais
• Kartoffeln	• Nudeln (gekocht), Hartweizengrieß
• Wasser	• Hinter- und Vorderschinken
• Rindfleisch	• Pflanzenöl
• Rapsöl	• Wasser, Speisesalz, Petersilie
Kommentar: Ggf. etwas Öl und Vitamin-C-reichen Saft ergänzen	Kommentar: Salz überflüssig; Angaben zur Art des Speiseöls fehlen; ggf. etwas Öl und Vitamin-C-reichen Saft ergänzen; große Gemüsevielfalt innerhalb eines Menüs nicht notwendig

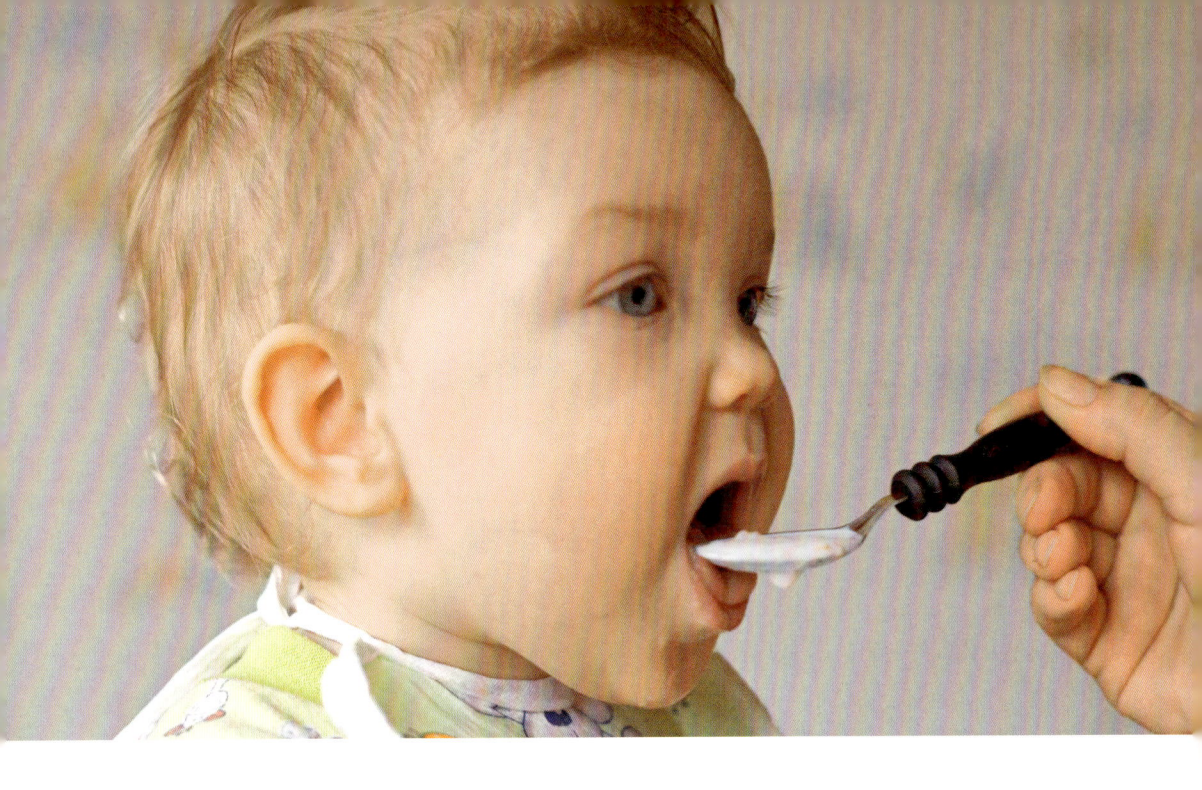

An den Löffel, fertig los –
Der Beginn der Löffelfütterung

Für ein Baby ist es gar nicht so einfach, vom Löffel essen zu lernen. Hierzu sind ganz andere Bewegungsabläufe mit der Zunge und den Lippen notwendig als zum Saugen. Lassen Sie sich deshalb nicht verunsichern, wenn Ihr Baby den Brei anfangs mit der Zunge nach vorne aus dem Mund herausschiebt. Dieses ist kein Zeichen, dass Ihr Baby den Brei nicht mag, sondern dass es noch nicht gelernt hat, den Brei herunterzuschlucken.

Für den Breistart sollte Ihr Baby gesund und fit sein. Wenn Ihr Kind gerade eine Erkältung hat, sollten Sie nicht mit Breien starten. Kann Ihr Baby nicht durch die Nase atmen, fällt ihm das Essen vom Löffel schwer. Zudem sind Riechen und Schmecken miteinander verbunden. Nur die Grundgeschmäcker wie süß, salzig, sauer und bitter findet auf der Zunge statt. Aromen nehmen wir dagegen im Wesentlichen über die Nase wahr. Wenn Ihr Baby erkältet ist, wird es den natürlichen Geschmack der Lebensmittel auch nicht genießen können.

Auch wenn Ihr Baby gerade dabei ist, einen anderen Entwicklungsschritt zu gehen – zum Beispiel lernt, über den Boden zu robben, oder wenn ein Zähnchen durchbricht – kann es sein, dass es den Kopf für den Brei nicht frei hat. Warten Sie dann einfach noch einige Tage.

Suchen Sie sich für den Breistart eine Woche aus, in der es ruhig bei Ihnen zugeht, und eine Tageszeit, zu der Ihr Baby nicht ganz so hungrig ist. So kann es sich in Ruhe auf das neue Abenteuer einlassen. Nehmen Sie für den ersten Brei einen speziellen flachen Plastiklöffel mit einem weichen Rand. Dieser ist wärmer als ein Metalllöffel und fühlt sich im Mund weicher an. Erwarten Sie nicht sofort große Begeisterung, wenn Sie Ihr Baby mit seinem ersten Brei füttern. Die ungewohnte Konsistenz, der Geschmack und auch das neue Esswerkzeug müssen erst erkundet werden. Und das braucht seine Zeit. Erfahrungsgemäß wird Ihr Baby bei seiner ersten Breimahlzeit nur wenige Löffel essen. Stillen Sie es anschließend oder geben Sie ihm die Flasche, damit es satt wird. Sind die ersten Schwierigkeiten mit der Löffelfütterung überwunden, wird es von Tag zu Tag immer mehr essen, bis Sie eine erste Milchmahlzeit komplett durch den Brei ersetzen können.

> **Wichtig!**
>
> Manchmal dauert es einige Zeit, bis Ihr Baby seine erste vollständige Mahlzeit problemlos vom Löffel isst. Während einige Babys bereits nach wenigen Tagen eine vollständige Mahlzeit verputzen, brauchen andere dafür mehrere Wochen. Dabei hat auch hier jedes Baby sein eigenes Tempo. Passen Sie sich der Geschwindigkeit Ihres Babys an.

Der erste Brei wird nicht komplett, sondern schrittweise eingeführt. Gewöhnen Sie Ihr Baby zunächst an eine Zutat. Üblicherweise bekommen Babys bei uns in Deutschland als erste Beikost Gemüse. Bewährt hat sich hier Karottenpüree. Karotten sind leicht süßlich und kommen damit Babys Vorliebe für süßen Geschmack entgegen. Aus diesem Grund werden sie von den meisten Babys gut akzeptiert und vertragen. Zudem sind Karotten das ganze Jahr über im Handel erhältlich und preiswert. Für den Breistart eignen sich aber auch andere gut verträgliche Gemüsesorten.

Wenn die ersten Schwierigkeiten mit der Löffelfütterung überwunden sind, steigert sich die Menge, die Ihr Baby isst, Löffel für Löffel. Hat es etwa die Hälfte der empfohlenen Menge erreicht, können Sie die Karotten mit Kartoffeln und etwas Öl ergänzen. Nach zwei bis drei Tagen können Sie dann zu einem vollständigen Gemüse-Kartoffel-Fleisch-Brei übergehen.

Wussten Sie, dass gekochte Karotten nur selten Allergien auslösen? Meist tritt eine Karottenallergie im Zusammenhang mit dem Sellerie-Beifuß-Birkenpollensyndrom auf. Sensibilisierungen gegen Birke oder Kräuter kommen aber im Säuglingsalter sehr selten vor. Zudem wird durch das Erhitzen der Karotte die Allergenität vermindert.

Es wird heute empfohlen, neue Lebensmittel einzeln und im Abstand von 2–3 Tagen einzuführen. So können Sie erkennen, ob Ihr Baby auf das Lebensmittel mit Unverträglichkeiten reagiert und ggf. darauf zunächst verzichten.

Für den Anfang kann es praktisch sein, wenn Sie Gemüse aus dem Gläschen verwenden. Ihr Baby isst in den ersten Tagen nur geringe Mengen vom Löffel und der Aufwand für das Kochen der kleinen Mengen frischen Gemüsebreis ist vergleichsweise hoch. Im Handel sind zurzeit Karotten, Kürbis oder Pastinaken als reine Gemüsegläschen, die sogenannten Monoprodukte für Babys nach dem 4. Monat, erhältlich. Alle anderen Gemüsezubereitungen enthalten zusätzliche Zutaten wie Kartoffeln oder Reismehl.

So gelingt der Breistart

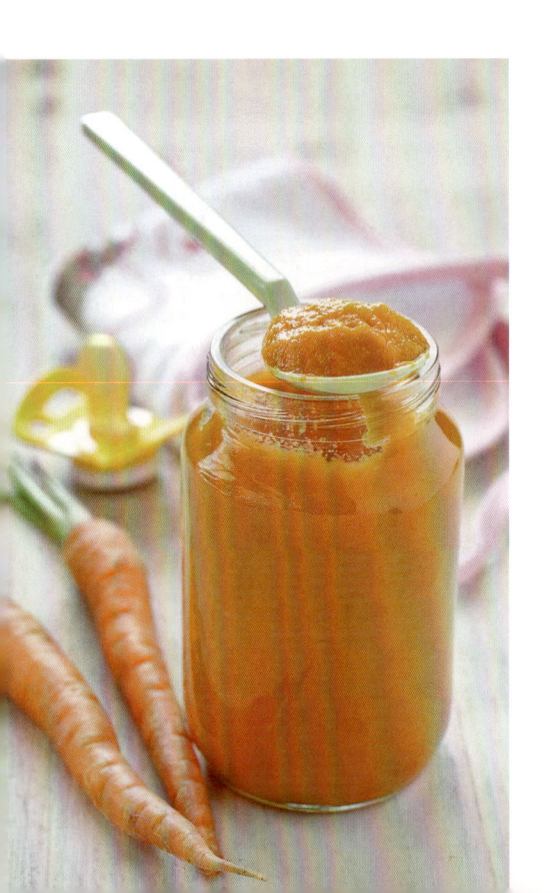

- Lassen Sie sich nicht gleich verunsichern, wenn es mit dem Breiessen nicht auf Anhieb klappt. Gönnen Sie sich und Ihrem Baby die Zeit, die es braucht, um sich an die neue Esstechnik zu gewöhnen.
- Von Anfang an soll Essen Spaß machen. Üben Sie daher keinen Druck auf Ihr Baby aus.
- Babys stellen sich zu Beginn der Beikostfütterung oft etwas ungeschickt an. Ihr Mund ist dann sehr verschmiert oder sie greifen mit den Händen nach dem Löffel und verteilen den Brei auf ihrer Kleidung und dem Stühlchen. Geben Sie den Brei

daher in einer Umgebung, die sich leicht reinigen lässt, falls etwas Brei herunterfallen sollte. Schützen Sie Kleidung und Boden vor herunterfallenden Breiresten. So ist im Anschluss alles blitzschnell wieder sauber. Übrigens: Karottenflecken, die beim Waschen nicht herausgehen, lassen sich leicht entfernen, indem Sie das Kleidungstück eine Weile in die Sonne legen. Im Winter funktioniert das allerdings nicht so gut.

• Halten Sie Ihr Baby beim Füttern so, dass Köpfchen und Hals aufrecht sind und es Ihnen in die Augen schauen kann.

• Reden Sie mit Ihrem Baby ganz ruhig während des Essens und konzentrieren Sie sich ganz auf die Mahlzeit. Ablenkungen führen nur dazu, dass Ihr Baby unruhig wird.

• Lassen Sie Ihr Baby die Geschwindigkeit bestimmen, mit der es essen möchte. Warten Sie, bis Ihr Baby freiwillig den Mund öffnet. Um es auf den Geschmack zu bringen, berühren Sie leicht die Lippen mit dem Löffel.

• Wählen Sie für den Start einen Plastiklöffel und halten Sie einen zweiten Löffel parat für den Fall, dass Ihr Baby nach dem Löffel greift und ihn nicht wieder hergibt.

• Nutzen Sie zum Probieren des Breis einen eigenen Löffel. So werden Bakterien aus Ihrem Mund nicht von Ihnen auf Ihr Baby übertragen (siehe Seite 178).

• Führen Sie neue Lebensmittel im Abstand von zwei bis drei Tagen ein, um Unverträglichkeitsreaktionen erkennen zu können.

• Drängen Sie Ihr Baby nicht zum Essen. Wenn es ein Lebensmittel nicht mag, probieren Sie es später erneut.

• Lassen Sie Ihr Baby selbst entscheiden, wie viel es vom angebotenen Brei essen möchte. Babys haben noch einen gut ausgeprägten Hunger-Sättigungs-Mechanismus und wissen genau, welche Menge ihnen guttut.

Der Gemüse-Kartoffel-Brei mit Fleisch, Fisch oder Getreide

Als erster Brei wird in Deutschland standardmäßig der eisen- und zinkreiche Gemüse-Kartoffel-Fleisch-Brei meist mittags eingeführt. Er wird Lebensmittel für Lebensmittel eingeführt und besteht aus sechs einfachen Zutaten: Gemüse, ein Kohlehydratlieferant, Fleisch (oder Fisch), Öl, etwas Saft und Wasser.

Gemüse

Als Gemüse können Sie nährstoffreiche, gut verträgliche Sorten verwenden. Hierzu zahlen unter anderem Kurbis, Brokkoli, Fenchel, Zucchini, Blumenkohl, Erbsen, Steckrüben oder Pastinake (siehe Saisonkalender Seite 262). Sie lassen sich auch

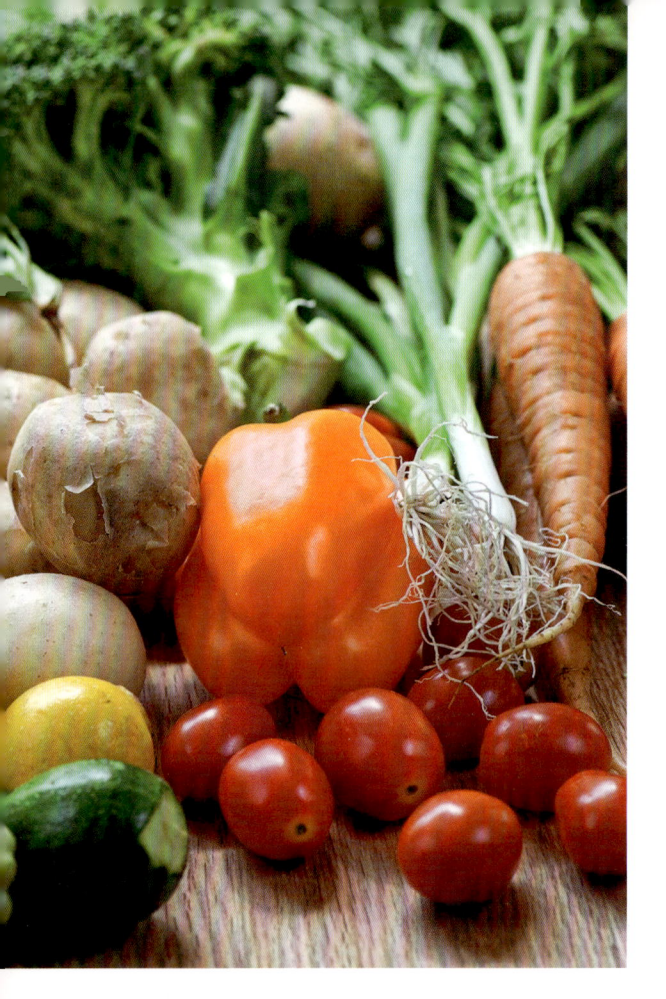

Lagerbedingungen der Gemüsearten zu Hause. Am besten lagern Sie Gemüse trocken und in einem kühlen Raum. Manche Gemüse können Sie im Gemüsefach des Kühlschranks (unterstes Fach) aufbewahren.

Damit bei der Zubereitung so wenig Nährstoffe wie möglich verloren gehen, waschen Sie das Gemüse am besten erst, bevor Sie es putzen und zerkleinern. Wenn Sie geschnittenes Gemüse waschen, gehen Vitamine und Mineralstoffe über die Schnittflächen ins Wasser über. Nehmen Sie zum Garen nur wenig Wasser. Auch im Kochwasser lösen sich Nährstoffe. Wenn Sie davon etwas wegschütten müssen, weil der Brei sonst zu flüssig wird, gehen sie verloren. Das Gemüse darf ruhig noch bissfest sein. Zum Pürieren können Sie das Kochwasser verwenden.

Besonders zu Beginn der Breifütterung ist es nicht notwendig, die Gemüsesorte häufig zu wechseln. Ihr Baby ist dann noch mit dem Erlernen der Esstechnik beschäftigt. Zu viel Neues kann es dann leicht überfordern.

Ist die Esstechnik kein Problem mehr, können Sie den Speiseplan abwechslungsreicher gestalten. Früher wurde unter anderem aus Angst vor Allergien empfohlen, möglichst lange nur bei einer Gemüsesorte zu bleiben. Heute weiß man, dass diese Sorge unbegründet war. Im Gegenteil: Für die Entwicklung des Geschmacks ist es

gut pürieren. Wählen Sie einfach für sich ein passendes Gemüse aus. Achten Sie beim Einkauf auf die Frische des Gemüses. Blätter und Blüten sollten frisch, elastisch und von kräftiger Farbe sein, zum Beispiel bei Brokkoli oder Spinat. Die Schnittflächen am Strunk sollten hell und feucht sein. Wurzel- oder Stängelgemüse, wie Karotten oder Fenchel, sind knackig. Je frischer das Gemüse, desto vitaminreicher ist es. Achten Sie auch auf die richtigen

wichtig, Ihrem Baby verschiedene Gemüsesorten anzubieten.

Einige Gemüsesorten wie zum Beispiel Spinat, Mangold oder Kohlrabi haben einen hohen Nitratgehalt. Diese Sorten sollten Sie daher nicht für den Breistart auswählen. Nitrat ist eine Stickstoffverbindung, die alle Pflanzen zum Wachsen benötigen. Nitrat als solches ist eigentlich unbedenklich für Babys. Aber durch die Verarbeitung der Lebensmittel, zum Beispiel beim Warmhalten des Breis, oder im Magen des Babys, kann Nitrat in Nitrit umgewandelt werden. Nitrit kann in hohen Mengen den Sauerstofftransport im Blut behindern. Im ersten Lebenshalbjahr sollten diese Gemüse daher möglichst nicht eingesetzt werden. Danach entwickelt Ihr Baby einen Mechanismus, die mögliche Verbindung zwischen Nitrit und den roten Blutkörperchen zu verhindern. Auch die gesteigerte

Magensäureproduktion im zweiten Lebenshalbjahr reduziert eine Umwandlung von Nitrat in Nitrit. Dann können Sie auch nitratreiche Gemüsesorten völlig unbedenklich für Babys Brei verwenden.

Anstelle von frischem Gemüse können Sie auch Tiefkühl-Gemüse für den Brei verwenden. Da es direkt nach der Ernte verarbeitet und dann schockgefroren wird, bleiben insbesondere Vitamine besonders gut erhalten, auch über eine längere Lagerdauer. Auch die Zeit für das Putzen des Gemüses können Sie dann einsparen. Achten Sie beim Einkauf von Tiefkühl-Gemüse darauf, dass das Gemüse keine Zusätze von Gewürzen, Sahne, Butter und ähnlichen Zutaten enthält. Für die Zubereitung der Breie ist das pure Gemüse völlig ausreichend. Alternativ können Sie auch selbst eingefrorenes Gemüse, zum Beispiel aus dem eigenen Garten, oder fertige Gemüse-Gläschen für Babys, eventuell schon gemischt mit Kartoffeln, verwenden.

Kohlehydrate

Als sogenannte stärkereiche »Beilage« können Sie für die Zubereitung des Gemüse-Kartoffel-Fleisch-Breis wahlweise Kartoffeln, Nudeln oder Reis sowie andere Getreide einsetzen. Für die Breiherstellung sind alle Kartoffelsorten geeignet. Mehligkochende Kartoffeln lassen sich besonders gut pürieren. Grüne Stellen an den Kartoffeln sollten Sie großzügig entfernen.

Verwenden Sie keine Kartoffeln für die Breizubereitung, die bereits auskeimen. An diesen Stellen können größere Mengen des Schadstoffs Solanin enthalten sein, der sich in der Kartoffel an grünen Stellen und an den Keimen bildet.

Alternativ können Sie statt Kartoffeln aber auch (Vollkorn-)Nudeln oder Reis einsetzen. Diese lassen sich aber nicht ganz so fein pürieren wie Kartoffeln.

Fleisch

Als Fleisch eignen sich magere Teilstücke. Rindfleisch enthält besonders viel gut verfügbares Eisen und Zink. Aber auch Kalb, Schwein, Lamm oder Geflügel sind geeignet. Verwenden Sie Fleisch natur und keine gepökelten oder geräucherten Stücke. Gut geeignet sind Gehacktes, Filet, Brust oder Schnitzel. Fragen Sie bei Ihrem Metzger oder im Fleischfachgeschäft, ob dort frisches mageres Fleisch durch den Fleischwolf gedreht werden kann. Das so zerkleinerte Fleisch ist sehr schnell gar und lässt sich gut pürieren. Durchgedrehtes Fleisch sollten Sie aber möglichst noch am gleichen Tag verarbeiten und gut durchgaren. Größere Mengen können Sie auch roh oder gegart portionsweise zum Beispiel in Eiswürfelbehälter einfrieren. So lassen sie sich beim Ausfrieren gut portionieren. Bei -18 °C können Sie es 2 bis 3 Monate aufbewahren.

> **Wichtig!**
>
> Um die Eisenspeicher Ihres Babys langsam aufzufüllen, wird empfohlen, 5-mal pro Woche einen fleischhaltigen Brei zu geben.

Das gilt besonders, wenn Sie fertige Breie aus dem Gläschen geben, die Fleischgehalte in Fertigprodukten sind niedriger als im Rezept für die Selbstzubereitung. Eine deutsche Studie konnte zeigen, dass 5 Fleischbreie in der Woche für eine gute Eisenversorgung ausreichend sind. Lediglich sehr lange voll gestillte Babys profitieren bei der Eisenversorgung von der höheren Fleischmenge.

Fisch

Anstelle von Fleisch können Sie gelegentlich auch ein Stück Fisch verwenden. Fisch enthält ebenfalls gut verfügbares Eisen, aber auch Jod. Gut geeignet ist Hochseefisch, zum Beispiel Lachs, durch den hohen Gehalt an Omega-3-Fettsäuren. Aber auch Magerfische wie Kabeljau oder Seelachs können Sie verwenden. Fisch können Sie frisch oder als Tiefkühlware einkaufen. Tiefkühlfisch hat den Vorteil, dass er frischer ist als frisch angebotener Fisch im Handel. Filetstücke sind besonders grätenarm. Achten Sie bei der Zubereitung darauf, dass Sie keine Gräten übersehen. Als Alternative bieten sich fertige Gemüse-Kartoffel-Fisch-Gläschen an. Inzwischen gibt es auch hier ein breiteres Angebot.

Lange Zeit galt Fisch als stark allergenes Lebensmittel und wurde in der Babyernährung in Deutschland nicht empfohlen. Immer mehr Studien können aber zeigen, dass die Gabe von Fisch im Babyalter sogar Allergien vermindern kann (siehe Seite 16). Allerdings lässt sich derzeit noch nicht genau sagen, wie häufig Fisch zur Allergievorbeugung gefüttert werden soll. Hier variieren die Studienergebnisse zwischen 1 bis 2 Mal pro Woche und 2 bis 3 Mal pro Monat. Öfter sollte er nicht gegeben werden, sonst bleibt nicht genug Raum für die Gemüse-Kartoffel-Fleisch-Breie. Probieren Sie aus, wie häufig sich Fisch in Ihren Wochenplan fügt.

Öl

Fette dienen in den Breien dazu, den Babys Energie zuzuführen. Zudem hilft der Fettzusatz, die fettlöslichen Vitamine aus dem Brei besser aufzunehmen. Als Fettzusatz für den Brei ist Öl, ganz besonders Rapsöl wegen seiner ausgewogenen Zusammensetzung der Fettsäuren, empfehlenswert. Ansonsten können Sie Soja-, Sonnenblumen- oder auch Maiskeimöl verwenden. Geeignet sind sowohl raffinierte als auch kaltgepresste Öle.

Saft

Ergänzen Sie den Brei mit einem Vitamin-C-reichen Obstsaft, zum Beispiel Orangensaft, oder einem mit Vitamin C angereicherten Saft, da Vitamin C die Aufnahme von Eisen verbessert (siehe Seite 172). Ver-

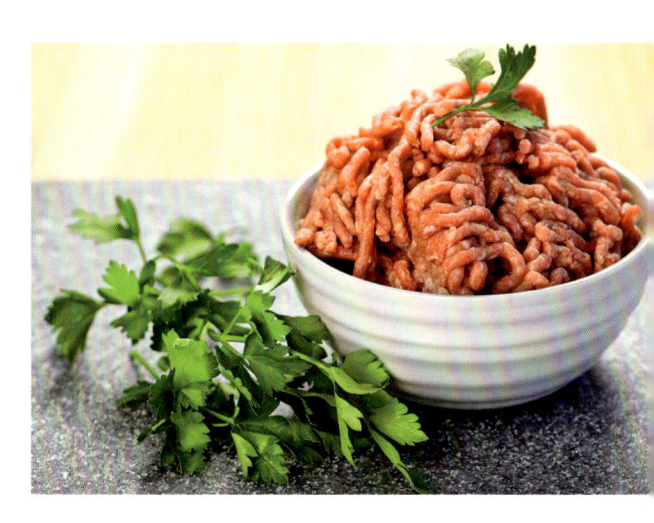

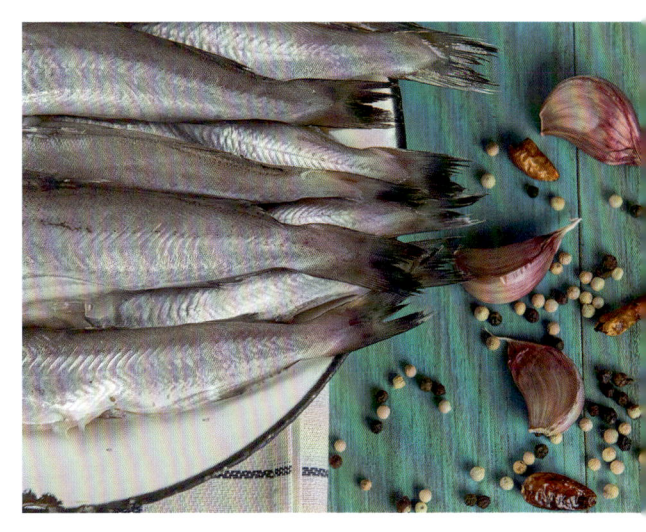

wenden Sie für den Brei nur 100-prozentigen Fruchtsaft (siehe Seite 153). Fruchtnektare oder Fruchtsaftgetränke sind für Babys Brei nicht geeignet. Vitamin-C-reicher Saft enthält etwa 20 bis 30 mg Vitamin C pro 100 ml Saft. Auf dem Etikett des Saftes unter der Nährwertzusammensetzung können Sie den Vitamin-C-Gehalt erkennen.

Wasser

Damit der Brei nicht zu fest wird und eine Konsistenz entsteht, die Ihnen und Ihrem Baby angenehm ist, muss je nach Gemüsesorte unterschiedlich viel Flüssigkeit – also Wasser – zugefügt werden. Probieren Sie aus, wie viel Wasser für die einzelnen Gemüsesorten notwendig ist.

Der Gemüse-Kartoffel-Getreide-Brei – eine vegetarische Alternative

Wenn Sie Ihr Baby lieber fleischlos ernähren möchten, ist besonderes Augenmerk auf die Versorgung mit Eisen zu legen (siehe Seite 172). Fleisch muss dann durch eine eisenreiche pflanzliche Alternative ersetzt werden. Zu den eisenreichen pflanzlichen Lebensmitteln gehören vor allem Vollkorngetreide, zum Beispiel Haferflocken. Den eisenreichen Gemüse-Kartoffel-Fleisch-Brei ersetzt daher im Rahmen einer vegetarischen Ernährung ein vegetarischer Gemüse-Kartoffel-Getreide-Brei. Allerdings ist Eisen aus pflanzlichen Lebensmitteln für den menschlichen Körper nicht so gut verfügbar. Um diese schlechtere Bioverfügbarkeit des Eisens etwas zu kompensieren, wird die Zugabe von Vitamin-C-reichen Lebensmitteln, zum Beispiel Saft, empfohlen. Vitamin C erhöht die Verfügbarkeit von Eisen aus pflanzlichen Lebensmitteln. Achten Sie bitte darauf, dass im vegetarischen Brei keine Milch und Milchprodukte wie Sahne oder Käse enthalten sind. Diese vermindern die Eisenaufnahme zusätzlich.

Wenn Sie sich für eine fleischfreie Ernährung entscheiden, sprechen Sie mit Ihrem Kinderarzt, ob eine gelegentliche Kontrolle des Eisenstatus bei Ihrem Baby sinnvoll ist.

Bei den Mengenangaben in den Rezepten handelt es sich um Richtwerte, an denen Sie sich orientieren können. Je nach Bedarf Ihres Babys wird die tatsächliche Menge, die Ihr Baby isst, von Tag zu Tag, aber auch von Mahlzeit zu Mahlzeit variieren. Zu Beginn der Beikostzeit wird Ihr Baby vermutlich kleinere Mengen als im Rezept angegeben essen. Ist es etwas älter, werden die Mengen größer. Achten Sie auf die Sättigungssignale Ihres Babys. Es weiß sehr genau, welche Mengen für es gut sind. Kneift Ihr Baby die Lippen zusammen, schiebt es den Löffel mit der Hand weg oder dreht es den Kopf zur Seite, sind das Anzeichen dafür, dass es satt ist.

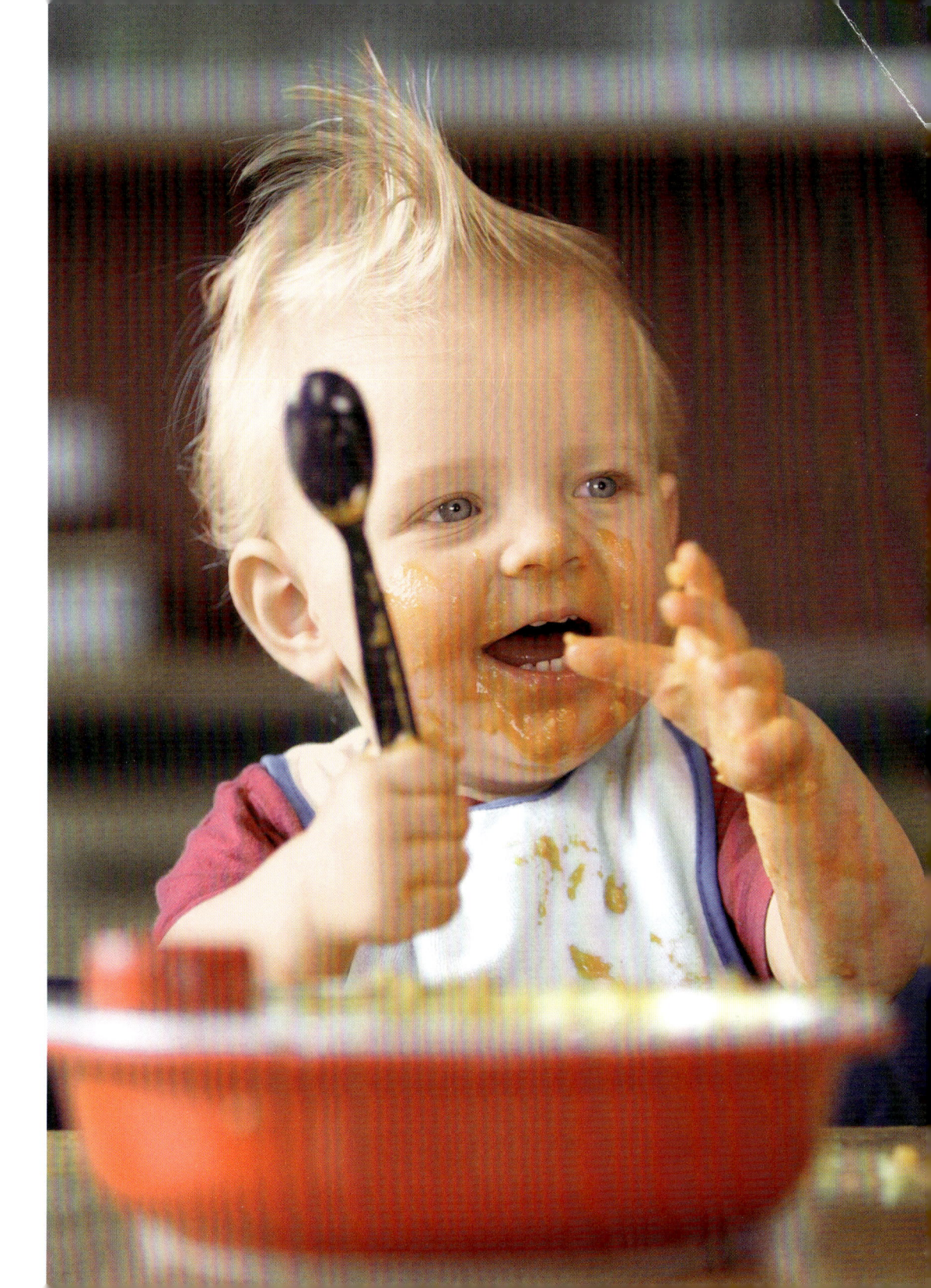

Rezept für den Gemüse-Kartoffel-Fleisch-Brei für verschiedene Altersstufen.
Bei den Mengen handelt es sich um geputzte Rohware.

4 bis 6 Monate	7 bis 9 Monate	10 bis 12 Monate	
90 g	100 g	100 g	Gemüse
40 g	50 g	60 g	Kartoffeln
15 g	17 g	20 g	Saft
20 g	30 g	30 g	Fleisch
8 g	8 g	10 g	Rapsöl
Nach Bedarf	Nach Bedarf	Nach Bedarf	Wasser

(Quelle: Forschungsinstitut für Kinderernährung Dortmund, 2012)

Rezept für den Gemüse-Kartoffel-Getreide-Brei für verschiedene Altersstufen.
Bei den Mengen handelt es sich um geputzte Rohware.

5 bis 7 Monate	8 bis 10 Monate	11 bis 12 Monate	
90 g	100 g	100 g	Gemüse
40 g	50 g	60 g	Kartoffeln
30 g	35 g	40 g	Saft
8 g	10 g	10 g	Haferflocken
8 g	8 g	10 g	Rapsöl
Nach Bedarf	Nach Bedarf	Nach Bedarf	Wasser

(Quelle: Forschungsinstitut für Kinderernährung Dortmund, 2012)

Zubereitung des Gemüse-Kartoffel-Breis mit Fleisch, Fisch oder Getreide

- Waschen Sie das Gemüse und die Kartoffeln gründlich ab. Putzen Sie das Gemüse und schneiden es in grobe Würfel. Schälen Sie die Kartoffeln und würfeln Sie diese ebenfalls.
- Schneiden Sie das Fleisch in kleine Würfel oder verwenden Sie Hackfleisch. Auch den Fisch können Sie in kleine Würfel schneiden. Achten Sie darauf, dass keine Gräten mehr enthalten sind.
- Garen Sie Gemüse, Kartoffeln und das Fleisch in wenig Wasser, bis es gar ist und die Kartoffeln und das Gemüse weich sind (ungefähr 10 Minuten). Die Kochzeiten variieren leicht je nach Gemüse- und Fleischsorte.
- Pürieren Sie den Brei und fügen Sie den Saft, das Öl und evtl. noch zusätzliches Wasser hinzu, bis der Brei so fest ist, dass er gut vom Löffel gefüttert werden kann.
- Für den vegetarischen Brei geben Sie zum Pürieren statt dem Fleisch die empfohlene Menge an Getreide dazu. Da das Getreide noch aufquillt, benötigen Sie dann etwas mehr Flüssigkeit (Saft und Wasser).

Selbstverständlich können Sie für die Zubereitung des Breis auch einen Dampfgarer verwenden.

Um Zeit und Arbeit zu sparen, können Sie mehrere Portionen des Gemüse-Kartoffel-Fleisch-Breis auf einmal kochen, rasch abkühlen lassen und gleich portionsweise in Gefrierdosen oder Gläschen, zum Beispiel vom Beginn der Beikostfütterung, einfrieren. Saft und Öl sollten Sie erst nach dem Auftauen zufügen.

Tiefgefrorener Brei ist bei -18° C etwa 3 Monate haltbar. Die Portion kann über Nacht im Kühlschrank aufgetaut und dann direkt vor dem Füttern aufgewärmt werden, zum Beispiel im Wasserbad oder in der Mikrowelle. Beim Erwärmen in der Mikrowelle entstehen sogenannte Wärmeinseln. Das bedeutet, dass der Brei sich von außen normal warm anfühlt, im Inneren aber sehr heiß ist. Um Verbrühungen zu verhindern, servieren Sie den Brei bitte gut durchgerührt und überprüfen Sie die Temperatur mit einem eigenen Löffel.

Im Kühlschrank ist vorgekochter Brei nur einen Tag haltbar. Verwenden Sie einmal aufgewärmte Breiportionen kein weiteres Mal. Im warmen Brei können sich Bakterien sehr schnell vermehren. Erwärmen Sie den Brei dann ein weiteres Mal, kann das zu einer Durchfallerkrankung bei Ihrem Baby führen.

Sie können die Zutaten des Breis, zum Beispiel Gemüse und Fleisch, aber auch separat in kleine Eiswürfelbehälter einfrieren. Kartoffeln hingegen lassen sich alleine nicht so gut einfrieren – sie schmecken dann nicht mehr so gut und bekommen eine schleimige Konsistenz.

Beachten Sie aber, dass Fleisch-Gläschen nicht nur das reine Fleisch, sondern auch andere Zutaten zum Binden, zum Beispiel Getreide oder Kartoffeln, enthalten. Das müssen Sie beim Portionieren berücksichtigen, sonst fällt die Fleischmenge zu gering aus. Ein Fleischgläschen reicht etwa für zwei Portionen Brei. Oder Sie kochen und pürieren frisches Fleisch, frieren es portionsweise zum Beispiel in Eiswürfelbehältern ein und fügen nach dem Auftauen einen Gemüse-Kartoffel-Brei aus dem Gläschen, Öl und etwas Saft zu. Probieren Sie aus, was für Sie am sinnvollsten erscheint.

> **Tipp**
>
> Sie können für den Brei auch Fertigprodukte und frische Zutaten kombinieren. Zum Beispiel verwenden Sie Fleisch-Gläschen für Babys und ergänzen diese durch frisch gekochtes Gemüse und Kartoffeln sowie Saft und Öl.

Der Umgang mit Gemüse-Kartoffel-Breien

Auch wenn Ihr Baby schon älter ist, sollten Sie auf eine sorgfältige Hygiene beim Umgang mit Breien achten:

• Waschen Sie sich vor der Zubereitung der Breie immer die Hände und achten Sie auf saubere Kochutensilien.

• Benutzen Sie für das Putzen und Zerkleinern von Gemüse und Fleisch zwei getrennte Schneidebrettchen und Messer, um mögliche Keime nicht von einem Lebensmittel auf ein anderes zu übertragen.

• Garen Sie Fleisch immer gut durch.

• Halten Sie fertigen Brei nicht längere Zeit warm, sondern füttern ihn sofort nach der Zubereitung.

• Besonders Brei mit Gemüse sollte nicht lange bei Zimmertemperatur stehen bleiben. Im Kühlschrank kann ein fertiger Gemüsebrei bis zu 24 Stunden aufbewahrt werden, für eine längere Aufbewahrung frieren Sie ihn bei -18 °C ein.

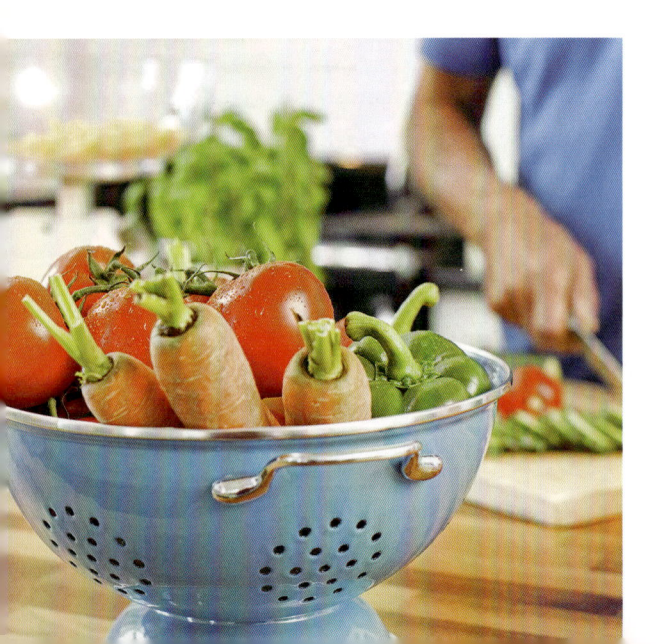

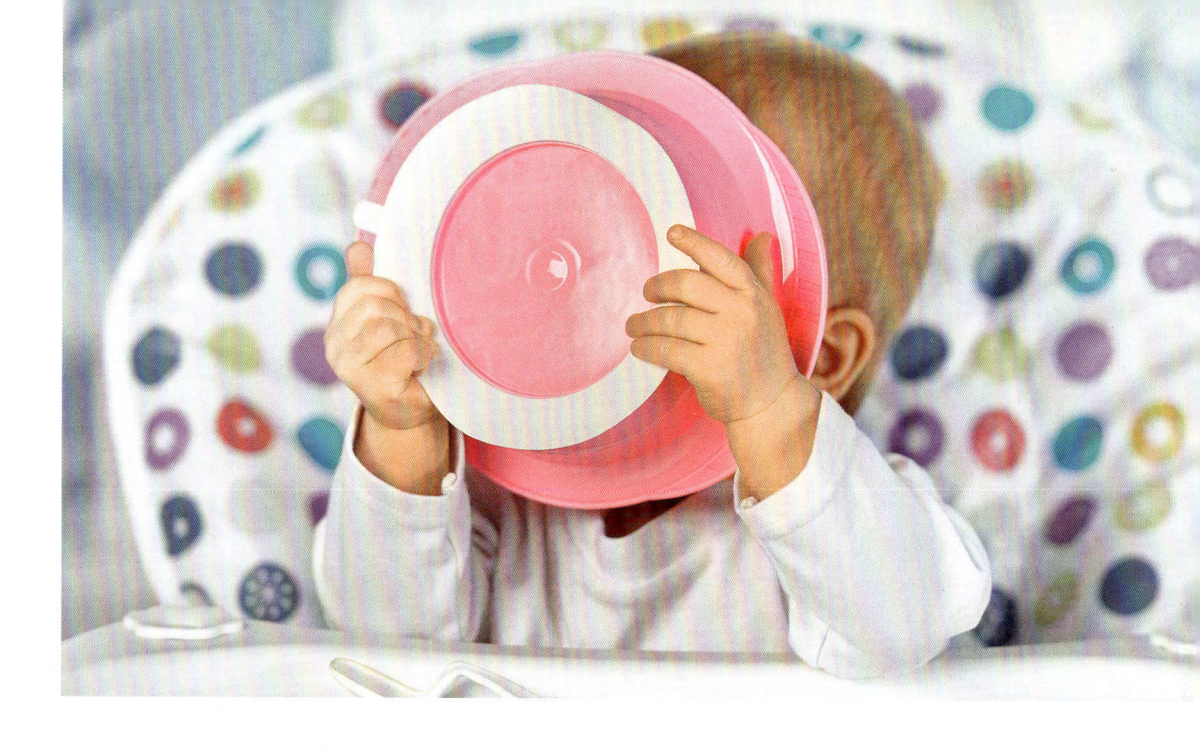

- Eingefrorene Breie können Sie über Nacht im Kühlschrank oder direkt vor dem Füttern im Wasserbad oder der Mikrowelle erwärmen.
- Einmal aufgetaute Breiportionen dürfen nicht erneut erwärmt oder tiefgefroren werden.
- Nutzen Sie einen eigenen Löffel zum Probieren des Breis.

Tipps für die Auswahl des Mittagsbreis

Als Fertigprodukt werden Gemüse-Kartoffel-Fleisch-Breie im Gläschen, sogenannte Menüs, angeboten. Es wird dabei zwischen Baby-, Junior- und Kleinkinder-Menüs unterschieden.

Baby-Menüs mit einem Gewicht von 190 g pro Mahlzeit sind fein püriert und für Babys ab Beginn des 5. Monats geeignet. Baby-Menüs tragen häufig die Angaben »nach dem 4. Monat« auf dem Etikett, wobei die Ziffer »4« auf dem Gläschen deutlich größer erscheint als das Wort »nach«. Lassen Sie sich davon nicht verunsichern und zu einem früheren Beikoststart verleiten.

Junior-Menüs enthalten 220 g pro Mahlzeit und sind dagegen stückig in der Konsistenz. Sie sind für Babys geeignet, die schon gut vom Löffel essen und etwas kauen können und sind mit der Altersangabe »ab dem 8. Monat« versehen.

Kleinkinder-Menüs sind Produkte mit etwa 250 g pro Mahlzeit, die für Kinder zwischen 1 und 3 Jahren gedacht sind. Die Produkte enthalten gröbere Stücke als

Junior-Menüs. Teilweise sind die einzelnen Komponenten des Breis getrennt in Schälchen angeboten.

• Orientieren Sie sich an der Zutatenliste. Je einfacher die Rezeptur des Menüs ist, das heißt je weniger Zutaten enthalten sind, desto besser. Wählen Sie Menüs, deren Zutaten dem Rezept für die Selbstzubereitung entsprechen.

• Bevorzugen Sie Breie mit einem Rapsölzusatz. Im Vergleich zum selbst gekochten Brei enthalten fertige Gemüse-Kartoffel-Breie mit Fleisch, Fisch oder Getreide aus gesetzlichen Gründen weniger Fett. Fügen Sie den Breien dann einfach einen Teelöffel Rapsöl (etwa 4 g) hinzu. Empfohlen wird ein Fettgehalt von etwa 8 bis 10 g im gesamten Brei.

• Industriell hergestellte Fertigprodukte verlieren durch die notwendige Konservierung an Geschmack. Deshalb enthalten einige Produkte zur Geschmacksverbesserung Salz, Jodsalz oder Fleischbrühe. Die niedrigen gesetzlichen Grenzwerte für Salz (Natrium) in Beikost werden damit nicht überschritten. Besser geeignet sind aber Fertigprodukte, die kein Salz, Gewürze oder Kräuter enthalten, denn besonders im ersten Lebensjahr sollte das Baby möglichst die ursprünglichen Geschmäcker der Breizutaten kennenlernen.

• Die meisten Menüs enthalten weniger als die empfohlene Menge Fleisch von ca.

20 g pro Mahlzeit in Baby-Menüs und 30 g pro Mahlzeit in Junior-Menüs. Dann ist es für die Eisenversorgung Ihres Kindes besonders wichtig, mindestens 5-mal pro Woche ein fleischhaltiges Menü zu verwenden.

• Vegetarische Breie sollten neben den Kartoffeln auch noch einen (Vollkorn-)Getreideanteil enthalten. Ist den vegetarischen Menüs kein Vitamin C zugesetzt, fügen Sie vor dem Füttern noch etwa 2 bis 3 Esslöffel Vitamin-C-reichen Saft hinzu.

• Die fertigen Gemüse-Kartoffel-Breie mit Fleisch, Fisch oder Getreide sollten keine Milch oder Milchprodukte (z. B. Sahne, Käse) enthalten.

Fertige Gläschenkost unterliegt strengen Hygienevorschriften. Bei der Verwendung von Fertigprodukten beachten Sie bitte folgende Hinweise:

Füttern Sie Ihr Baby möglichst nicht direkt mit dem Löffel aus dem Gläschen. Füllen Sie stattdessen eine kleine Menge in eine Schüssel oder auf einen Teller. So vermeiden Sie, dass über den Löffel Keime aus dem Mund Ihres Babys ins Gläschen gelangen und den Breirest verderben. Andernfalls sollten Sie den Rest aus hygienischen Gründen nicht mehr verwenden.

Nehmen Sie nur die Menge aus dem Glas, von der Sie wissen, dass Ihr Baby sie isst. Den Rest können Sie dann je nach

Produkt noch ein bis drei Tage im Kühlschrank aufbewahren und weiter verfüttern. Lesen Sie dazu die Empfehlungen der Hersteller auf dem Gläschen.

Einmal erhitzte Gläschenkost sollte grundsätzlich nicht aufbewahrt werden. Insbesondere Gläschen, die als Gemüse Spinat enthalten, sollten wegen des hohen Nitratgehaltes von Spinat grundsätzlich nicht noch einmal erwärmt werden. Zum Essen reicht allerdings Zimmertemperatur vollkommen aus, die Breie müssen also nicht unbedingt vorher erwärmt werden. Auch für den Löffel gilt: Nicht ablecken, damit Sie keine Kariesbakterien von Ihrem Mund auf Ihr Kind übertragen.

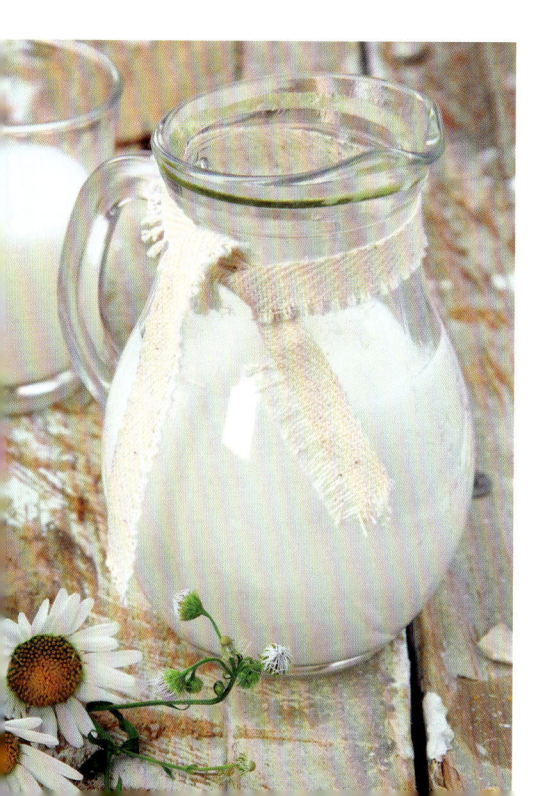

Der Milch-Getreide-Brei

Als zweiter Brei wird in der Regel der Milch-Getreide-Brei am Abend eingeführt. Die meisten Babys erhalten den Brei zwischen dem 6. und 8. Lebensmonat. Er wird direkt komplett eingeführt und besteht nur aus drei Zutaten: Milch, Getreide und Obst oder Saft.

Milch

Für den Milchbrei können Sie Vollmilch (Trinkmilch) mit 3,5 bis 3,8 % Fett verwenden. Der hohe Fettgehalt ist wichtig, da der Bedarf an Fett im ersten Lebensjahr besonders hoch ist (siehe Seite 162). Dabei ist es Geschmackssache, ob Sie zu pasteurisierter Frischmilch, länger frischer Milch (ESL) oder ultrahocherhitzter H-Milch greifen. Diese Milchsorten werden verschiedenen Wärmebehandlungsverfahren unterzogen, unterscheiden sich in ihrem Nährstoffgehalt aber nicht wesentlich voneinander. Rohmilch, als Vorzugsmilch oder Milch ab Hof erhältlich, ist für Babys nicht geeignet, da sie noch krankheitsauslösende Keime enthalten kann (siehe Seite 158).

Wussten Sie, dass Milch ein wichtiger Jodlieferant für unsere Babys ist? Fütterungsbedingt enthält konventionell erzeugte Milch deutlich größere Jodmengen als Biomilch (siehe Seite 169). Zusätzlich schwanken die Gehalte mit der Jahreszeit.

Wenn Ihr Baby ein erhöhtes Allergierisiko hat, können Sie den Milch-Getreide-Brei trotzdem mit Kuhmilch zubereiten. Anstelle von normaler Trinkmilch können Sie aber auch die Fertigmilch für den Brei verwenden, die Ihr Baby sonst aus der Flasche bekommt. Bereiten Sie die gewünschte Menge Fertigmilch wie gewohnt zu und rühren dann das Getreide unter.

Wenn Sie Ihr Baby stillen und während der Beikostzeit komplett auf Kuhmilch (Vollmilch oder Fertigmilch) verzichten möchten, können Sie den Brei mit Wasser zubereiten und Ihr Baby anschließend stillen. Bei einigen Müttern klappt es auch, den Getreidebrei mit abgepumpter Muttermilch zuzubereiten. Da Muttermilch aber Enzyme enthält, die das Getreide sozusagen vorverdauen, kann es bei einigen Müttern sein, dass der Brei dünnflüssig bleibt und nicht vom Löffel gefüttert werden kann. Probieren Sie vor dem Start des Milch-Getreide-Breis aus, was bei Ihnen möglich ist.

Verwenden Sie Kuhmilch bis zum Übergang auf die Familienmahlzeiten bitte ausschließlich als Breizutat (200 ml / Tag). Für die Flasche ist Kuhmilch nicht geeignet (siehe Seite 158). Zusätzlich zur Milch im Getreidebrei sollte Ihr Baby keine weiteren Milchprodukte, zum Beispiel Joghurt oder Quark, erhalten.

Gegen eine höhere Aufnahme von Kuhmilch sprechen verschiedene Argumente.

> **Wichtig!**
>
> Eine allgemeine Warnung vor Kuhmilch im ersten Lebensjahr ist nicht gerechtfertigt. Die Menge sollten Sie aber beschränken.

Kuhmilch enthält nur wenig Eisen und vermindert die Eisenverfügbarkeit aus anderen Lebensmitteln. Größere Mengen an Kuhmilch können daher die Eisenversorgung Ihres Babys verschlechtern. Darüber hinaus weist Kuhmilch im Vergleich zu Muttermilch und Fertigmilch einen hohen Gehalt an Mineralstoffen auf. Dieser kann die Nieren des Babys belasten. Zudem steht Kuhmilch im Verdacht, wegen des hohen Eiweißgehaltes – Kuhmilch enthält etwa 3-mal so viel Eiweiß wie Muttermilch – das Risiko für Übergewicht im späteren Kindesalter zu erhöhen. Aber auch ein erhöhtes Risiko für die Zuckerkrankheit (Diabetes mellitus) wird diskutiert. Eindeutige Belege stehen dazu aber noch aus.

Getreide

Als Getreide sind Flocken oder Grieß für Babys empfehlenswert. Verwenden Sie dabei möglichst Vollkornprodukte. Geeignet sind Getreidearten wie Weizen, Dinkel, Hafer, Reis oder Hirse, ohne Zusatz von

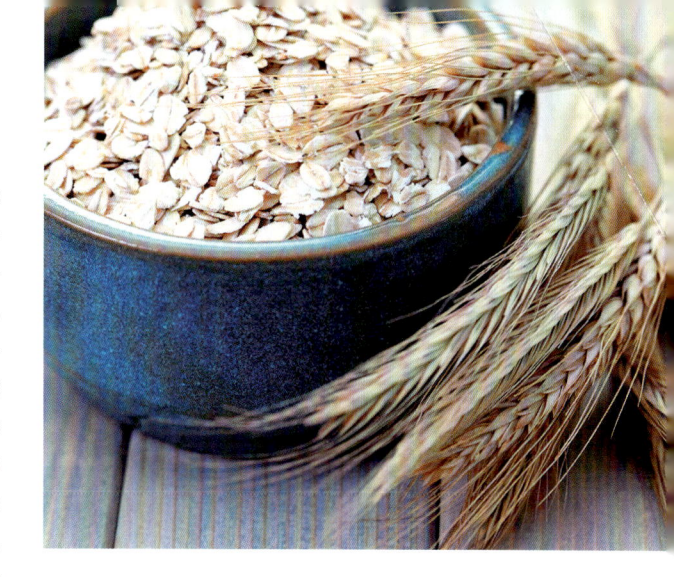

Zucker oder anderen Zutaten. Für Babys werden verschiedene reine Getreideflocken als Instantprodukte angeboten. Hierfür wird das ganze Getreidekorn gegart. Dabei wird die Stärke verkleistert. Anschließend wird das Getreide getrocknet und in Flocken geschnitten. Für Babys sind diese Flocken besser verträglich als ganze Körner. Außerdem lassen sich die Instantprodukte einfach zu einem Brei verarbeiten. Sie können Sie in kalte oder warme Flüssigkeit – Wasser oder Milch – einrühren. Anders als bei herkömmlichen Getreideprodukten müssen Sie Instantflocken nicht aufkochen. Damit sparen Sie Zeit bei der Zubereitung der Getreidebreie im Vergleich zu Breien aus frischem Korn.

Für die Zubereitung der Getreidebreie wird heute auch die Verwendung glutenhaltiger Getreidesorten wie Weizen, Dinkel, Roggen, Gerste oder Hafer empfohlen (siehe Seite 125). Eine ausschließliche Verwendung von Reis- oder Hirseflocken (glutenfrei) ist nicht notwendig.

Wussten Sie, dass in Vollkorngetreide zum Beispiel in Haferflocken noch das volle Korn, also Mehlkörper, Keimling und Randschichten, enthalten sind. Dort stecken besonders viele wertvolle Inhaltsstoffe wie Vitamine und Mineralstoffe und hochwertige Fette. Babys vertragen Vollkorngetreideflocken sehr gut und die enthaltenen Ballaststoffe sorgen für eine ausgewogene Verdauung.

Obst oder Saft

Obst oder Saft ist im Milch-Getreide-Brei eine geschmacksgebende Zutat. Als Obst eignet sich frisches Obst der Jahreszeit. Einheimisches Obst verliert aufgrund der kurzen Transportwege nur wenig Vitamine. Im Frühjahr und Sommer sind zum Beispiel Äpfel, Birnen, Pfirsiche, Nektarinen, Aprikosen oder Beerenobst, im Herbst und Winter zum Beispiel Äpfel,

Schon gewusst?

Herkömmliche Hirse und deren Produkte sind nicht für Babys Brei geeignet. Hirse enthält Gerbstoffe, die die Aufnahme von Nährstoffen insbesondere Mineralstoffen vermindern kann. Verwenden Sie daher ausschließlich für Babys geeignete Hirseflocken für die Zubereitung der Breie.

Birnen oder Pflaumen verfügbar (siehe Saisonkalender, Seite 262). Bananen erhalten Sie ganzjährig im Handel. Obst wird für die Breizubereitung mit der Gabel roh zerdrückt oder gerieben. Bananen enthalten viel Zucker. Verwenden Sie diese daher nicht täglich oder mischen Sie sie mit weniger zuckerreichen Früchten wie Äpfel oder Birnen. Achten Sie beim Einkauf von Obst auf die Frische. Die Früchte sollten unbeschädigt und knackig sein und keine braunen Stellen haben. Einige Früchte wie Bananen und Birnen reifen zu Hause bei Zimmertemperatur noch nach. Abwechslung ist auch bei der Wahl der Obstarten erwünscht.

Geeignet sind auch reine Obstbreie, die als Fertigprodukte für Babys angeboten werden, oder tiefgekühltes Obst ohne Zuckerzusätze. Als Alternative können Sie auch Obstsaft mit 100 % Fruchtanteil verwenden. Fruchtsaftgetränke, Nektare sowie Saftschorlen sind keine geeigneten Alternativen.

Auf Zitrusfrüchte und deren Säfte reagieren einige Babys aufgrund des hohen Säuregehaltes mit wundem Po. Gleiches gilt auch für Ananas und deren Saft. Dies gilt aber nicht für alle Babys. Probieren Sie daher aus, wie Ihr Baby auf dieses Obst reagiert. Zudem gibt es inzwischen säurearme Sorten, auf die Sie ausweichen können. Fragen Sie im Handel nach geeigneten Sorten.

Rezept für den Milch-Getreide-Brei. Bei den Mengen handelt es sich um geputzte Rohware.

6 bis 12 Monate
200 g Milch
20 g Getreide
20 g Obstmus / Obstsaft

(Quelle: Forschungsinstitut für Kinderernährung Dortmund, 2012)

Zubereitung

- Rühren Sie die Getreideflocken in die heiße Milch und lassen Sie sie kurz quellen.
- Mischen Sie anschließend das zerdrückte Obst oder den Obstsaft unter den Brei.
- Wenn Sie den Brei mit Fertigmilch zubereiten, rühren Sie das Milchpulver mit der auf der Verpackung angegebenen Menge Wasser an und mischen Sie die Milch anschließend mit der entsprechenden Menge Getreideflocken und dem Obstpüree.

Der Umgang mit Milch-Getreide-Breien

• Waschen Sie sich vor der Zubereitung der Breie immer die Hände und achten Sie auf saubere Kochutensilien.

• Halten Sie fertigen Brei nicht längere Zeit warm, sondern füttern ihn sofort nach der Zubereitung.

- Wärmen Sie Breireste nicht wieder auf.
- Verzichten Sie auf Zucker im Brei.
- Prüfen Sie vor dem Füttern die Temperatur des Breis. Nutzen Sie dafür einen eigenen Löffel.
- Fertige, noch nicht aufgewärmte Milchgläschen können Sie nach Anbruch noch einen Tag im Kühlschrank aufbewahren.

Tipps für die Auswahl von fertigen Milch-Getreide-Breien

Als Fertigprodukte werden Milch-Getreide-Breie als sogenannte Milchfertigbreie oder als Gläschen angeboten.

Milchfertigbreie in Pulverform enthalten den Milchanteil in Form von getrockneten Milchbestandteilen und müssen nur noch mit Wasser angerührt werden. Der Milchanteil ist in den Trockenprodukten als Anfangs- oder Folgemilch enthalten. Beachten Sie bei der Zubereitung die Hinweise auf der Verpackung.

Milchbreie im Gläschen sind schon verzehrfertig. Häufig werden die Gläschen als Abendbrei oder Guten-Morgen-Mahlzeit bezeichnet. Diese können Sie warm oder kalt füttern. Der Milchanteil besteht aus normalen Kuhmilchbestandteilen.

Frischmilchbreie sind reine Getreidezubereitungen, die Sie noch mit Milch anrühren müssen. Achten Sie bei der Zubereitung auf die Hinweise auf der Verpackung. Sie können von Anfang an das Rezept komplett mit Vollmilch verwenden.

- Die Zusammensetzung der Breie sollte so einfach wie möglich sein und weitgehend dem Rezept für die Selbstzubereitung entsprechen. Der Hauptbestandteil »Milch« sollte in der Zutatenliste ganz vorne stehen. Milch ist in Fertigmilchbreien meistens als Folgemilch enthalten und besteht dann aus mehr Zutaten als im ursprünglichen Rezept für die Selbstzubereitung. Lassen Sie sich davon nicht verwirren.
- Das Getreide sollte als Vollkorn enthalten sein, da es in dieser Form besonders viele Nährstoffe enthält.
- Geschmacksgebende Zutaten wie Zucker, Nüsse, Kakao, Schokolade, Aromen und Gewürze sind nicht nötig. Ebenso Zucker: Sie erkennen in der Zutatenliste unter den Begriffen Saccharose (Haushaltszucker), Fructose (Fruchtzucker), Glucose, Glucosesirup, Maltose, Honig, Ahornsirup oder Dicksaft.
- Eine Anreicherung der Breie mit Vitaminen oder Mineralstoffen ist nicht notwendig.
- Manchen Milchbreien werden Milchsäurebakterien (Lactobacillen) zugesetzt (Probiotika, siehe Seite 67). Das bietet für die Gesundheit Ihres Babys keinen zusätzlichen Vorteil.
- Breie mit Jodzusatz erkennen Sie in der Zutatenliste unter den Begriffen Jod, Kaliumjodid oder Kaliumjodat. Jod ist ein kritischer Nährstoff (siehe Seite 169), eine Anreicherung ist vorteilhaft.

• Lassen Sie sich von den verschiedenen Einsatzzeitpunkten (Altersangaben) auf der Verpackung nicht irritieren, sondern halten Sie sich an den Ernährungsplan. Produkte mit einem früheren Einsatzzeitpunkt (z. B. »ab 6 Monaten«) sind in der Regel besser geeignet als Breie mit einem späteren Einsatzzeitpunkt. Diese enthalten vermehrt Zutaten, die für Babys überflüssig sind, wie Zucker, Schokolade oder Aromen.

Manche Milch-Getreide-Breie werden auch als sogenannte Trink-Breie, Trink-Mahlzeit, Gute-Nacht- oder Guten Morgen Fläschchen angeboten. Sie sind so dünnflüssig, dass sie aus der Flasche getrunken werden können. Besonders wenn Ihr Baby sich schwer damit tut, vom Löffel zu essen, ist diese Möglichkeit auf den ersten Blick verlockend. Trotzdem sind Trinkbreie nicht zu empfehlen. Ihr Baby bekommt auf diese Weise keine Möglichkeit, das Essen vom Löffel zu üben. Dies ist aber ein wichtiger Lernprozess. Gerade, wenn es für Ihr Baby nicht so einfach ist, sollte es diese Fähigkeit regelmäßig trainieren. Nur so kön-

nen Sie die altersgerechte Entwicklung der Essfertigkeiten Ihres Babys fördern. Zudem enthalten die meisten dieser Produkte große Mengen Zucker. Dies fördert zum einen die Gewöhnung an süße Speisen und erhöht das Risiko für Karies, den sogenannten Nuckelflaschenkaries (siehe Seite 177). Manche dieser Produkte suggerieren Ihnen, dass Ihr Baby dann besser durchschläft, dies ist aber nicht nachgewiesen (siehe Seite 129).

Bitte verwechseln Sie diese Trinkbreie nicht mit einer »normalen« Fertigmilch. Durch den Getreideanteil enthalten die meisten Produkte mehr Energie als Fertigmilch. Verwenden Sie diese Produkte wie Fertigmilch, ist eine Überernährung Ihres Babys nicht auszuschließen.

Der Getreide-Obst-Brei

Die dritte Breimahlzeit ist in der Regel der Getreide-Obst-Brei, der meist nachmittags gefüttert wird. Dieser wird zwischen dem 7. und 9. Lebensmonat eingeführt, also etwa einen Monat nach dem Milch-Getreide-Brei.

Der Getreide-Obst-Brei ist im Gegensatz zu den beiden anderen Breien eiweißarm, auf diese Weise wird die Gesamtzufuhr an Eiweiß nicht zu stark zu erhöht. Außerdem ist der Brei milchfrei. So wird die Eisenverfügbarkeit optimiert.

Rezept für den Getreide-Obst-Brei
7 bis 12 Monate

- 100 g Obstmus
- 90 g Wasser
- 20 g Getreide
- 5 g Rapsöl

Bei den Mengen handelt es sich um geputzte Rohware.

(Quelle: Forschungsinstitut für Kinderernährung Dortmund, 2012)

Zubereitung

- Rühren Sie die Instant-Getreideflocken in heißes Wasser ein. Bei herkömmlichen Getreideflocken kochen Sie diese im Wasser kurz auf. Das erforderliche Mengenverhältnis von Getreide und Wasser entnehmen Sie dem Rezept, das auf der Verpackung des Getreides abgedruckt ist. Da Getreideflocken unterschiedlich stark quellen, kann der Wasseranteil variieren. Wenn auf der Verpackung der Instant-Getreideflocken nur ein Rezept mit Milch abgedruckt ist, können Sie für den Getreide-Obst-Brei die Milchmenge durch eine entsprechende Menge Wasser ersetzen.
- Waschen Sie das Obst gründlich ab und schälen es ggf. Sie können das Obst gerieben (z. B. Äpfel, Birnen), zerdrückt (z. B. Banane) oder püriert (z. B. Beeren, Kiwi) zum Getreidebrei geben.
- Zum Schluss rühren Sie das Rapsöl unter.

Der Getreide-Obst-Brei besteht aus vier einfachen Zutaten: Getreide, Obst, Fett und Wasser

Als Getreideflocken und als Obst können die gleichen Produkte wie für den Milch-Getreide-Brei verwendet werden. Verwenden Sie am besten Vollkorn-Getreideflocken wie Haferflocken, Weizengrieß, Dinkel- oder Hirseflocken und frisches Obst der Jahreszeit. Abwechslung bei den Getreidesorten und den Obstarten fördert die Geschmacksentwicklung Ihres Babys.

Als Fettzusatz ist raffiniertes oder kaltgepresstes Rapsöl aufgrund der optimalen Fettsäurezusammensetzung (siehe Seite 162) zu empfehlen. Alternativ können Sie aber auch Soja-, Sonnenblumen- oder Maiskeimöl verwenden.

Als Wasser können Sie – wie für alle Breie und ggf. die Zubereitung der Fertigmilch – Leitungswasser oder abgepacktes Wasser einsetzen. Achten Sie bei abgepacktem Wasser auf den Hinweis »Für die Zubereitung von Säuglingsnahrung geeignet«.

> **Wichtig!**
>
> Obst allein ist keine vollständige Mahlzeit für ein Baby, da es zu wenig Energie und Nährstoffe wie zum Beispiel Eisen enthält!

Der Umgang mit Getreide-Obst-Breien

• Waschen Sie sich vor der Zubereitung der Breie immer die Hände und achten Sie auf saubere Kochutensilien.

• Halten Sie fertigen Brei nicht längere Zeit warm, sondern füttern ihn sofort nach der Zubereitung.

• Wärmen Sie Breireste nicht wieder auf.

• Süßen Sie den Brei nicht nach.

• Fertige Getreide-Obst-Gläschen können Sie nach Anbruch noch einen Tag im Kühlschrank aufbewahren. Achten Sie auch auf die Hinweise auf der Verpackung.

Tipps für die Auswahl von fertigen Getreide-Obst-Breien

Getreide-Obst-Breie werden im Gläschen oder als Trockenprodukt zum Anrühren mit Wasser angeboten. Gläschen können Sie kalt, aber auch aufgewärmt füttern.

• Auch beim Getreide-Obst-Brei sollte die Zusammensetzung so einfach wie möglich sein und weitgehend dem Rezept für die Selbstzubereitung entsprechen. Die Hauptzutaten Obst und Getreide sollten möglichst weit vorne in der Zutatenliste stehen.

• Auch wenn ein anderer Einsatzzeitpunkt als im Ernährungsplan angegeben ist oder die Produkte als »Zwischenmahlzeit« oder »Nachtisch« deklariert sind, kommen sie für die Verwendung im Rahmen des Ernährungsplans als vollständige Mahlzeit in Frage.

• Getreide-Obst-Breie sollten keine Milch oder Milchprodukte wie Joghurt oder Quark enthalten.

• Wählen Sie Produkte mit Vollkorngetreide aus.

• Bevorzugen Sie Produkte ohne geschmacksgebende Zutaten wie Aromen oder Gewürze sowie Zuckerzusätze.

• Zum Verfeinern der Trockenprodukte können Sie noch etwas frisches Obst oder Obstmus hinzufügen.

Fertige Getreide-Obst-Breie sind im Vergleich mit dem Rezept für den selbstzubereiteten Getreide-Obst-Brei oft recht fettarm. Um den Fettgehalt der selbst zubereiteten Breie zu erreichen, können Sie dem Fertigbrei zu Hause noch etwas Öl (z. B. Rapsöl) zugeben, bis ein Fettgehalt von etwa 5 g pro Mahlzeit erreicht wird (1 Teelöffel Öl = 4 g). Angaben zum ursprünglichen Fettgehalt finden sich auf der Verpackung der Produkte unter der Nährstoffzusammensetzung.

Beispielplan zur Einführung der Breimahlzeiten

	Breimonat 1 Schritt 1	Breimonat 1 Schritt 2	Breimonat 1 Schritt 3	Breimonat 2	Breimonat 3
Frühstück	Stillen oder Fertigmilch	Stillen oder Fertigmilch	Stillen oder Fertigmilch	Stillen oder Fertigmilch	Stillen oder Fertigmilch
Zwischenmahlzeit (wenn notwendig)	Stillen oder Fertigmilch	Stillen oder Fertigmilch	Stillen oder Fertigmilch	Stillen oder Fertigmilch	Stillen oder Fertigmilch
Mittag	Gemüsebrei ggf. Stillen oder Fertigmilch	Gemüse-Kartoffel-Brei	Gemüse-Kartoffel-Fleisch-Brei	Gemüse-Kartoffel-Fleisch-Brei	Gemüse-Kartoffel-Fleisch-Brei
Zwischenmahlzeit	Stillen oder Fertigmilch	Stillen oder Fertigmilch	Stillen oder Fertigmilch	Stillen oder Fertigmilch	Getreide-Obst-Brei
Abendessen	Stillen oder Fertigmilch	Stillen oder Fertigmilch	Stillen oder Fertigmilch	Milch-Getreide-Brei	Milch-Getreide-Brei
Nachts (wenn notwendig)	Stillen oder Fertigmilch	Stillen oder Fertigmilch	Stillen oder Fertigmilch	Stillen oder Fertigmilch	Stillen oder Fertigmilch

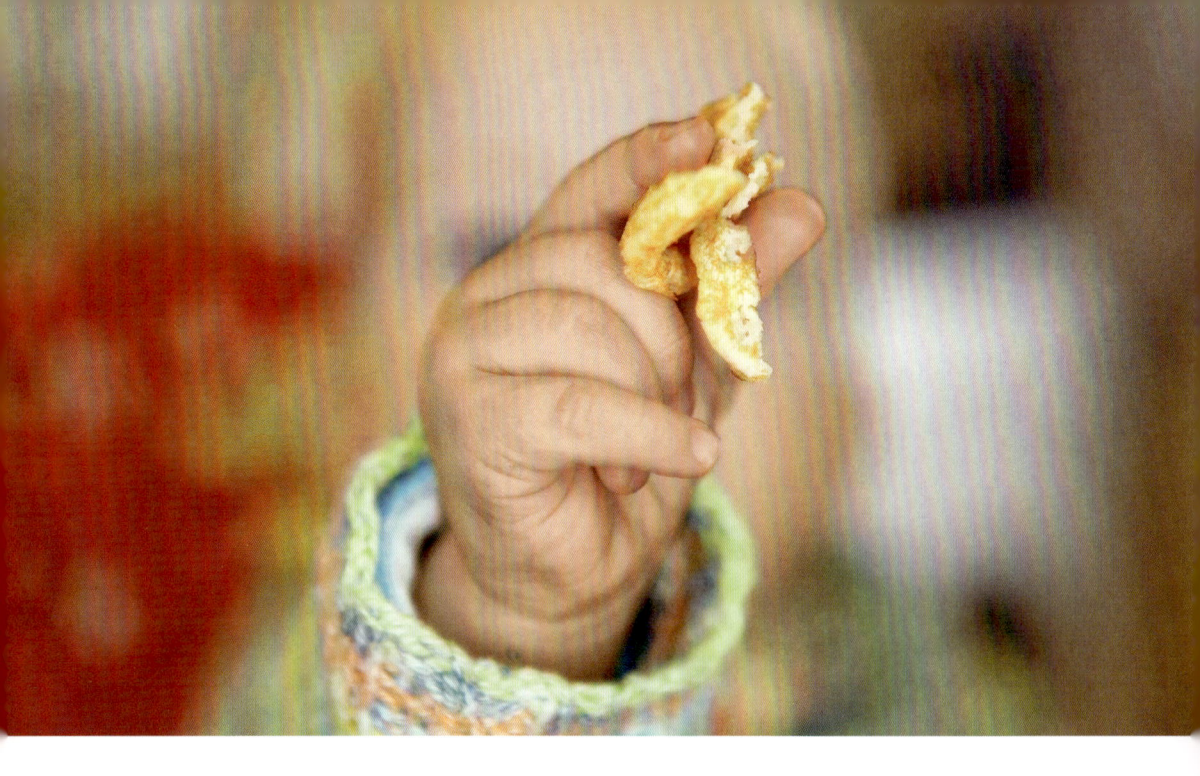

Ein aktueller Trend: Baby-led Weaning

Aus Großbritannien kommt ein neuer Trend in der Babyernährung: das Baby-led Weaning, also der vom Baby gelenkte Weg von der Milch zur Familienernährung. Nach dem traditionellen Konzept der Säuglingsernährung werden zuerst Milchmahlzeiten durch Breimahlzeiten ersetzt und in einem zweiten Schritt die Breie durch die festen Lebensmitteln der Familienernährung (siehe Seite 136). Das Baby-led Weaning lässt dagegen die mit dem Löffel gefütterten Breie aus und lässt das Baby gleich am Familienessen teilnehmen. Dabei soll das Baby entscheiden und kontrollieren, was und wie viel es isst, wobei natürlich die Eltern in der Hand haben, welche Lebensmittel sie ihm anbieten.

So geht Baby-led Weaning

In der Praxis sieht Baby-led Weaning so aus, dass ein Baby mit der Familie bzw. den Eltern bei den Mahlzeiten dabei ist. Es bekommt dann die gleichen (gesunden) Lebensmittel und Speisen, die auch die anderen Familienmitglieder essen. Natürlich eignen sich dafür nur weiche und leicht zu kauende Lebensmittel. Diese werden in mundgerechten Stücken angeboten: Bei jüngeren Babys können sie noch größer sein, je besser ein älteres Kind zugreifen kann, desto kleiner können sie sein. Das Baby soll sich dann selbst diese Stücke in den Mund stecken und sich so »füttern« – zuerst mit den Fingern, später auch mit Besteck. Parallel dazu bekommt das Baby weiterhin seine Milch, aber getrennt von diesen Familienmahlzeiten.

Allerdings werden Babys zu Beginn noch nicht große Mengen mitessen. Wahrscheinlich werden sie die Lebensmittelstücke betasten, in den Mund stecken, aber auch wieder ausspucken. Erst mit der Zeit nimmt die Fähigkeit zu, zu kauen, zu schlucken und später auch abzubeißen. So lange dient die Milchernährung dazu, den Bedarf an Energie und Nährstoffen zu decken.

Vor- und Nachteile

Das Konzept des Baby-led Weaning möchte die natürliche Neugierde von Babys im Beikostalter ausnutzen. Die meisten Kinder in diesem Alter finden es sehr interessant, was ihre Eltern oder auch die älteren Geschwister tun, und möchten daran teilhaben.

Ein Vorteil von Baby-led Weaning ist, dass Babys gleich zu Beginn der Beikost-Einführung eine große Palette an verschiedenen Geschmäckern, Aromen und Texturen kennenlernt.

Eine kürzlich durchgeführte Markterhebung von konventionellen Baby- und Juniormenüs in Deutschland hat gezeigt, dass die Zusammensetzung der Gläschen häufig sehr ähnlich ist: Die in 60 % aller Produkte am häufigsten verwendete Gemüsesorte ist Karotte, gefolgt von Tomate, Pastinaken und Kürbis (jeweils etwa 10 %). Auch selbst gekochter Brei ist geschmacklich nicht so variabel wie das Familienessen, weil die einzelnen Komponenten gemischt werden. Dagegen werden bei einem traditionellen Mittagessen Beilagen, Gemüse und Fleisch getrennt gereicht und es gibt eine größere Vielfalt an Gerichten und Geschmäckern.

Außerdem argumentieren die Verfechter des Baby-led Weaning, dass Babys mit 4 bis 6 Monaten noch keinen Hunger im eigentlichen Sinn haben. Milch sei als alleiniger Lieferant von Energie und Nährstoffen in diesem Alter durchaus noch ausreichend und könne bis zum Alter von einem Jahr die überwiegende Ernährung darstellen. Erst gegen Ende des 1. Lebensjahres – also in dem Alter, in dem auch der Ernährungsplan eine Einführung von fester Nahrung vorsieht – könne die Milchmenge deutlich abnehmen und parallel dazu die Menge an fester Nahrung zunehmen.

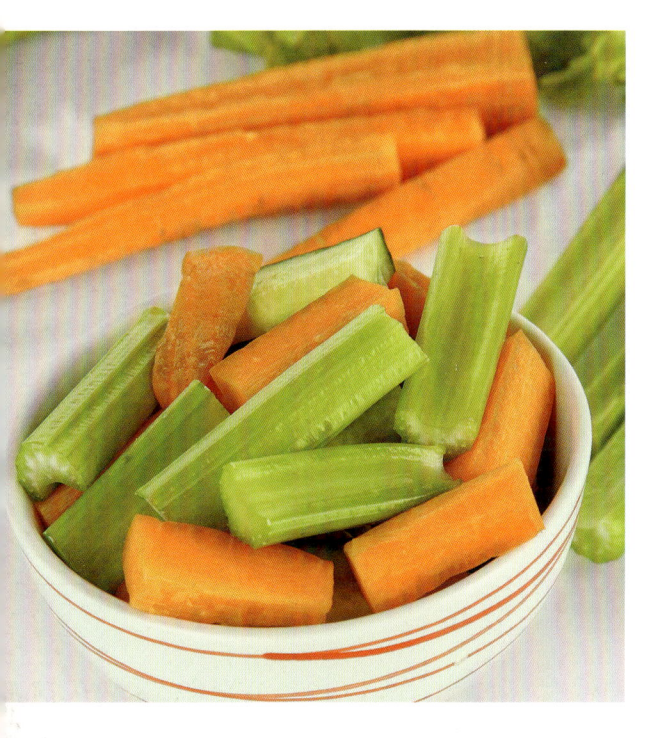

körpereigenen Speicher verbraucht sind. Milch ist allerdings keine gute Eisenquelle, auch wenn die Hersteller von Fertigmilch damit werben, dass diese angereichert ist. Während bei der traditionellen Breiernährung der Gemüse-Kartoffel-Fleisch-Brei die Eisenversorgung verbessert, gibt es nur wenige Fleischspeisen, die jüngere Säuglinge problemlos kauen und schlucken können, wie Hackbällchen. Diese sind aber in der Regel auch fettreich mit einem hohen Anteil an unerwünschten gesättigten Fettsäuren (siehe Seite 163). Wurst ist zwar auch weich, enthält aber große Mengen an Salz.

Probleme können sich jedoch dann ergeben, wenn Babys in ihrer motorischen Entwicklung verzögert sind. In einer Studie aus Schottland hatten zwar 56 % der Kinder Fingerfood schon vor dem 6. Monat bekommen. Sie könnten also geeignete Kandidaten für Baby-led Weaning sein. 6 % der Kinder hatten allerdings erst nach dem Alter von 8 Monaten ihr erstes Fingerfood bekommen. In solchen Fällen würde sich die Einführung von neuen Lebensmitteln deutlich verzögern. Allerdings können sich neue Fähigkeiten nur entwickeln, wenn Babys die Möglichkeit haben sie auszuprobieren und zu trainieren. Wenn Babys früh Gelegenheit haben, sich Essbares in den Mund zu stecken, kann das dazu führen, dass sie auch früher dazu in der Lage sind.

Es gibt bisher allerdings kaum Studien, die die Nährstoffzufuhr, Wachstum und Gesundheit von Babys mit herkömmlicher Beikost und Baby-led Weaning verglichen haben. In einer kleinen britischen Untersuchung war die Gruppe der Baby-led Weaning Kinder im Alter von 2 bis 6 Jahren leichter als die Vergleichsgruppe, die mit dem Löffel gefüttert worden war. Übergewicht war dagegen seltener. Wählerisches Essen trat in beiden Gruppen gleich häufig auf.

Gerade die Zufuhr von Eisen ist ab dem Alter von 4 bis 6 Monaten aber kritisch, da die

Eine wesentliche Voraussetzung von Baby-led Weaning ist, dass dem Baby tatsächlich »gesunde« Speisen angeboten werden. Das geht am besten, wenn selbst gekocht wird. Fertiggerichte enthalten in der Regel zu viel Salz aber zu wenig Gemüse und haben eine ungünstige Fettsäurezusammensetzung. Wenn das Baby mitessen soll, kann das daher den wünschenswerten Nebeneffekt haben, dass sich die Eltern Gedanken über die Qualität ihres eigenen Essens machen.

So gelingt Baby-led Weaning

Die folgenden Hinweise können bei der Umsetzung von Baby-led Weaning bzw. der Teilnahme von Babys am Familienessen parallel zur Beikost-Einführung helfen:

• Achten Sie darauf, dem Baby gesunde, nährstoffreiche Lebensmittel anzubieten. Verzichten Sie auf die Zugabe von Salz und Zucker, vermeiden Sie Fertiggerichte sowie Honig und rohe tierische Lebensmittel.
• Lassen Sie das Baby immer dabei sein, wenn sie essen. Das Baby sollte möglichst nicht zu hungrig oder schläfrig sein – dann kann es sich auf das Probieren konzentrieren und das neue »Spiel« genießen.
• Achten Sie darauf, dass das Baby auf-recht sitzt und Arme und Hände frei bewegen kann.
• Bereiten Sie die Speisen so zu, dass sie leicht in die Hand zu nehmen sind, zum Beispiel Stücke von weichem Obst oder gekochtem Gemüse, Kartoffeln oder Nudeln, kleine Hackfleischbällchen.
• Machen Sie das Essen interessant, indem sie es geschmacklich und farblich abwechslungsreich gestalten.
• Bieten Sie von Anfang an ein Getränk (Wasser) zu den Mahlzeiten an (siehe Seite 140).
• Vermeiden Sie kleine harte Lebensmittel (siehe Seite 167).

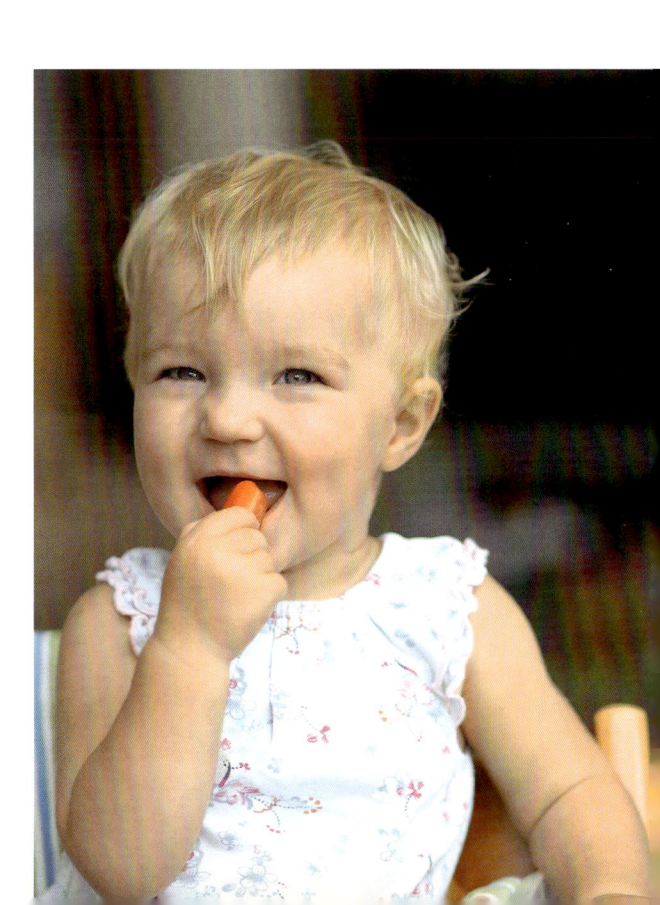

• Achten Sie darauf, dass niemand anders dem Baby etwas in den Mund steckt – auch nicht hilfreiche ältere Geschwister.
• Lassen Sie das Baby niemals alleine mit den Lebensmitteln.

Baby-led Weaning: ja oder nein?

Was ist denn nun besser: das neue Baby-led Weaning oder die traditionelle Beikost mit dem Löffel? Beide Konzepte haben ihre Vorteile: Baby-led Weaning ist ein interessanter Ansatz, Babys vom frühen Alter an an die Vielfalt der Familienkost zu gewöhnen. Aufgrund der individuellen Unterschiede in der motorischen Entwicklung ist das Konzept allerdings nicht für alle Babys geeignet. Außerdem fehlen bisher Studien mit einer größeren Gruppe von Kindern, die belegen, dass die Energie-

und Nährstoffzufuhr mit diesem Konzept tatsächlich gewährleistet ist. Mit der bewährten Löffelfütterung sind Eltern dagegen eher auf der sicheren Seite.

Aber vielleicht muss man sich die Frage, was »besser« ist, gar nicht stellen. Auch mit dem Löffel gefütterte Babys können beim Essen der »Großen« mit dabei sein, sobald sie alleine oder mit etwas Unterstützung aufrecht sitzen können. Und selbstverständlich sollen sie dann auch probieren dürfen! Die Beikosteinführung mit dem Löffel, so wie sie im Ernährungsplan für das 1. Lebensjahr beschrieben wurde, und das Konzept des Baby-led Weaning schließen einander nicht aus, sie können sich aber gut ergänzen. So bekommt Ihr Baby beides: die Sicherheit der bewährten Breifütterung und Gelegenheit zum Ausprobieren.

Baby-led Weaning: Pro und Contra

Pro	Contra
• fördert die frühe Teilhabe an den Familienmahlzeiten	• Studien zur Energie- und Nährstoffzufuhr mit BLW fehlen bisher
• ermöglicht eine größere Vielfalt an Geschmäckern und Aromen in der Babyernährung	• besonders eine ausreichende Eisenzufuhr ist schwierig
• regt Eltern an, sich über eine gesunde Familienernährung, die auch für ihr Baby geeignet ist, Gedanken zu machen	• die Voraussetzung einer gesunden Familienernährung ist oft nicht gegeben
	• nicht geeignet für Kinder, die in ihrer motorischen Entwicklung verzögert sind

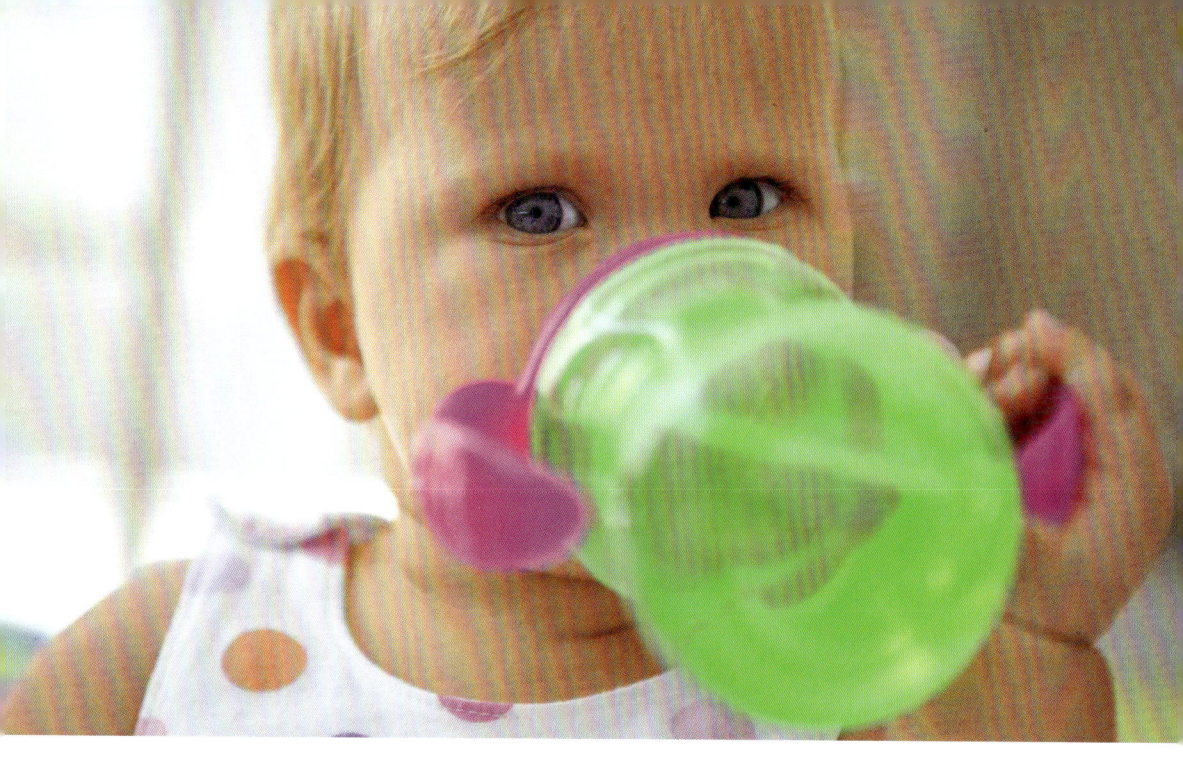

Getränke

In den ersten 4 bis 6 Lebensmonaten benötigt Ihr Baby außer Muttermilch oder Fertigmilch keine zusätzlichen Getränke. Nur wenn Ihr Baby stark schwitzt, zum Beispiel an heißen Tagen oder bei fiebrigen Erkrankungen, sowie bei Durchfallerkrankungen, können Sie ihm zusätzlich etwas Flüssigkeit in Form von Wasser oder ungesüßtem Tee anbieten. Bei gestillten Babys reicht es aber oft aus, sie häufiger, dafür nur kurz anzulegen.

Mit der Einführung von Beikost wird die Nahrung fester. Dann kann es sein, dass Ihr Baby öfter Durst hat. Zum Üben kann Ihr Baby dann bereits etwas Wasser aus der Tasse oder dem Glas bekommen, ohne eine bestimmte Trinkmenge anzustreben. Spätestens mit der Einführung des dritten Breis benötigt Ihr Baby neben der Muttermilch oder Fertigmilch noch zusätzlich etwa 100 bis 200 ml Flüssigkeit täglich. Bieten Sie ihm dann zu jeder Breimahlzeit, aber auch zwischendurch etwas zu trinken an. Auf diese Weise lernt es, dass Trinken

Wichtig!

Sobald ein Baby alle drei Breie des Ernährungsplans bekommt, braucht es zu jeder Breimahlzeit etwas zu trinken.

zu einer Mahlzeit dazugehört. Ob Ihr Baby ausreichend getrunken hat, erkennen Sie daran, dass der Stuhl des Babys weich ist und die Windeln nass und schwer sind.

Wussten Sie, dass der Körper eines Babys zu 70 bis 80 % aus Wasser besteht? Ein Erwachsener erreicht gerade mal 55 bis 65 % Wasseranteil. Daher ist es nicht verwunderlich, wenn Babys einen hohen Flüssigkeitsbedarf haben. Aber keine Angst, in den ersten Monaten kommt die Flüssigkeit aus dem Hauptnahrungsmittel Milch — Muttermilch oder Fertigmilch. Auch die Breie liefern noch einen Teil zur Flüssigkeitsversorgung Ihres Babys. Gesunde Babys haben ein sehr feines Gespür für Hunger, Durst und Sättigung und nehmen sich bei entsprechendem Angebot genau die Menge, die sie brauchen. Vertrauen Sie daher Ihrem Baby und lassen es selbst entscheiden, wie viel es trinken möchte.

Tipps zu Auswahl von Getränken finden Sie auf Seite 152. Das beste Getränk für Babys ist Trinkwasser. Frisch und kalt aus der Leitung entnommen ist es der ideale Durstlöscher. Babys trinken gerne Wasser, probieren Sie es aus. Auch Mineralwasser, mit der Aufschrift »für die Zubereitung von Säuglingsnahrung geeignet«, können Sie als Alternative einsetzen.

Sie können Ihrem Baby auch Tee anbieten. Dafür können Sie die üblichen ungesüßten Kräuter- oder Früchtetees aus Beuteln oder losen Mischungen verwenden. Brühen Sie den Tee entsprechend der Anweisung auf der Verpackung auf. Lassen Sie ihn dann auf Körpertemperatur abkühlen, damit sich Ihr Baby beim Trinken nicht verbrüht. Bevor Sie Ihr Baby trinken lassen, prüfen Sie bitte nochmal die Trinktemperatur.

Speziell für Babys hergestellte Instant-Tees bestehen zum großen Teil aus Zucker. Sie werden auf Basis von Maltodextrin- oder Zuckergranulat (Saccharose) hergestellt. Diese Instant-Tee-Getränke sind nicht zum Durstlöschen geeignet. Bei häufigem Verzehr fördern sie die Entstehung von Karies. Spezielle Heilkräutertees wie Kamillen- oder Fencheltee sollten Sie aufgrund der enthaltenen ätherischen Öle Ihrem Baby nicht täglich anbieten. Am besten wechseln Sie die Teesorten ab. Heilkräutertee aus der Apotheke mit Pfefferminze sollten Sie nicht verwenden. Die Produkte enthalten zum Teil recht hohe Mengen an Menthol — ein Stoff, der bei Babys zu Atemproblemen führen kann.

Obst- und Gemüsesäfte, zum Beispiel Apfel, Orangen- oder Karottensaft, enthalten natürlicherweise viel Zucker und Energie. Sie sind daher pur nicht zum Durstlöschen geeignet. Verdünnen Sie deshalb den Saft mit Wasser mindestens im Verhältnis 1:1. Noch besser sind aber stärkere Verdünnungen. Fruchtnektare oder Fruchtsaftgetränke sollten Sie Ihrem Baby ebenfalls nicht als Getränk anbieten. Diesen Produkten wird bei der Herstellung Zucker zugesetzt.

Milch ist übrigens kein Getränk, sondern ein Lebensmittel. Sie enthält eine hohe Menge an Energie. Die getrunkene Milchmenge zählt daher nicht zu den Getränken dazu.

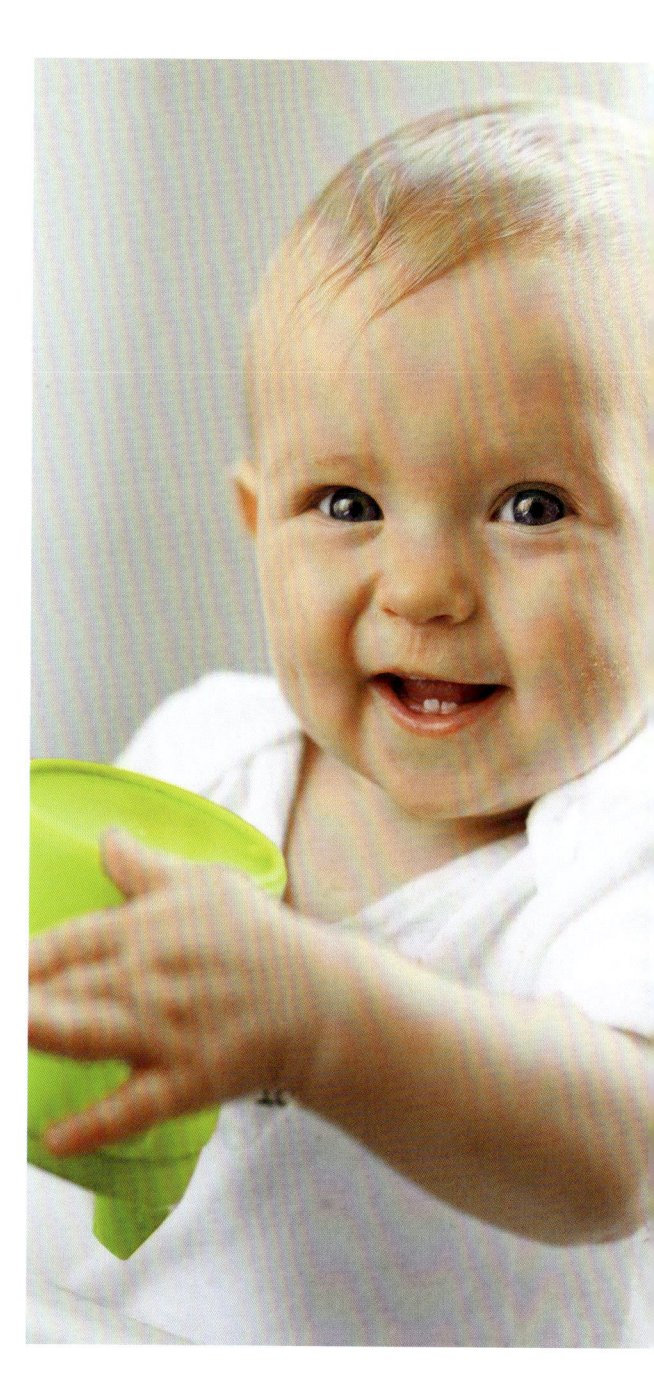

Achtung Karies!

Zuckerhaltige Getränke können die Entstehung von Karies fördern – egal ob gesüßter Tee, Saft oder Milch – besonders wenn Ihr Baby wiederholt für längere Zeit an der Flasche oder Trinklerntasse nuckelt. Aber auch das Dauernuckeln von Wasser kann die Zähne schädigen. Daher sollten Babys ihren Durst zügig löschen. Danach kommt die Flasche oder Tasse wieder weg.

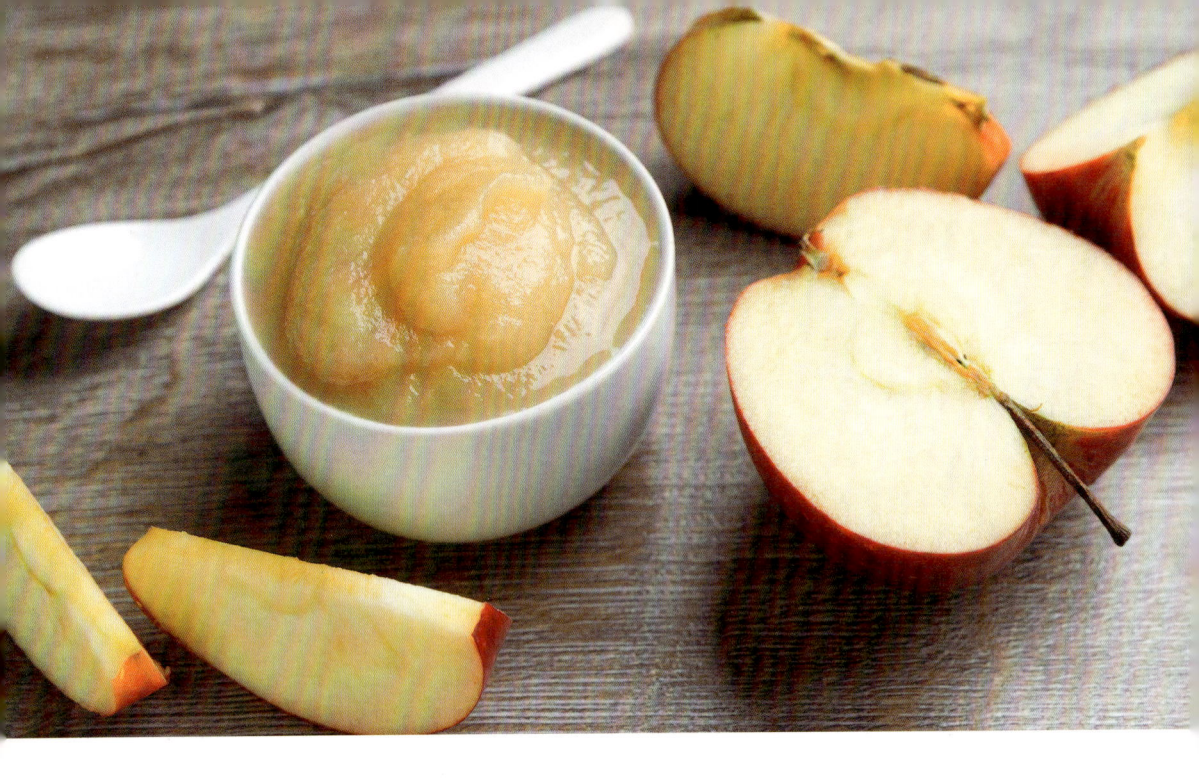

Häufige Fragen rund ums Thema Breie

Wie viele Stillmahlzeiten braucht mein Baby noch, wenn ich alle drei Breimahlzeiten eingeführt habe?

Sie können Ihr Baby weiterhin nach Bedarf zusätzlich zu den Breimahlzeiten stillen. Die meisten Babys sind mit zusätzlich ein bis zwei Stillmahlzeiten über den Tag verteilt, zum Beispiel nachts und morgens, zufrieden. Die Anzahl der Stillmahlzeiten variiert aber von Baby zu Baby. Ihr Baby zeigt Ihnen, wie häufig es noch Milch benötigt.

Wann kann ich bei meinem Baby, einem Frühchen, mit der Einführung der Breie beginnen?

Die Ernährung von Frühgeborenen verläuft grundsätzlich ähnlich wie die von Reifgeborenen im ersten Lebensjahr. Der optimale Zeitraum für die Einführung der Breie bei Frühgeborenen hängt von deren individueller Entwicklung und den Essfertigkeiten ab. Für die Einführung der Breie sollte Ihr Baby folgende Voraussetzungen erfüllen:

• Der Ausspuckreflex (siehe Seite 84) bei Ihrem Baby hat nachgelassen. Es lernt so den Brei von der Zungenspitze in den Gaumen zu transportieren.
• Gute Kopfhaltung.
• Ihr Baby kann sich mit Unterstützung aufrecht halten.
• Ihr Baby akzeptiert das Essen vom Löffel
• Ihr Baby kann den Kopf wegdrehen und Ihnen so anzeigen, dass es satt ist.
• Händchen wandern vermehrt in Richtung Mund und werden in den Mund gesteckt.

Einige Ärzte empfehlen die Breieinführung 4 bis 6 Monate nach dem korrigierten Alter, das heißt nach dem eigentlich errechneten Geburtstermin. Das bedeutet, dass die Einführung der Breie in einem höheren Lebensalter als bei Reifgeborenen stattfindet. Das könnte bedeuten, dass einige Babys lange Zeit nur mit Milch ernährt werden. Hier besteht die Gefahr einer unzureichenden Nährstoffversorgung. Andere gehen von dem tatsächlichen Geburtstermin aus. Bei sehr frühgeborenen Babys kann es dann aber sein, dass sie noch nicht reif genug für den Brei sind. Als grober Richtwert für die Breieinführung kann ein Körpergewicht von etwa 5 kg zugrunde gelegt werden.
Sprechen Sie mit Ihrem Kinderarzt, wenn bei Ihrem Kleinen die Breieinführung ansteht.

Ab wann darf mein Baby glutenhaltiges Getreide bekommen? Und was ist eine Zöliakie überhaupt?
Zöliakie ist eine Unverträglichkeit gegen das Klebereiweiß Gluten, das in manchen Getreidesorten vorkommt, und zwar in Weizen, Roggen, Gerste, Hafer, Dinkel, Grünkern und Kamut. Bei Betroffenen kommt es nach dem Verzehr dieser Getreide zu einer entzündlichen Veränderung der Darmschleimhaut. Symptome einer Zöliakie sind Durchfall, Blähungen, Gewichtsverlust und auf längere Sicht Wachstumsstörungen. Das Risiko für eine Zöliakie ist genetisch bedingt. Daher kann diese Krankheit auch bei Babys und Kleinkindern auftreten. Da es keine Therapie gibt, die die Ursache der Zöliakie beseitigen könnte, müssen erkrankte Personen lebenslang Diät halten. Da gerade Weizen in unserer mitteleuropäischen Ernährung eine große Rolle spielt, bedeutet das eine recht große Einschränkung. Inzwischen gibt es aber viele glutenfreie Produkte, zum Beispiel glutenfreies Brot, Gebäck oder Nudeln.

Neben dem Einführungszeitpunkt spielt auch die Menge des Glutens beim Erstkontakt eine wichtige Rolle. Geben Sie zum Beispiel kleine Mengen glutenhaltiges Getreide (etwa 7 g) in den Gemüse-Kartoffel-Fleisch-Brei oder verwenden Sie statt Kartoffeln auch mal Nudeln. Nudeln werden

Zöliakierisiko mindern

Noch vor wenigen Jahren wurde empfohlen, auf glutenhaltige Getreidesorten im ersten Lebenshalbjahr komplett zu verzichten, um das Risiko für eine Zöliakie zu vermindern. Neuere Studien können jedoch zeigen, dass die schrittweise Einführung von Gluten zwischen dem Beginn des 5. und dem Beginn des 7. Lebensmonats – also mit der Einführung der Beikost – das Zöliakierisiko vermindert. Optimal ist es, wenn Sie während der Einführung von Gluten in die Ernährung Ihres Babys noch stillen.

aus Hartweizen hergestellt. Auch das Lutschen an einer Dinkelstange oder einem Brotkanten kann das Immunsystem auf das neue Eiweiß vorbereiten. Haben Sie bis zur Einführung des ersten Getreidebreis noch kein glutenhaltiges Getreide in die Ernährung Ihres Babys eingeführt, verwenden Sie für die Zubereitung des Breis zunächst halb glutenfreies und halb glutenhaltiges Getreide. Bei guter Verträglichkeit können Sie die Menge glutenhaltigen Getreides nach etwa 2 Wochen langsam steigern. Steigern Sie die Menge glutenhaltiger Getreide schrittweise, bis Ihr Baby 10 Monate alt ist. Führen Sie nicht in allen Breien gleichzeitig Gluten ein.

Darf ich für die Zubereitung der Getreidebreie auch Amaranth, Quinoa oder Buchweizen verwenden?

Bei Amaranth, Quinoa oder Buchweizen handelt es sich um sogenannte Pseudogetreide, das heißt getreideähnliche Lebensmittel. In einigen Ländern gehören diese Lebensmittel zu den Grundnahrungsmitteln und auch in Deutschland erfreuen sich die Alternativen zu Getreideprodukten wachsender Beliebtheit. Für Babys sind diese Produkte ebenfalls geeignet. Hinsichtlich der Nährstoffzusammensetzung bringen Sie aber keinen Vorteil gegenüber herkömmlichen Getreidearten.

Darf ich den Gemüse-Kartoffel-Fleisch-Brei nachsalzen oder nachwürzen?

Einige Fertiggläschen enthalten zur Geschmacksverbesserung geringe Mengen an Salz. Die Mengen sind aber sehr gering und überschreiten einen von der Europäischen Union festgelegten gesetzlichen Grenzwert für Salz in der Beikost nicht. Eine gesundheitliche Gefährdung geht von diesen geringen Mengen nicht aus.

Aus geschmacklicher Sicht ist das Würzen der Beikost im ersten Lebensjahr aber überflüssig. Babys haben noch ein intensiveres Geschmacksempfinden als Erwachsene. Die Anzahl der Geschmacksknospen im Mundbereich ist in den ersten Lebensjahren höher als bei Erwachsenen. Babys können so den Eigengeschmack der Lebensmittel kennenlernen. Zudem sind die entwickelten Rezepte zur Selbstherstellung von Breien auch ohne Gewürzzugabe schmackhaft.

Wenn Ihr Kleines beginnt, am Familienessen teilzunehmen, können Sie bei der Speisenzubereitung sparsam die üblichen Gewürze und jodiertes Speisesalz (siehe Seite 166) verwenden. Auf scharfe Gewürze sollten Sie aber noch eine Weile verzichten.

Darf ich Getreidebreie oder Getränke mit Honig süßen?

Im ersten Lebensjahr wird von der Verwendung von Honig abgeraten. Bienenhonig kann Keime des Bakteriums Clostridium botulinum enthalten. Diese können sich bei Babys im Darm ansiedeln und dort gefährliche Gifte bilden. Bei der Verwendung von Fertigprodukten müssen Sie sich keine Gedanken machen. Durch spezielle

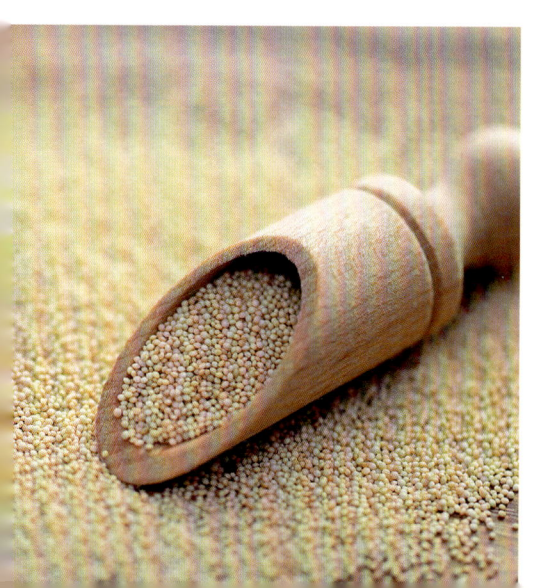

Bearbeitungsverfahren werden die Keime und deren Sporen sicher abgetötet. Das ist beim normalen Kochen und Erhitzen im Haushalt nicht gewährleistet.

Muss ich für die Zubereitung von Breien Bio-Lebensmittel verwenden?

Für die Selbstzubereitung der Breie können die Lebensmittel sowohl aus konventionellem als auch aus biologischem Anbau stammen. Alle Lebensmittel, auch die aus konventionellem Anbau, unterliegen der amtlichen Lebensmittelüberwachung und sind ausreichend sicher und unbedenklich für die Zubereitung der Beikost im Haushalt geeignet. Bio-Lebensmittel enthalten in der Regel weniger Schädlingsbekämpfungsmittel, aber Schadstoffe, die aus dem Boden oder der Luft aufgenommen werden, sind meist in gleicher Menge enthalten wie in herkömmlich erzeugten Lebensmitteln.

Mein Baby lehnt Brei ab. Ich habe schon verschiedene Gemüsesorten und Obstarten ausprobiert, aber es mag nichts davon. Was kann ich tun?

Oft freuen sich Mütter schon darauf, ihrem Baby den ersten Brei zu geben, zum Beispiel weil sie sich ein Stück mehr Unabhängigkeit wünschen, wenn sie stillen. Oder sie sind einfach stolz darauf, wie weit sich ihr Baby schon entwickelt hat. Dann ist der Frust groß, wenn ihr Kind diese Freude nicht teilt und lieber weiter aus der Flasche oder an der Brust trinken mag. Bei jeder Mahlzeit isst es vielleicht ein paar Löffelchen, dann dreht es den Kopf weg und verlangt nach seiner Milch. Dieses Verhalten kann sich durchaus mehrere Wochen hinziehen. Wichtig für die Eltern ist es dann, Ruhe zu bewahren.

Vielleicht sollten alle Beteiligten erst einmal eine Woche Pause machen. Auch Babys, die nicht »pünktlich« ihre Breimahlzeit essen lernen, wachsen und gedeihen in der Regel gut.

Es liegt auch nicht am Brei, wenn das Baby nicht vom Löffel essen mag, auch nicht am Löffel. Es hilft daher nichts, die Breisorte zu wechseln. Auch ein anderer Löffel ist nicht unbedingt ein Patentrezept. Vielleicht ist Ihr Kind noch nicht so weit und entwickelt sich in dieser Hinsicht langsamer als andere. Sicher gibt es auch Bereiche, in denen Ihr Kind besonders weit entwickelt ist.

Manche Kinder, die von Natur aus ein besonders ausgeprägtes Geschmacksempfinden haben, sind sehr sensibel und skeptisch gegenüber neuen Geschmäckern und akzeptieren die Beikost-Einführung weniger gut.

Vielleicht überspringt Ihr Baby auch die Breiphase. Besonders wenn Sie relativ spät mit dem Brei angefangen haben, können Sie stattdessen Ihrem Kind auch feste Nahrung (siehe Kapitel Baby-led Weaning) ge-

ben. Da die drei Breie so zusammengesetzt sind wie die entsprechenden Mahlzeiten, bekommt Ihr Kind auch so genug Nährstoffe.

Aber wie oft im Leben gilt: nicht aufgeben. Versuchen Sie weiterhin jeden Tag, dem Baby einen Brei anzubieten. Wichtig ist, keinen Druck auszuüben – auch wenn es vielleicht manchmal schwerfällt. Irgendwann hat noch jedes Kind gelernt zu essen!

Mein Baby ist schwerer als andere Kinder in seinem Alter. Es hat richtige Pausbäckchen und »Babyspeck« an Armen und Beinen. Muss ich die Essensmengen reduzieren?

Manche Eltern sorgen sich, weil ihr Baby besonders pummelig ist. Auch in diesem Fall gilt: So lange das Kind parallel zu den Linien im Untersuchungsheft wächst und zunimmt, ist alles in Ordnung. Oft sind gerade gestillte Kinder im ersten Lebenshalbjahr schwerer als Babys, die die Flasche bekommen. Dieser Unterschied verwächst sich aber wieder und ist kein Grund, an der Ernährung irgendetwas zu verändern. Setzen Sie Ihr Kind nicht auf Diät, indem Sie zum Beispiel das Fett im Gemüsebrei weglassen oder die Fertigmilch mit mehr Wasser als angegeben zubereiten! Damit verringern Sie nicht nur die Energiezufuhr, sondern auch das Verhältnis der Nährstoffe zueinander. Viele Kinder werden wieder schlanker, wenn sie

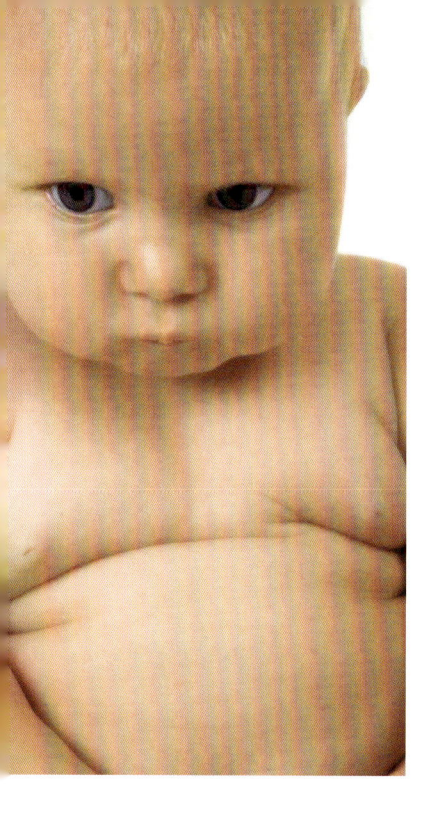

3-Fettsäuren-reichem Rapsöl zubereitet wurde, die Versorgung mit LC-PUFA bei Säuglingen verbessern konnte. Das weist darauf hin, dass gesunde Babys durchaus LC-PUFA aus ihren Vorstufen, den Omega-3-Fettsäuren, selbst bilden können.

Ob eine verbesserte Versorgung mit LC-PUFA bzw. mit Omega-3-Fettsäuren im Säuglingsalter tatsächlich langfristig messbare Vorteile für die Entwicklung von Kindern bringt, ist noch nicht abschließend geklärt.

Mein Baby schläft nachts immer noch nicht durch. Kann ich über eine geänderte Ernährung erreichen, dass es nachts keine Milch mehr braucht?

Nach der Geburt haben Babys noch keinen Tag-Nacht-Rhythmus. Sie schlafen ein paar Stunden, trinken und schlafen wieder ein. Mit der Zeit wird der Schlaf dann regelmäßiger. Ab dem Alter von etwa 6 Monaten brauchen Babys eigentlich keine nächtlichen Mahlzeiten mehr – wobei es natürlich auch hier individuelle Unterschiede gibt.

Wenn ein Baby oder Kleinkind nachts nicht durchschläft, suchen viele Eltern den Grund dafür in einer »falschen« Ernährung. Wenn Ihr Kind nachts wach wird, ist das aber nicht unbedingt ein Zeichen, dass es Hunger hat oder nicht das Richtige zu Abend gegessen hat. Leider gibt es kein Rezept für den idealen Abendbrei, nach dem Babys automatisch durchschlafen –

krabbeln und laufen lernen und sich so mehr bewegen. Sowohl für eher leichte, als auch für eher schwere Kinder gilt: Das Kind bestimmt, wie viel Milch es trinken und wie viel Brei es essen möchte!

Sind LC-PUFA auch in der Breizeit wichtig?

Auch fettreicher Fisch in der Beikost kann die Versorgung mit LC-PUFA verbessern. Circa 10 g fettreicher Fisch enthalten so viel DHA wie eine Tagesportion Muttermilch. In einer Studie, die am Forschungsinstitut für Kinderernährung durchgeführt wurde, konnte aber auch gezeigt werden, dass Beikost, die mit an Omega-

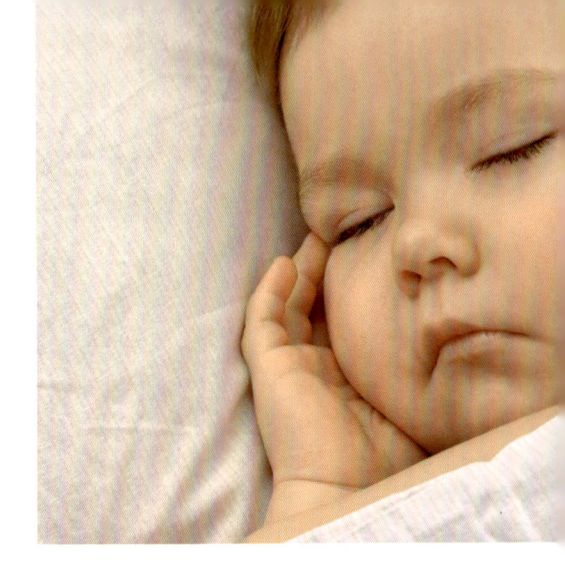

auch wenn manche Bezeichnungen oder Abbildungen auf Fertigmilchbreien dieses so aussehen lassen.

Oft liegt eine andere Ursache für den gestörten Nachtschlaf vor. Ebenso wie Erwachsene wachen Kinder nachts immer wieder kurz auf, schlafen dann aber in der Regel sofort wieder ein, ohne sich am anderen Morgen daran erinnern zu können. Probleme treten dann auf, wenn ein Kind nicht gelernt hat, alleine ohne Hilfsmittel wieder einzuschlafen. Wenn Ihr Kind zum Beispiel abends an der Brust oder mit dem Sauger der Flasche im Mund einschläft, braucht es ebenfalls die Brust oder den Sauger, um nachts wieder einschlafen zu können – auch wenn es eigentlich keinen Hunger hat. Aus diesem Grund sollten Eltern die Kinder nach der letzten Abendmahlzeit und mit einem gemeinsamen Ritual, zum Beispiel einer Geschichte oder einem Lied, wach ins Bett legen. Auf diese Weise lernt Ihr Kind, allein einzuschlafen, und kann auch nachts ohne Hilfe durch einen Erwachsen wieder ein- und durchschlafen.

Tipps für einen guten Schlaf

• Achten Sie auf einen regelmäßigen Tagesablauf: Halten Sie regelmäßige Mahlzeiten und Schlafenszeiten ein und vermeiden sie aufregende Aktivitäten vor dem Schlafengehen.

• Reagieren Sie nicht immer sofort, wenn sie merken, dass das Baby aufgewacht ist. Oft schläft es allein wieder ein.

• Wenn sich Ihr Kind an eine nächtliche Flasche gewöhnt hat, können sie die Milchmenge schrittweise reduzieren, zum Beispiel alle 3 bis 4 Tage um 20 g.

• Gestillte Kinder wachen nachts öfter auf als nicht gestillte. Allerdings ist nächtliches Stillen in der Regel weniger belastend, da die Zubereitung der Milch entfällt. Wenn Sie es trotzdem als störend empfinden, versuchen sie die Stillmahlzeit abzukürzen, indem Sie Ihren Finger in den Mundwinkel des Kindes schieben und so die Brust lösen.

• Möglicherweise braucht ihr Kind weniger Schlaf, als Sie annehmen. Zum einen ist das Schlafbedürfnis vor allem in den ersten Lebensmonaten von Kind zu Kind sehr unterschiedlich. Zum anderen nimmt das Schlafbedürfnis in den ersten Monaten ab. Wenn Ihr Baby dann tagsüber einen ausgiebigen Mittagsschlaf hält, braucht es nachts entsprechend weniger Schlaf. Versuchen Sie den Mittagsschlaf zu reduzieren oder die nächtlichen Schlafenszeiten anzupassen. Legen Sie das Kind erst dann ins Bett, wenn es müde ist.

Kann mein Baby gesund aufwachsen, wenn ich auf tierische Lebensmittel in der Breizeit verzichte?

Eine vegetarische Ernährung, das heißt ohne Fleisch und Fisch, aber mit Milch und Eiern, ist auch für Babys geeignet. Sie können Ihrem Baby statt einem fleischhaltigen Brei täglich einen Gemüse-Kartoffel-Getreide-Brei anbieten, den Sie mit Vitamin-C-reichem Saft kombinieren. Dadurch wird die Aufnahme des Eisens aus den pflanzlichen Lebensmitteln verbessert. Eine vegane Ernährung ist für Babys hingegen weniger gut geeignet.

Bekommt mein Baby mit einer alternativen Ernährungsform wie der makrobiotischen Ernährung alle Nährstoffe, die es für seine Entwicklung braucht?

Bei der Makrobiotik wird Müttern empfohlen, 6 Monate lang voll zu stillen. Danach wird eine überwiegend pflanzliche Ernährung auf Basis von Getreideprodukten und Gemüse empfohlen. Obst sollte hingegen nur in geringen Mengen gegessen werden. Gelegentlich sollte Fisch angeboten werden. Fleisch hingegen sollte gemieden werden, da es »Fäulnisprozesse im Darm« verursacht. Und auch der Verzehr von Milch wird aufgrund der »schleimbildenden Wirkung« nicht empfohlen. Als Alternativen werden Meeresalgen, Mandeln, Sonnenblumenkerne, grünes Blattgemüse oder Tofu empfohlen.

Für Babys und Kleinkinder stellt diese Ernährungsform ein erhebliches Gesundheitsrisiko dar. Bei Kindern wurden aufgrund der Einseitigkeit der Kost vor allem Fälle von Rachitis (Calcium- und Vitamin D-Mangel) und Skorbut (Vitamin C-Mangel) diagnostiziert.

Wie kann ich den Milchbrei ersetzen, wenn mein Baby eine nachgewiesene Kuhmilchunverträglichkeit hat?

In der Kinderernährung liefert Kuhmilch vor allem Calcium. Ohne Milch ist es schwierig, den Calciumbedarf für das Knochenwachstum zu decken. Andere Lebensmittel enthalten keine vergleichbar hohen Mengen an Calcium oder werden üblicherweise in wesentlich geringeren Mengen verzehrt. Daher müssen Sie die Ernährung Ihres Kindes besonders sorgfältig planen. Ein geeigneter Ersatz für Kuhmilch im Milchbrei sind die Spezialnahrungen, da diese mit Nährstoffen angereichert sind. Als Alternative gibt es aber auch spezielle milchfreie Fertigbreie, die mit Nährstoffen angereichert sind. Wird Soja von Ihrem Baby vertragen, können Sie auch eine Soja-

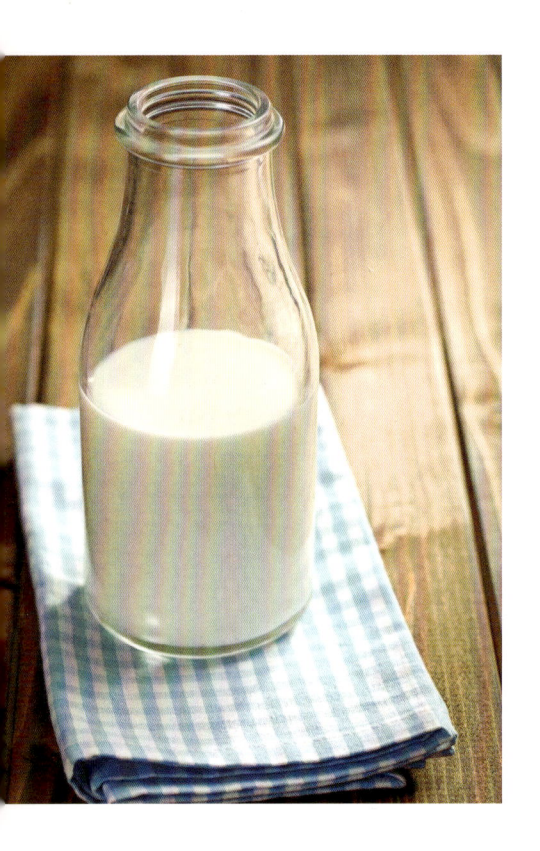

Darf mein Baby zusätzlich zur Milch im Brei auch Kuhmilch trinken?

Nein, für größere Mengen Kuhmilch ist es noch zu früh. Kuhmilch ist sehr eiweiß- und mineralstoffreich. Eine zu große Menge davon kann die Nieren Ihres Babys belasten. Erst mit dem Übergang auf die Familienmahlzeiten am Ende des ersten Lebensjahres kann Ihr Baby auch Milch aus der Tasse bekommen (siehe Seite 158).

Mein Baby hat sehr oft Verstopfung. Es versucht dann den ganzen Tag Stuhlgang zu haben; abends schafft es dann nach mehrmaligem Anlauf kleine harte Kugeln. Kann ich die Ernährung meines Babys ändern, um den Stuhlgang zu erleichtern?

Ob ein Kind unter Verstopfung leidet, hängt nicht nur von der Häufigkeit des Stuhlgangs ab. Gestillte Babys entleeren ihren Darm oft 4 bis 5 Mal am Tag, manche Babys aber auch nur einmal die Woche – beides ist normal, so lange sie sonst keine Zeichen von Unwohlsein zeigen. Bei Kindern und Erwachsenen sinkt die Häufigkeit auf 1 bis 3 Mal am Tag. Aber auch einmal Stuhlgang alle 2 Tage ist noch normal. Einen Grenzwert für die normale Häufigkeit von Stuhlgang gibt es daher nicht. Verstopfung bedeutet stattdessen, dass der Stuhl zu hart ist und nur unter Schmerzen abgesetzt werden kann.

Verstopfung tritt oft bei einer ungewohn-

milch für Babys für die Zubereitung des Breis verwenden.

Zusätzlich können Sie Ihrem Baby auch mit Calcium angereichertes Mineralwasser (mindestens 150 mg Calcium / l) als Getränk anbieten oder für die Zubereitung der Breie verwenden. Folgende Gemüse enthalten ebenfalls viel Calcium (pro 100 g): Spinat (115 mg), Fenchel (110 mg), Kohlrabi (65 mg) und Brokkoli (60 mg). Diese können Sie häufiger für die Zubereitung des Gemüse-Kartoffel-Fleisch-Breis verwenden.

ten Ernährung auf, manchmal reichen aber nur Änderungen im normalen Tagesablauf aus. Viele Eltern berichten von Verstopfung bei ihren Babys, wenn sie zum ersten Mal Beikost bekommen oder wenn sie abgestillt wurden und statt Muttermilch eine Flaschenmilch bekommen. Kleinkinder entwickeln oft eine Verstopfung, wenn sie gerade eine Durchfallerkrankung überstanden haben, aber auch in der Phase des »Sauberwerdens«. Daneben kann auch eine Kuhmilcheiweißallergie eine Verstopfung auslösen.

Das Problem bei einer Verstopfung ist, dass sich daraus ein Teufelskreis entwickeln kann: Wenn der Po wund ist oder sich um den Darmausgang herum kleine Einrisse in der Haut gebildet haben, tut der Stuhlgang weh. Das Kind versucht dann, den Stuhl im Darm zurückzuhalten. Wenn der Stuhl aber länger im Darm bleibt, wird er trocken und hart. Das hat zur Folge, dass der nächste Stuhlgang noch mehr wehtut, das Kind weiter versucht den Stuhlgang hinauszuzögern usw.

Wichtig ist es deshalb, von Anfang an Schmerzen beim Stuhlgang zu vermeiden. Das kann zum einen durch eine Pflege des Pos sein, um Wundsein und Hautrisse am Darmausgang zu vermeiden. In hartnäckigen Fällen kann Ihnen der Arzt auch ein Glycerinzäpfchen oder Miniklistier für Ihr Kind empfehlen, um den Stuhlgang auszu-

lösen, oder er wird Ihnen Medikamente zum Weichhalten des Stuhls verordnen.

Auch die richtige Ernährung kann helfen, den Stuhl weich zu halten und eine Verstopfung zu vermeiden oder zu heilen. Allerdings sind solche Ernährungstipps in der Regel nur Erfahrungswerte, die nicht durch Studien belegt sind. Die wichtigste Maßnahme ist die Kombination von ballaststoffreichen Lebensmitteln mit einer ausreichenden Trinkmenge. Ballaststoffe sind vor allem in Vollkornprodukten enthalten. Sie werden nicht verdaut und gelangen daher in untere Darmabschnitte, wo sie aufquellen und den Stuhl weich halten. Das funktioniert aber nur, wenn gleichzeitig genug getrunken wird.

Wenn Ihr Kleinkind zu Verstopfung neigt, sollten Sie ihm daher möglichst Vollkornbrot, -nudeln und -reis geben. Ein Müsli aus Vollkornflocken geht natürlich auch. Manche Obst- und Gemüsesorten gelten ebenfalls als stuhlauflockernd. Das sind vor allem Kürbis, Pastinake, Brokkoli, Apfel oder Birne. Bananen und Karotten gelten als stopfend, ebenso wie Schokolade. Diese Lebensmittel sollten Sie aus dem Speiseplan Ihres Kindes streichen, bis sich der Stuhlgang normalisiert hat.

Bitte sprechen Sie mit Ihrem Kinderarzt über die anhaltenden Verdauungsbeschwerden Ihres Babys, nur er kann eine krankhafte Ursache ausschließen und ggf. eine entsprechende Behandlung einleiten.

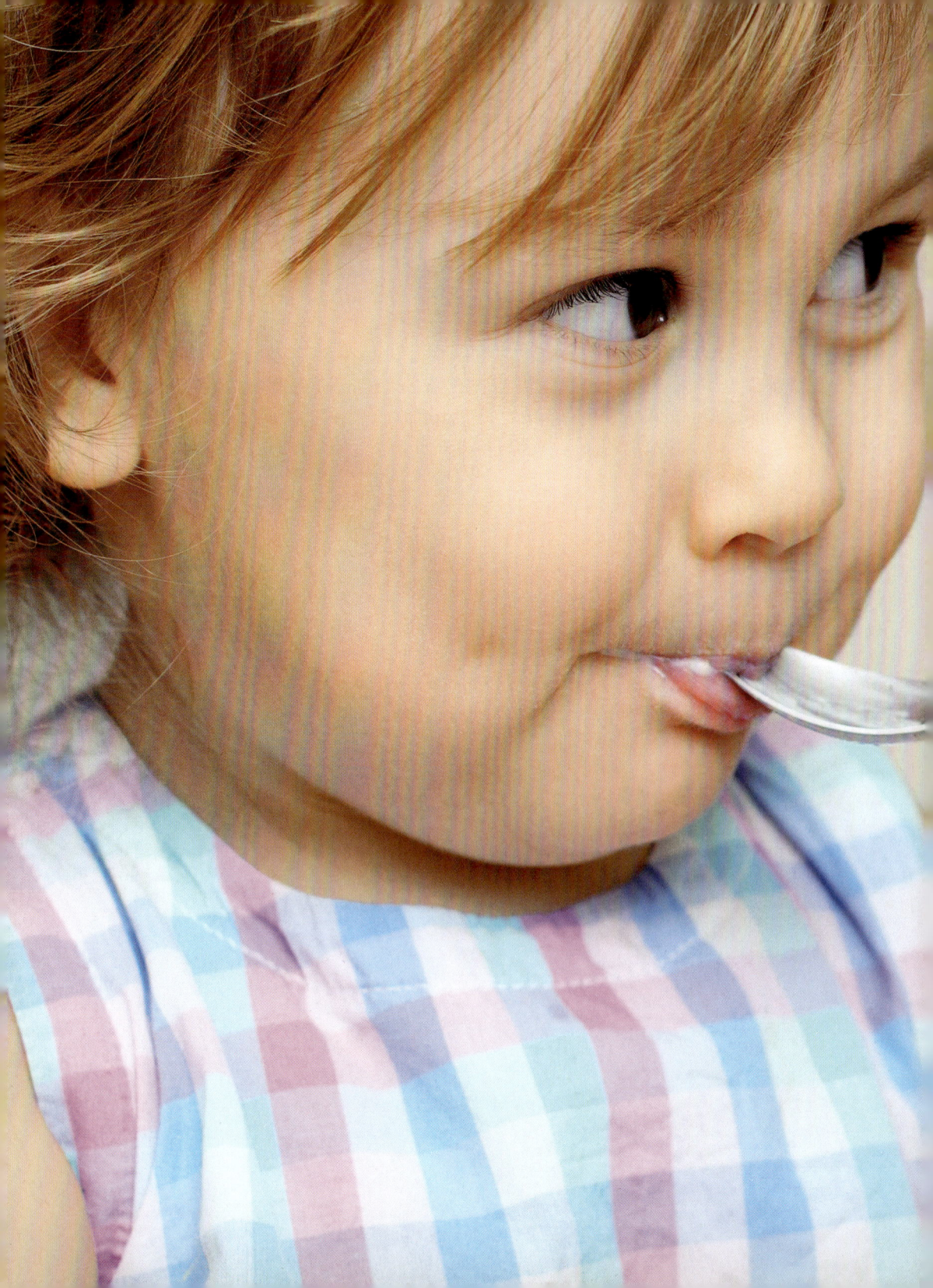

Essen wie die Großen – eine gesunde Ernährung für Kleinkinder

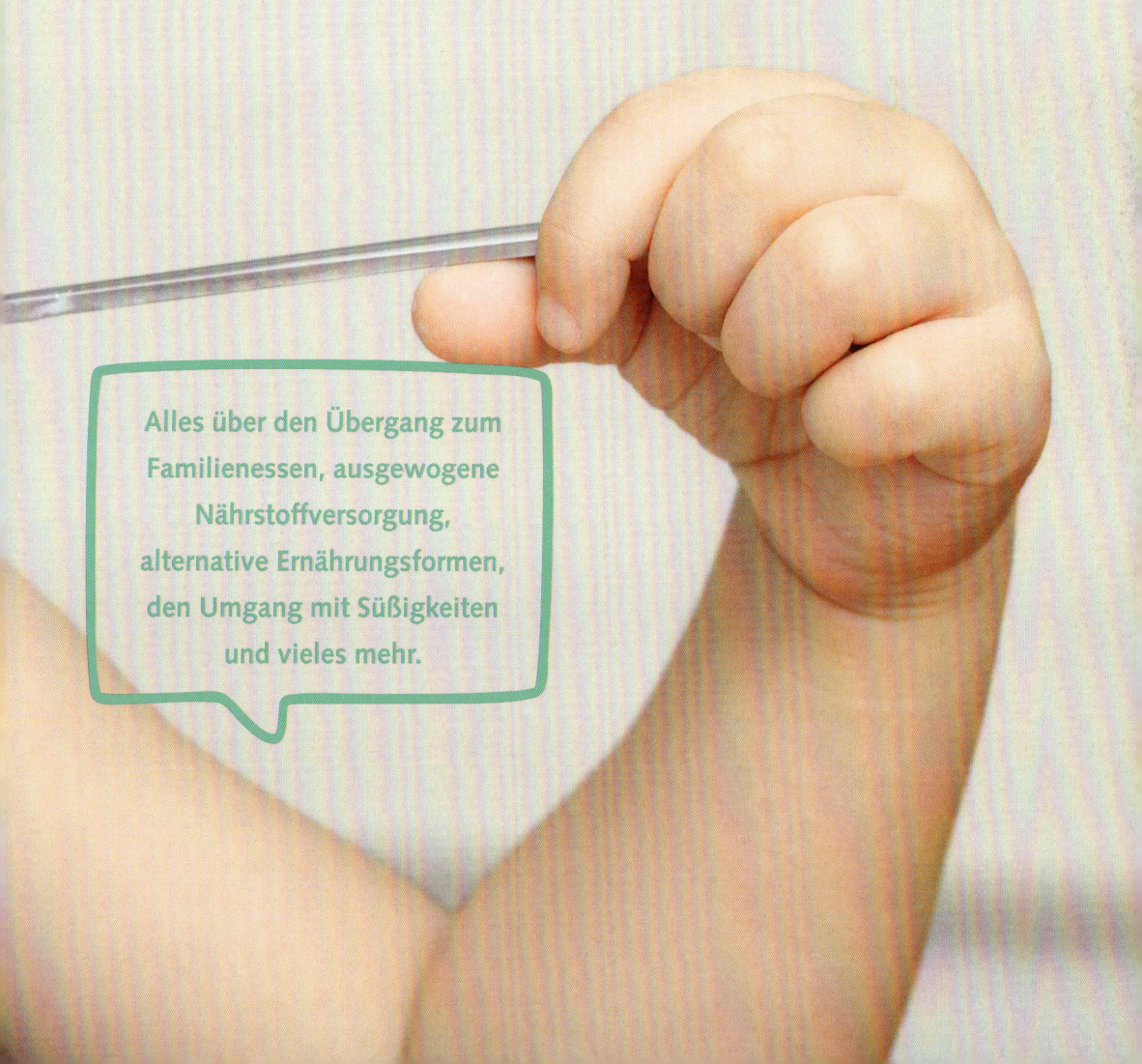

Alles über den Übergang zum Familienessen, ausgewogene Nährstoffversorgung, alternative Ernährungsformen, den Umgang mit Süßigkeiten und vieles mehr.

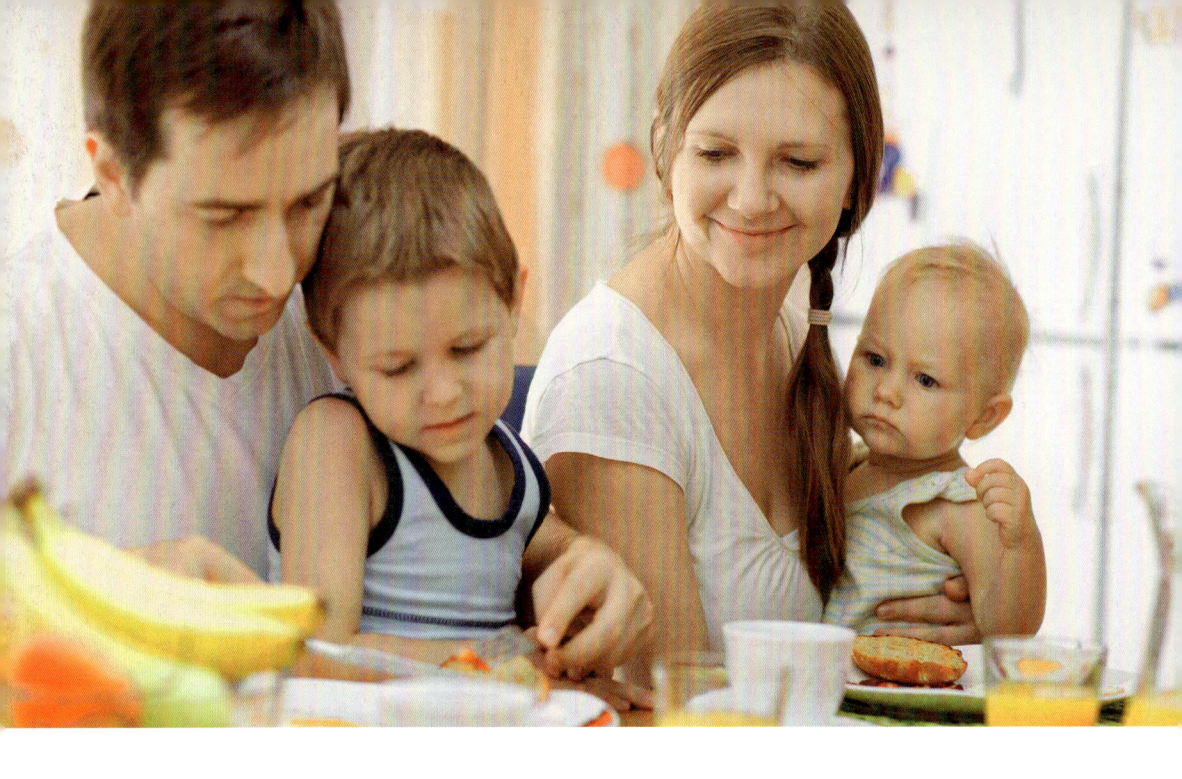

Eine für alle: Die Grundlage einer gesunden Ernährung für die ganze Familie

Ihr Baby ist jetzt (fast) ein Jahr alt. Sie haben schon viel miteinander erlebt: Es hat gelernt aus der Brust oder der Flasche zu trinken. Es kann Ihnen zeigen, wann es Hunger hat und wann es satt ist – und Sie haben gelernt, es immer besser zu verstehen. Nachdem es am Anfang nur trinken konnte, hat es nun auch gelernt, Brei von einem Löffel zu essen. Jetzt steht der nächste Entwicklungsschritt an: das Essen von fester Nahrung.

Etwa ab dem Ende des ersten und Anfang des zweiten Lebensjahres braucht Ihr Kind kein spezielles Säuglingsessen mehr, sondern kann das gleiche Essen bekommen wie die älteren Familienmitglieder. Dabei stellt sich natürlich die Frage, wie gesunde Mahlzeiten für die kleinen und großen Familienmitglieder zubereitet werden sollen. Die hier vorgestellten Empfehlungen orientieren sich an der sogenannten »Optimierten Mischkost«. Dieses Konzept für eine gesunde Familienernährung wurde vom Forschungsinstitut für Kinderernährung Dortmund entwickelt (siehe Seite 9). Ebenso wie der Ernährungsplan für das 1. Lebensjahr wurden bei der Entwicklung der Optimierten Mischkost wissenschaftliche und praktische Kriterien berücksichtigt. Obwohl die Optimierte Mischkost schon Anfang dcr 90cr Jahrc das crstc Mal veröffentlicht wurde, ist sie immer noch aktuell. Zwar sind die Grundlagen immer dieselben geblieben. Bei regelmäßigen Überarbeitungen der Empfehlungen wurden aber immer die neuesten Erkenntnisse aus der Forschung berücksichtigt.

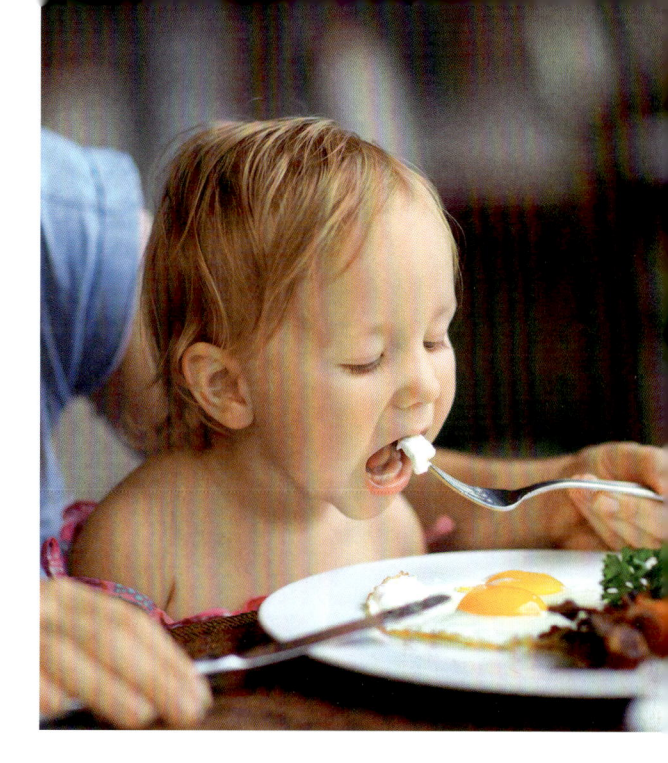

Gesunde Ernährung: Was heißt das eigentlich? Eine Ernährung wird dann als gesund bezeichnet, wenn sie folgende Voraussetzungen erfüllt:

• Sie liefert genug, aber nicht zu viel Energie für den Alltag und bei Kindern zusätzlich für das Wachstum.
• Sie liefert alle Vitamine und Mineralstoffe, die der Körper braucht, und beugt so einem Nährstoffmangel vor.
• Sie schützt auch langfristig vor Krankheiten, bei deren Entstehung die Ernährung eine Rolle spielen kann, zum Beispiel Übergewicht, manche Krebserkrankungen, Herz-Kreislauf-Erkrankungen oder Diabetes. Ihre Vorbeugung (Prävention) beginnt schon im frühen Kindesalter.

Leider hat die Wissenschaft zurzeit noch nicht alle Mechanismen verstanden, wie diese Krankheiten entstehen und wie wir uns und vor allem unsere Kinder langfristig schützen können. Aus den vielen verschiedenen Studien zu diesem Thema kristallisiert sich aber heraus, dass ein hoher Verzehr pflanzlicher Lebensmittel, vor allem von Gemüse, aber auch von Obst, Vollkorngetreide, Kartoffeln und Hülsenfrüchten, eine positive Wirkung auf die derzeitige und die zukünftige Gesundheit hat.

Daraus ergeben sich drei einfache Regeln für die tägliche Ernährung:
Pflanzliche Lebensmittel sollten reichlich gegessen werden.

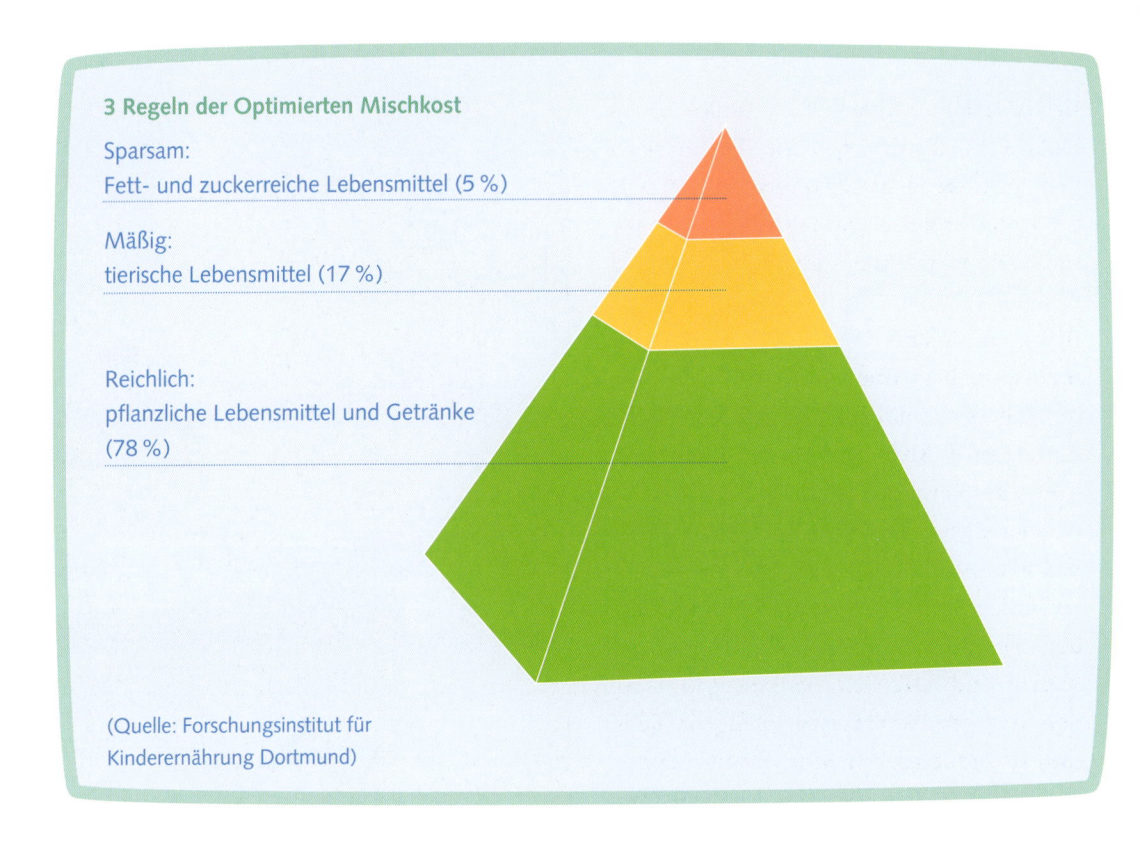

3 Regeln der Optimierten Mischkost

Sparsam:
Fett- und zuckerreiche Lebensmittel (5 %)

Mäßig:
tierische Lebensmittel (17 %)

Reichlich:
pflanzliche Lebensmittel und Getränke
(78 %)

(Quelle: Forschungsinstitut für
Kinderernährung Dortmund)

Dazu gehören vor allem Gemüse und Obst, aber auch Kartoffeln, Brot und Getreideprodukte wie Nudeln, Reis oder Müsli. Sie machen zusammen insgesamt etwa zwei Drittel (69 %) der Lebensmittel in der täglichen Ernährung aus.

Auch trinken sollten Kinder reichlich, im Kleinkinderalter etwa 600 bis 700 ml am Tag.

Tierische Lebensmittel sollten mäßig verzehrt werden.

Das sind Milch und Milchprodukte, Fleisch, Fisch oder Eier. Zusammen machen diese Lebensmittel nur etwa ein Viertel (24 %) der täglichen Ernährung aus, davon besteht der größte Anteil aus Milch und Milchprodukten.

Zucker- und fettreiche Lebensmittel sollten sparsam verzehrt werden. Dazu gehören Süßigkeiten, Gebäck, Knabberartikel wie Salzstangen und Chips sowie Fett zum Kochen und Butter oder Margarine als Streichfett. Zusammen machen sie nur etwa 7 % der Lebensmittel der Ernährung aus.

In der Tabelle auf Seite 216 finden Sie Anhaltswerte für altersgemäße Verzehrmengen von Lebensmittelgruppen. Sie können als grobe Orientierung dafür dienen, was und wie viel ein Kleinkind ungefähr essen sollte.

Beachten Sie aber bitte, dass diese Werte nicht den individuellen Bedarf Ihres Kindes angeben, sondern nur Mittelwerte für Kinder einer Altersgruppe sind. Wenn Ihr Kind zum Beispiel eher klein und schlank ist oder sich nicht so viel bewegt, braucht es von allen Lebensmitteln etwas weniger, als in der Tabelle angegeben. Andere Kinder, die vielleicht für ihr Alter groß und kräftig sind oder sich viel bewegen, werden dagegen von diesen Mengen nicht satt, sie brauchen von allem etwas mehr.

Wichtiger als die absoluten Mengen sind die Verhältnisse der Lebensmittelgruppen untereinander. Das heißt, ein Kind, das eher weniger isst, sollte nicht eine Lebensmittelgruppe ganz weglassen oder davon deutlich weniger essen und gleichzeitig die Mengen der anderen Lebensmittel beibehalten. Umgekehrt sollte ein guter Esser von allen Lebensmittelgruppen ein bisschen mehr essen und nicht etwa die Menge einer einzelnen Lebensmittelgruppe, zum Beispiel Milch und Milchprodukte, erhöhen. Auf diese Weise bleibt die Zusammensetzung der Ernährung in einem guten Gleichgewicht.

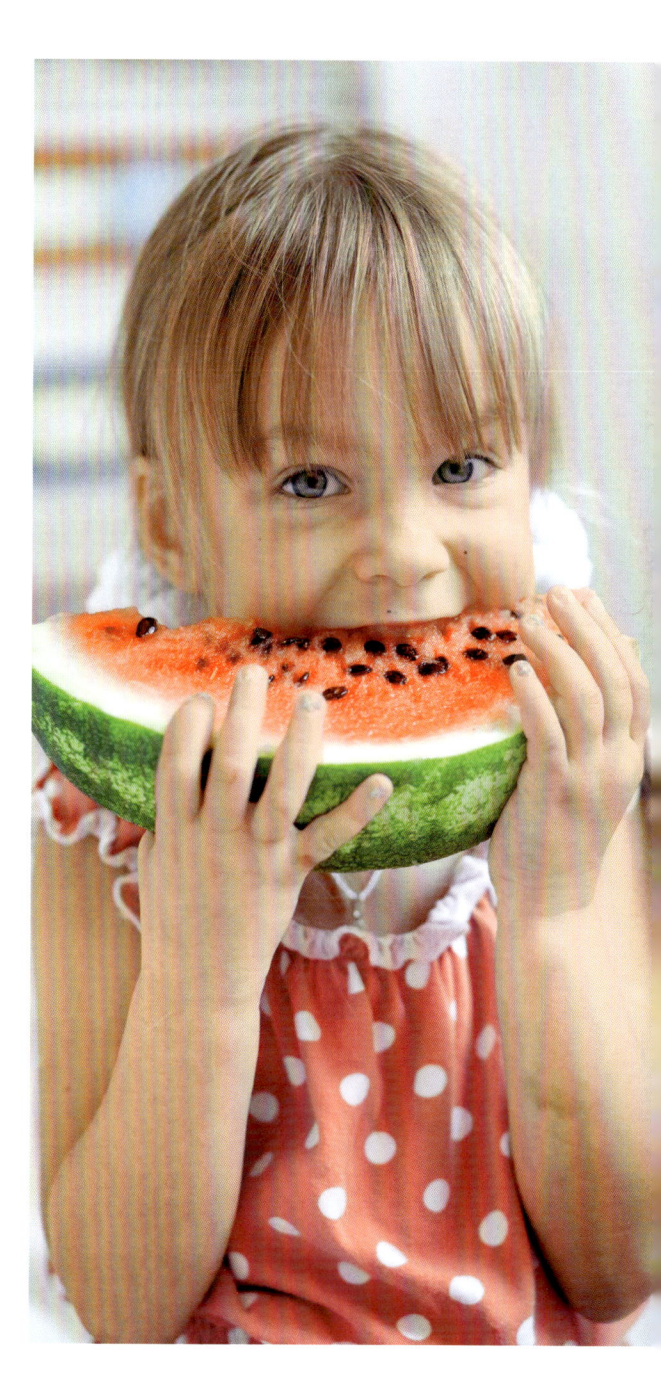

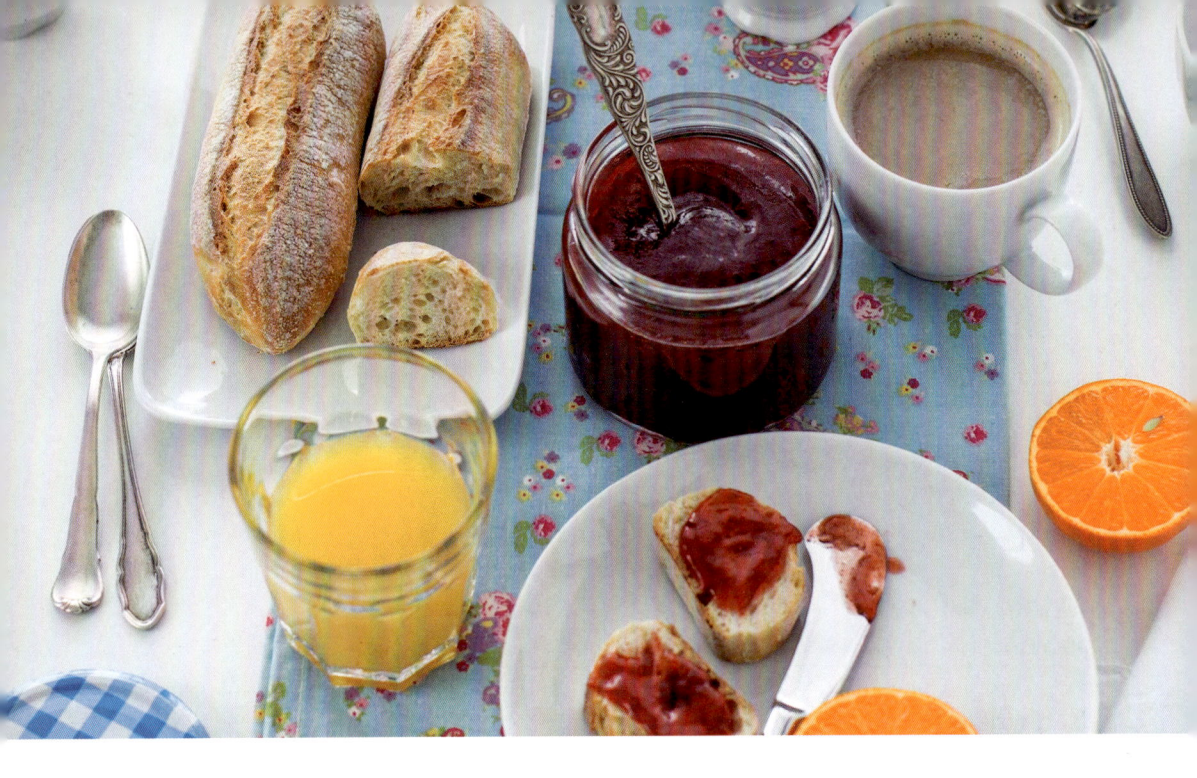

Eine gesunde Ernährung besteht aus gesunden Mahlzeiten

Menschen erleben ihre Ernährung im Alltag als eine Folge von Mahlzeiten. Ihre Zusammensetzung addiert sich über den Tag zu einer gesunden oder eher weniger gesunden Tagesernährung.

Traditionell gibt es in Deutschland fünf Mahlzeiten am Tag, drei Hauptmahlzeiten und zwei Zwischenmahlzeiten. Üblicherweise werden die Hauptmahlzeiten zum Frühstück, zum Mittagessen und zum Abendessen gegessen. Die kleineren Zwischenmahlzeiten gibt es vormittags und nachmittags. Das Mittagessen ist üblicherweise eine warme Mahlzeit, Frühstück und Abendessen sind häufig kalt.

Die Zusammensetzung dieser täglichen Mahlzeiten orientiert sich ebenfalls an den drei Regeln: reichlich pflanzliche Lebensmittel, mäßig tierische Lebensmittel, sparsam fett- und zuckerreiche Lebensmittel. Ganz wichtig: Zu jeder Mahlzeit gehört ein Getränk!

Die Zusammensetzung der einzelnen Mahlzeiten kann in Form von Pyramiden veranschaulicht werden. Die Lebensmittel, die reichlich gegessen werden sollen, finden sich am Fuß der Pyramide, ihre Fläche ist entsprechend groß. Lebensmittel, die nur sparsam gegessen werden sollen, sind an der Spitze abgebildet: Ihre Fläche ist nur klein.

Das Mittagessen, die warme Hauptmahlzeit

Üblicherweise ist in Deutschland die warme Mahlzeit das Mittagessen. Natürlich kann das warme Essen auch vom Mittag auf den Abend verlegt werden, wenn alle Familienmitglieder zu Hause sind. Sie können Ihrem Kind dann stattdessen mittags eine kalte Hauptmahlzeit geben.

Hauptbestandteil der warmen Mahlzeit sind Gemüse oder Salat und Kartoffeln oder ein Getreideprodukt wie Nudeln oder Reis. Fleisch brauchen Sie nicht mehr jeden Tag zu geben. Der Bedarf an Eisen, für das Fleisch ein besonders guter Lieferant ist, ist im Kleinkindalter nicht mehr so hoch wie bei Säuglingen. Außerdem sind die Portionen im Kleinkindalter größer als im Säuglingsalter. Daher reicht es, nur noch an 3 Tagen in der Woche ein Gericht mit Fleisch anzubieten.

An den anderen Tagen gibt es vegetarische Gerichte. Grundlage sind Hülsenfrüchte (z. B. als Eintopf), Kartoffeln (z. B. als Gratin), Reis, Nudeln oder ein anderes Getreide (z. B. als Auflauf) in Kombination mit einer großen Portion Gemüse oder Salat. Vegetarische Rezepte finden Sie ab Seite 244. Einmal pro Woche steht eine Mahlzeit mit Fisch auf dem Speiseplan.

Wenn Sie sich und Ihr Kind komplett vegetarisch ernähren möchten, finden Sie Tipps auf Seite 182.

Gewöhnen Sie Ihr Kind nicht an ein Dessert nach dem Hauptgang. Der Nachtisch sollte die Ausnahme bleiben, zum Beispiel am Wochenende. Das hat verschiedene Gründe.

• Zum einen essen Kinder in Deutschland sowieso schon genug Süßes. Eine weitere Portion nach dem Mittagessen ist daher nicht nötig.

• Zum anderen besteht ein typisches Dessert in Deutschland meist aus einem Milchprodukt, zum Beispiel einem Pudding oder einer Quarkspeise. Das Calcium aus der Milch beeinträchtigt aber die Eisenaufnahme, zum Beispiel aus dem Fleisch oder den Vollkornnudeln. Eisen ist aber ein kritischer Nährstoff in Deutschland, auf dessen Zufuhr besonders geachtet werden sollte (siehe Seite 172).

• Ein süßer Nachtisch nach einem pikanten Mittagessen könnte aber auch da-

Lebensmittelpyramide in der Optimierten Mischkost optiMIX

Öl

Fisch

Fleisch

Gemüse, Salat

Kartoffeln, Nudeln, Getreide, Hülsenfrüchte

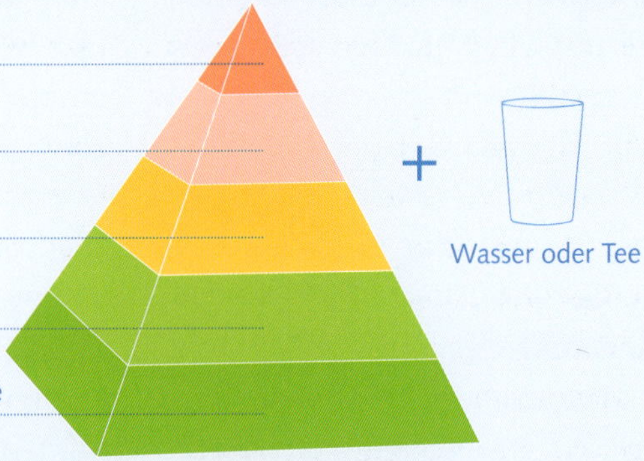

1 warme Mahlzeit pro Tag (z. B. Mittagessen)

+ Wasser oder Tee

Fett

Wurst, Käse

Brot, Getreide(flocken)

Obst, Rohkost

Milch, Milchprodukte

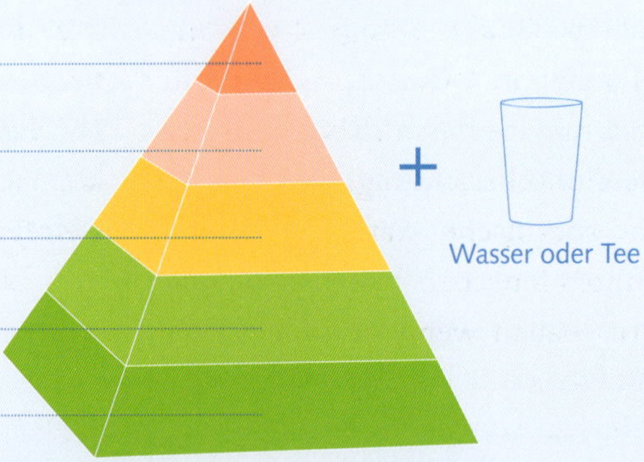

2 kalte Mahlzeiten pro Tag (z. B. Frühstück, Abendessen)

+ Wasser oder Tee

Fett

Limonade, Süßigkeiten, Knabberartikel

Brot, Getreide(flocken)

Milch, Milchprodukte

Obst, Rohkost

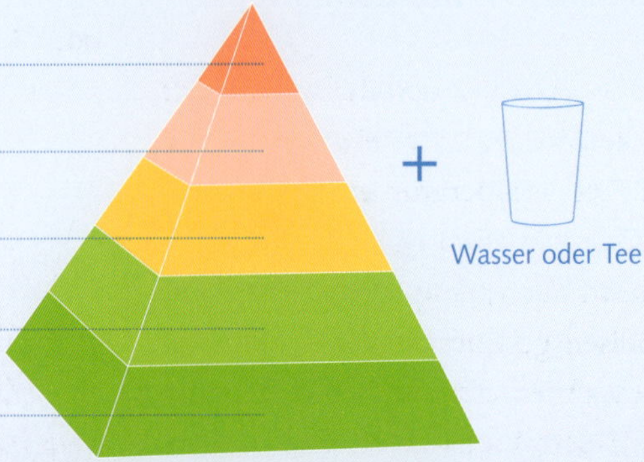

2 Zwischenmahlzeiten pro Tag (z. B. vormittags, nachmittags)

+ Wasser oder Tee

(Quelle: Forschungsinstitut für Kinderernährung Dortmund)

zu führen, dass Kinder weniger von der Hauptspeise essen. Sie verlassen sich darauf, ihren restlichen Hunger durch eine Süßspeise zu stillen.

• Außerdem könnte der regelmäßige Genuss von Desserts zu einer höheren Energiezufuhr führen: Mit zunehmendem Verzehr nimmt der Appetit auf eine Geschmacksrichtung ab, zum Beispiel während der Hauptmahlzeit auf pikant gewürzte Speisen, unabhängig vom abnehmenden Hunger. Dieses Phänomen wird »sensorisch-spezifische Sättigung« (siehe Seite 209) genannt. Wenn dann aber ein süßes Dessert serviert wird, also eine ganz andere Geschmacksrichtung, wird diese sensorisch spezifische Sättigung überwunden und Menschen bekommen wieder Appetit – auch wenn sie sich vorher satt gefühlt haben.

Warme oder kalte Mahlzeiten?

Muss es eine warme Hauptmahlzeit geben? Oder reichen auch kalte Mahlzeiten? Ja und nein. Die Temperatur einer Mahlzeit ist natürlich nicht wichtig. Sie können sich und Ihr Kind auch ohne Weiteres nur mit kalten Speisen gesund ernähren. Der Vorteil von gekochten, also warmen Speisen ist aber die größere Vielfalt. Manche Lebensmittel, wie Hülsenfrüchte oder Kartoffeln, sind für Menschen roh ungenießbar. Außerdem bieten warme Zubereitungsarten wie Kochen, Schmoren, Dünsten, Überbacken viel mehr Möglichkeiten für die Speisenzubereitung. Und eine vielfältige Ernährung liefert mit einer großen Wahrscheinlichkeit auch alle Nährstoffe, die wir brauchen.

Frühstück und Abendessen – die kalten Hauptmahlzeiten

Die beiden kalten Hauptmahlzeiten bestehen aus einer Portion Milch oder einem Milchprodukt, zum Beispiel Joghurt. Dazu kommt Gemüserohkost oder Obst, sowie Getreideflocken (als Müsli) oder Brot.

Bitte beachten Sie: In der Mahlzeitenpyramide für die kalte Hauptmahlzeit sind Milch und Milchprodukte ganz unten abgebildet, obwohl sie eigentlich nur mäßig gegessen werden sollten. Das liegt zum einen daran, dass eine Portion Milch oder Joghurt (z. B. ein Glas) mehr wiegt als

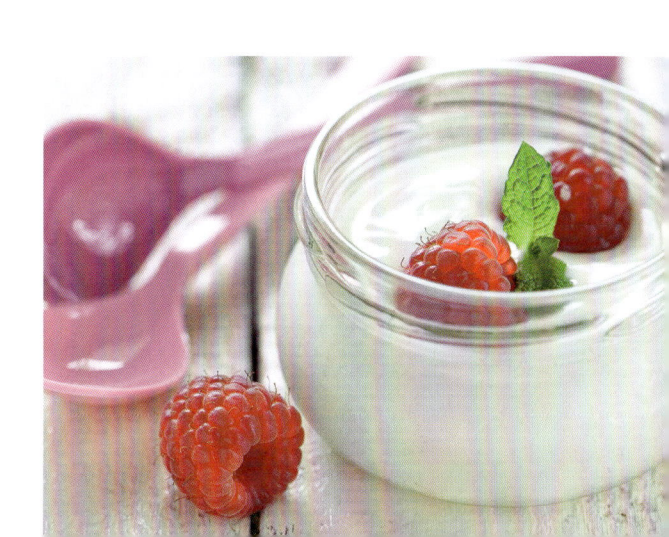

zum Beispiel eine Portion Brot (eine Scheibe). Zum anderen enthalten die beiden anderen Pyramiden keine oder sehr wenig Milch und Milchprodukte. In der Summe ergibt das am Tag einen mäßigen Verzehr.

Die Zwischenmahlzeiten

Die zwei Zwischenmahlzeiten werden üblicherweise vormittags (z. B. als zweites Frühstück im Kindergarten) und nachmittags gegessen. Sie bestehen hauptsächlich aus Brot und Obst oder Gemüserohkost.

Wichtig: Zu jeder Mahlzeit gehört ein Getränk (siehe Seite 152).

Portionsgrößen

Eine grobe Orientierung für eine altersgerechte Portion kann die Menge eines Lebensmittels sein, die in oder auf die Hand Ihres Kindes passt:

• Eine Portion großstückiges Obst oder Gemüse (Apfel, Mandarine, Kohlrabi) passt auf eine Hand.

• Zwei Hände zur Schale geformt sind das Maß für zerkleinertes oder kleinstückiges Gemüse oder Obst, zum Beispiel Beeren oder Salat, sowie für Beilagen (Kartoffeln, Reis oder Nudeln).

• Eine Portion Brot entspricht der gesamten Handfläche mit ausgestreckten Fingern.

• Eine Portion Fleisch ist in etwa so groß wie ein Handteller.

So könnte ein kindgerechter Speiseplan aussehen

Frühstück	Ein Wurstbrot, dazu Kiwi und eine Portion Kakao	Müsli aus Haferflocken mit Apfelstückchen
Zwischenmahlzeit	Ein Stück Brötchen mit etwas Apfel	Milchbrötchen mit Orangensaft
Mittagessen	Nudeln mit Tomatensoße	Kartoffeln, Spinat und Hackbällchen
Zwischenmahlzeit	Ein Keks, eine Pflaume	Rosinenbrötchen und etwas Banane
Abends	Ein Käsebrot und Cocktailtomaten	Etwas Rohkostsalat mit Joghurtdressing, Brot mit Frischkäse

... dazu ein Getränk zu jeder Mahlzeit!

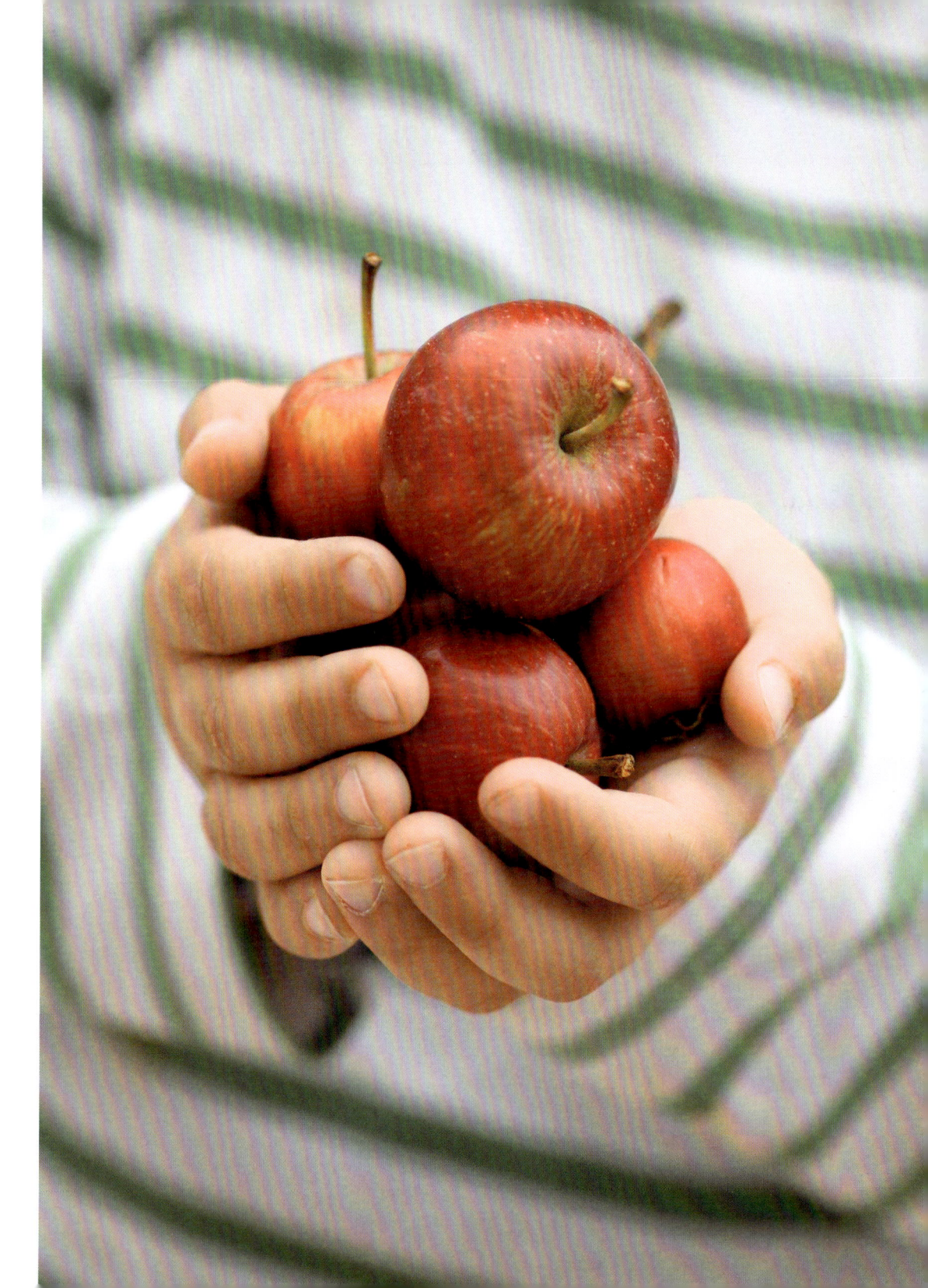

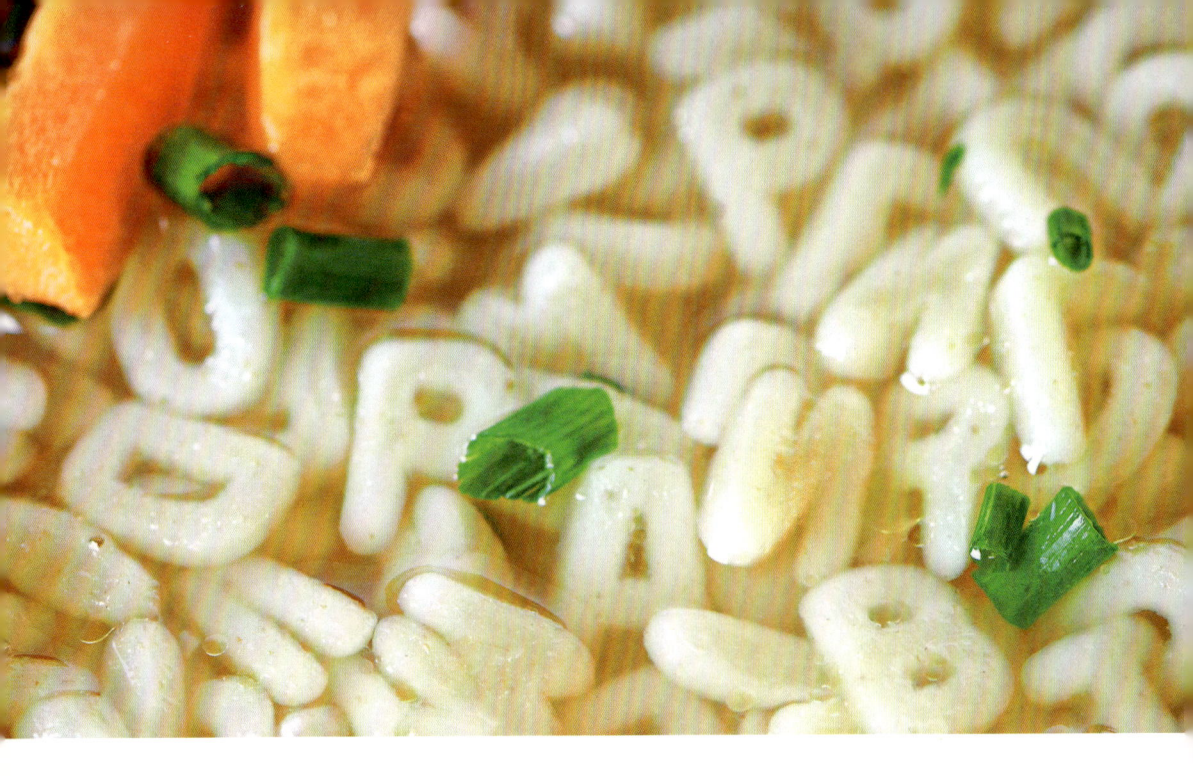

Der Übergang vom Brei zum Familientisch

Mit dem Übergang zur Familienernährung erweitert sich der Speiseplan Ihres Kindes zunehmend. Es lernt jetzt viele neue Lebensmittel und Gerichte kennen:

Während im Brei noch Kartoffel, Gemüse und Fleisch gemischt wurden, bekommt es diese Lebensmittel jetzt einzeln.

Auch wenn Ihr Kind noch keine oder nur wenig Zähne hat, kann es schon Lebensmittel mit den Kieferleisten zerdrücken. Anstelle der flüssigen Milch und des homogenen weichen Breis isst es jetzt Lebensmittel, die stückig sind oder sich im Mund ganz hart anfühlen. Was für uns eine Selbstverständlichkeit ist, ist für Ihr Kind etwas Neues.

Außerdem zeigen Kleinkinder vermehrt das Bedürfnis, selbstständig zu handeln, auch bei den Mahlzeiten. Nur den Mund beim Füttern aufmachen und schlucken ist auf Dauer zu langweilig. Lieber nimmt es den Löffel selbst in die Hand und versucht, es Mama oder Papa nachzumachen. Unterstützen Sie Ihr Kind bei dieser Entwicklung – auch wenn anfangs noch nicht alles im Mund ankommt.

Checkliste für den Übergang

• Sorgen Sie beim Essen für eine leicht zu reinigende Umgebung. Fliesen oder Linoleum sind leichter zu säubern als ein Teppichboden, wenn etwas herunterfällt.

• Legen Sie ein abwaschbares Set unter den Teller und legen Sie Papierservietten oder eine Küchenrolle bereit.

• Geben Sie das Essen auf Plastikteller.

• Geben Sie dem Kind immer nur kleine Portionen. Dann freut sich Ihr Kind, wenn es den ganzen Teller leer gegessen hat. Und wenn der Teller beim Essen herunterfallen sollte, ist es für Sie nicht so ärgerlich.

• Machen Sie Trinkbecher nicht ganz voll, damit sie für Ihr Baby leichter zu heben sind.

• Teilen Sie Kartoffeln und Gemüse mit der Gabel in Kinderhand-gerechte Brocken.

• Bieten Sie nur leicht zu kauende Fleischspeisen an, wie zum Beispiel Wurst oder Hackbällchen. Kurzgebratenes oder andere Fleischstücke teilen Sie am besten in ganz kleine Stückchen.

• Schneiden Sie das Brot in kleine, mundgerechte Stücke (im Volksmund »Reiterchen« genannt).

• Schimpfen Sie nicht, wenn etwas daneben geht – aber loben Sie, wenn etwas gut geklappt hat.

Am einfachsten ist dieser Übergang für Ihr Kind, wenn es von Anfang an bei den gemeinsamen Familienmahlzeiten dabei sein kann und kleine Stückchen von Ihrem Essen probieren kann (sie Seite 116 ff.). Zum Beispiel können Sie Ihrem Kind bei Ihrem Frühstück kleine Brotstückchen ohne Rinde oder einen Bissen vom Inneren eines Brötchens anbieten. Beim Mittagessen kann es kleine Stückchen Kartoffeln oder gekochte Nudeln auf einem kleinen Teller bekommen, die es vielleicht schon selbst in den Mund stecken kann. Abends kann es ein Stückchen Wurst bekommen und zwischendurch weiches Obst oder einen Keks.

Natürlich wird Ihr Kind von diesen kleinen Mengen noch nicht richtig satt, sondern braucht noch seine gewohnten Breie und die Milchmahlzeit. Aber es lernt auf diese Weise spielerisch zu kauen und zu schlucken. Es lernt auch verschiedene Geschmackseindrücke kennen. Außerdem ist Ihr Kind sicher stolz, schon zu essen wie die »Großen«.

Tipps gegen Verschlucken

Viele Eltern haben Angst, dass sich ihr Kind verschluckt. Lassen Sie Ihr Kind grundsätzlich nicht beim Essen allein. Wenn es sich doch verschluckt hat, klopfen Sie ihm vorsichtig auf den Rücken. Verzichten Sie auf kleine und harte Lebensmittel wie Nüsse und Bonbons (siehe Seite 167).

Manche Kinder stopfen sich auch den Mund voll und merken erst zu spät, dass sie die großen Mengen nicht mehr schlucken können. Meistens spucken sie dann allerdings alles wieder aus.

Wann geht's los?

Im Ernährungsplan für das 1. Lebensjahr ist der Übergang zum Familienessen ab einem Alter von etwa 9 Monaten (ab dem 10. Lebensmonat) vorgesehen (siehe Seite 20). Allerdings entwickeln sich Kinder unterschiedlich: Manche wollen schon früh das Familienessen ausprobieren, vielleicht, weil sie ihre großen Geschwister dabei beobachtet haben. Andere warten damit fast bis zu ihrem ersten Geburtstag.

Das hängt auch mit den großen individuellen Unterschieden bei der Entwicklung bestimmter Fertigkeiten zusammen, die für das Essen wichtig sind. Manche Kinder beginnen schon mit 4 Monaten, selbst feste Lebensmittel in den Mund zu nehmen, andere lassen sich damit Zeit, bis sie

> **Wichtig!**
>
> Jedes Kind darf in seinem Tempo essen lernen. Seine Verdauung ist darauf eingerichtet.

1 Jahr alt sind. Beides ist »normal« und kein Grund zur Sorge.

In der folgenden Tabelle finden Sie in Studien untersuchte Essfähigkeiten von Kleinkindern sowie das durchschnittliche Alter des Erlernens. Bitte bedenken Sie immer, dass Ihr Kind sich individuell und nicht unbedingt nach Plan entwickelt.

Lassen sie daher das Tempo, mit dem Ihr Kind essen lernen will, von ihm selbst bestimmen: Weit entwickelte Kinder können auch schon früher als im Ernährungsplan vorgesehen die erste feste Nahrung bekommen. Das schadet nicht, ihre Verdauung ist darauf eingerichtet. Wenn ein Kind etwas langsamer in seiner Entwicklung ist, kann es auch später anfangen. Genügend Energie und Nährstoffe liefern auch die Breie, die ja aus den gleichen Lebensmitteln bestehen wie die Mahlzeiten der Familienkost.

Vom Gemüse-Kartoffel-Fleisch-Brei zur warmen Mittagsmahlzeit

Die Zutaten für den Gemüse-Kartoffel-Fleisch-Brei sind identisch mit den Bestandteilen der warmen Hauptmahlzeit (siehe Seite 141). Wenn Sie den Gemüse-Kartoffel-Fleisch-Brei selbst kochen, können Sie anfangen, den Brei nicht mehr ganz fein zu pürieren oder die Zutaten nur

Essfähigkeiten von Kleinkindern

Ab wann beginnen Kinder …	Altersbereich	Die meisten beginnen im Alter von
feste Lebensmittel in den Mund zu nehmen	4 bis 12 Monate	6 Monaten
die Flasche mit beiden Händen zu halten	4 bis 12 Monate	7 Monaten
Essen zu kauen	12 bis 32 Monate	22 Monaten
Ess- und Trinkverhalten nachzuahmen	8 bis 18 Monate	11 Monaten
aus der Tasse zu trinken	10 bis 20 Monate	14 Monaten
zu versuchen vom Löffel zu essen	11 bis 20 Monate	15 Monaten
selbstständig vom Löffel zu essen	14 bis 26 Monate	18 Monaten
selbstständig die Gabel benutzen	18 bis 38 Monate	24 Monaten

(Quelle: Remo H. Largo, Babyjahre. Piper 2010)

noch mit der Gabel zu zerdrücken. Auch in den Fertigbreien für diese Altersgruppe (Junior-Menüs) sind schon kleine Stückchen enthalten.

Sie können jetzt auch die einzelnen Bestandteile der Mahlzeit, Gemüse, Kartoffeln und Fleisch oder Fisch, getrennt voneinander servieren. Ihr Kind lernt so die Geschmäcker der Lebensmittel einzeln kennen – und auch ihre Vielfalt. Mit der Zeit können Sie dann den Speiseplan erweitern und andere Gerichte anbieten (Ausnahmen siehe Seite 167). Der Fantasie sind dabei keine Grenzen gesetzt, Hauptsache, die Speisen sind so weich, dass Ihr Kind alles gut kauen kann.

Vom Milch-Getreide-Brei zur kalten Hauptmahlzeit

Auch der Milch-Getreide-Brei besteht aus den gleichen Lebensmitteln wie die kalte Hauptmahlzeit (siehe Seite 143).

Zum einen können Sie weiterhin einen Brei geben. Mit der Zeit gehen Sie von den feinen Instant-Flocken für Säuglinge zu etwas gröberen Flocken über. Es gibt sie zum Beispiel als handelsübliche zarte Haferflocken. Manche Hersteller von Säuglingsnahrungsmitteln bieten auch spezielle Kindermüslis an. Achten Sie bei diesen Produkten darauf, dass Sie nach Möglichkeit eines ohne Zuckerzusätze nehmen. Das Obst für den Brei wird jetzt nicht mehr püriert, sondern mit der Gabel zerdrückt oder in Stückchen geraspelt oder geschnitten. Auf diese Weise geht der Brei in ein gesundes Müsli über.

Zum anderen können Sie statt eines Müslis Ihrem Kind auch eine Brotmahlzeit mit Milch und Obst oder Rohkost geben. Als Brot eignen sich vor allem Sorten ohne Körner, an denen sich Ihr Kind sonst leicht verschlucken könnte. Schneiden Sie die Rinde ab und servieren Sie das Brot dünn mit Butter oder Margarine, Streichwurst oder -käse bestrichen in kleinen Stückchen. Die kann sich Ihr Baby dann schon selbst mit den Fingern in den Mund stecken. Dazu kommt eine Portion Milch (zur Sorte siehe Seite 190) und Obst oder Roh-

> **Geeignete Gerichte für Kleinkinder sind zum Beispiel**
>
> Vegetarisch:
> - Reispfanne mit Gemüse
> - Nudeln mit Tomatensoße
> - Kartoffeln mit Gemüse-Dip
> - Apfelpfannkuchen
>
> Mit Fleisch:
> - Putengeschnetzeltes mit Reis und Brokkoli
> - Hackbällchen mit Gemüse und Kartoffeln
> - Auflauf mit Fleischwurst, Gemüse und Kartoffeln
>
> Mit Fisch:
> - Lachs (grätenfrei) mit Gemüsereis
> - Seelachsfilet (grätenfrei) mit Gemüse und Kartoffeln

kost. Hierfür eignen sich anfangs vor allem weiche Sorten wie Banane, Kiwi, Birne oder Pfirsich, die Ihr Kind gut kauen kann. Wenn es damit gut klarkommt, können Sie auch Gurkenscheiben oder Tomatenstückchen geben.

Natürlich können Sie auch einen Kartoffel-, Nudel- oder Reissalat als kalte Hauptmahlzeit anbieten. Achten Sie auf einen großen Anteil von Gemüse im Rezept und bereiten Sie das Dressing mit Joghurt oder einem anderen Milchprodukt zu.

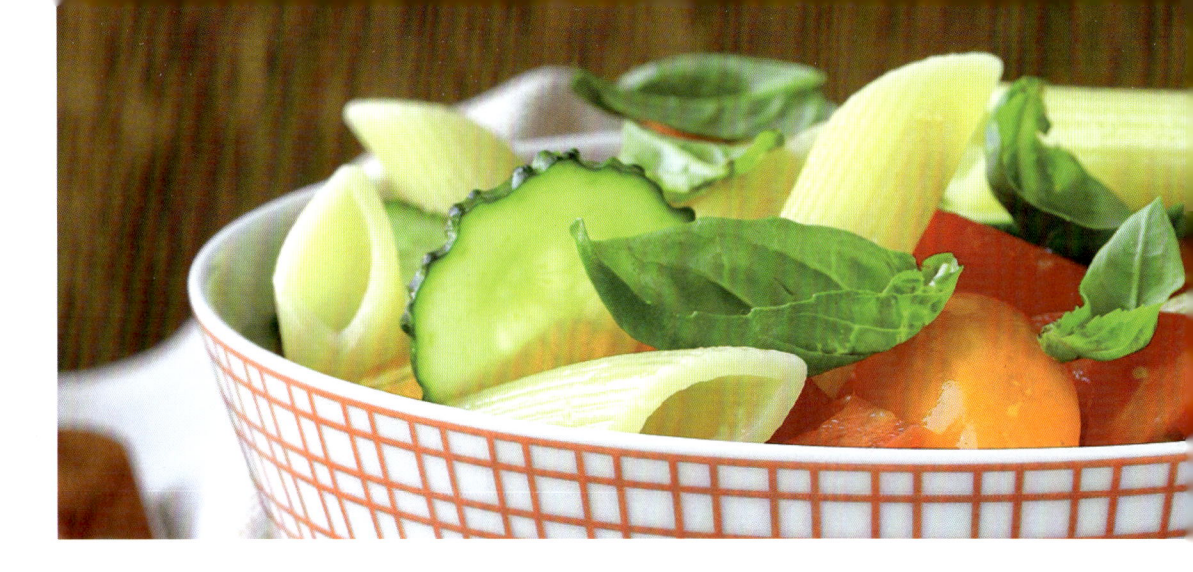

Vom Getreide-Obst-Brei zu zwei Zwischenmahlzeiten

Die Zusammensetzung des Getreide-Obst-Breis entspricht ebenfalls der einer Zwischenmahlzeit. Auch hier ändert sich nur die Konsistenz, das heißt die Festigkeit der Lebensmittel. Während anfangs alle Zutaten püriert und gemischt werden, können nun auch weiche Obstsorten zerdrückt oder etwas härtere geraspelt werden. Statt Instant-Flocken kann das Baby eine Dinkelstange oder ein Stückchen Brot bekommen.

Geben Sie diese Zwischenmahlzeiten zum Beispiel vormittags, zwischen Frühstück und Mittagessen, und nachmittags, zwischen Mittagessen und Abendessen. Natürlich sind auch andere Tageszeiten möglich – je nach Appetit Ihres Kindes und Ihrem Tagesablauf in der Familie.

Beispiele für kalte Hauptmahlzeiten

- Brot mit Frischkäse, Milch aus dem Becher und eine halbe Kiwi
- Ein Müsli aus zarten Haferflocken, Milch und geriebenem Apfel
- Ein Nudelsalat mit Gurke und Tomate und einem Joghurtdressing

Beispiele für Zwischenmahlzeiten

- Zwei Dinkelstangen mit einer halben Kiwi
- Ein Viertel Rosinenbrötchen mit einem Stück Banane
- Ein milchfreies Müsli aus zarten Haferflocken und Obstmus

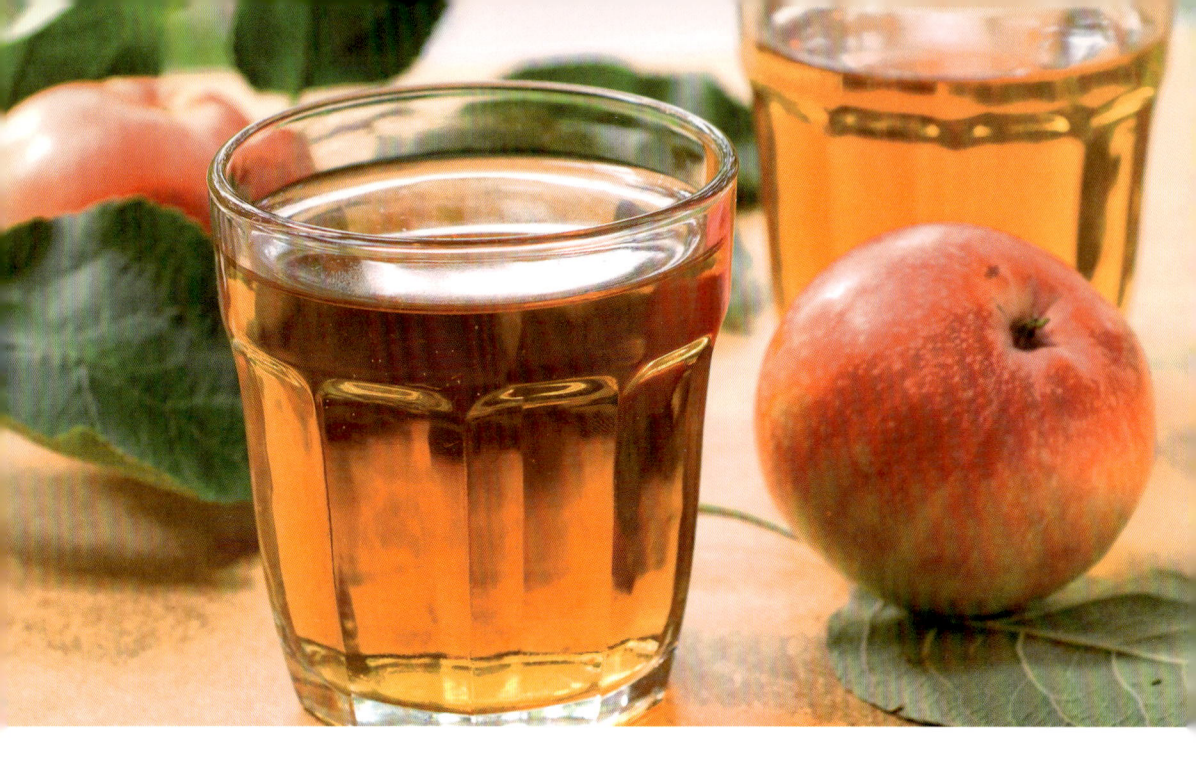

Die Lebensmittelgruppen

Getränke

Wasser ist der wichtigste Nährstoff für den Menschen. Achten Sie daher von Anfang an darauf, dass Ihr Kind ausreichend trinkt. Das beste Getränk in jedem Alter ist Trinkwasser (Leitungswasser) oder Mineralwasser. Lassen Sie das abgestandene Wasser aus der Leitung erst ablaufen, bis es deutlich kälter wird, bevor Sie Ihrem Kind davon etwas geben.

Als Alternative zum Wasser können Sie Ihrem Kind auch ungesüßte Kräuter- und Früchtetees zu trinken geben. Wenn Sie Ihrem Kind einen Beuteltee machen möchten, brühen Sie ihn mit kochendem Wasser auf und lassen ihn dann auf Trinktemperatur abkühlen. Es muss nicht unbedingt ein spezieller Baby-Teebeutel sein, obwohl diese ebenso wie andere Beikostprodukte besonders gut auf Schadstoffe kontrolliert werden.

Instant-Babytees, also lösliche Pulvertees, bestehen meist aus Tee-Extrakten und dem Trägerstoff Maltodextrin, einem Gemisch aus verschiedenen Zuckern. Baby-Tee schmeckt daher süß und prägt die Geschmacksvorlieben unnötig in diese Richtung. Außerdem ist es schädlich für die Zähne Ihres Babys.

Fruchtsäfte können Sie zum Durstlöschen im Verhältnis 2 Teile Wasser mit 1 Teil Saft als Schorle mischen.

Fruchtsaftgetränke und Fruchtnektare sind zwar von der Verpackung her genauso aufgemacht wie Säfte. Tatsächlich handelt es sich hierbei aber um Mischungen aus Saft und Wasser. Wegen des Geschmacks wurde noch Zucker zugesetzt. Ebenso wie Limonaden sind sie zum Durstlöschen weniger geeignet. Achten Sie daher genau auf die Verkehrsbezeichnung auf der Packung: Nur wo Saft draufsteht, ist auch reiner Saft drin.

Kein Cola für Kleinkinder

Koffeinhaltige Getränke wie Cola, Eistee oder schwarzer Tee sind für Kleinkinder ungeeignet. Koffein wirkt anregend auf das Nerven- und Herz-Kreislaufsystem. Dabei ist das Ausmaß der Wirkung individuell sehr unterschiedlich. Zwar gibt es keinen Grenzwert, ab welchem Alter Kinder koffeinhaltige Getränke trinken dürfen. Das Forschungsinstitut für Kinderernährung rät für Kleinkinder davon ab.

Hitliste geeigneter Getränke für Babys und Kleinkinder

1. Wasser (aus der Leitung oder aus der Flasche)
2. ungesüßter Kräuter- oder Früchtetee
3. verdünnter Saft

Eltern geben ihren Babys gerne Fencheltee, wenn das Kind Blähungen oder Bauchkrämpfe hat. Vor einiger Zeit warnte das Bundesinstitut für Risikobewertung (BfR) allerdings vor dem regelmäßigen Verzehr von Fencheltee bei Kindern. Einige Inhaltsstoffe waren im Tierexperiment krebserregend, allerdings nur bei einer Aufnahme, die um das 100- bis 1000-fache über dem normalen Verzehr des Menschen liegt. Es gibt keine Beobachtungen, die einen Zusammenhang zwischen Fencheltee und gesundheitlichen Risiken beim Menschen belegen. Der gelegentliche Verzehr von Fencheltee ist daher unbedenklich. Wird Tee aus Fenchelextrakten verwendet, sind die Mengen der potenziellen Risikostoffe sogar noch niedriger als bei Beuteltee. Wenn Ihr Kind aber Probleme mit dem Bauch hat, können Sie ihm auch warmes Wasser zu trinken geben. Auch eine leichte Bauchmassage im Uhrzeigersinn um den Bauchnabel ist ein gutes Mittel gegen Blähungen.

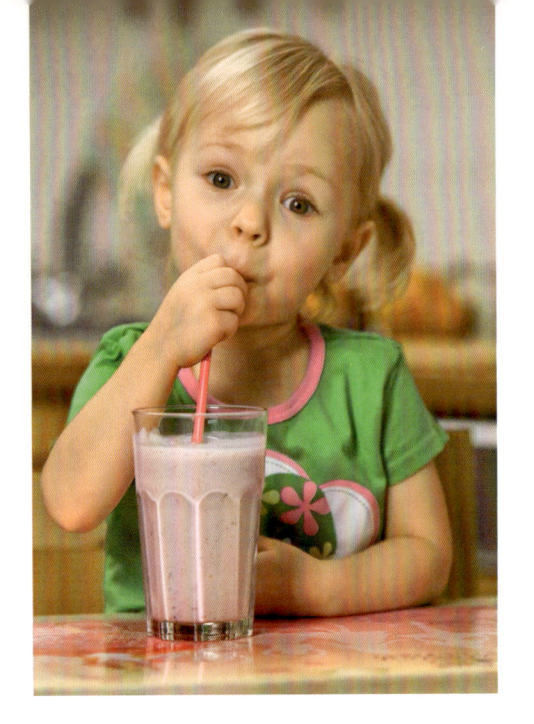

Gemüse und Obst

Eine große Portion Gemüse oder Obst gehört zu jeder Mahlzeit. Studien zeigen besonders für Gemüse einen protektiven, das heißt schützenden Effekt für verschiedene Krankheiten. Das liegt nicht nur an dem hohen Gehalt an verschiedenen Vitaminen und Mineralstoffen. Gemüse liefert uns Vitamin C, Beta-Carotin, Kalium, Magnesium und – je nach Sorte – auch noch andere Nährstoffe. Besonders für die Versorgung mit Folsäure, einem Vitamin, das für die Zellteilung und damit unter anderem für die Blutbildung wichtig ist, ist Gemüse der wichtigste Lieferant. Viele Gemüse- und Obstsorten sind auch reich an Ballaststoffen, zum Beispiel Karotten, Blumenkohl und Weißkohl sowie Kiwi, Ananas

und Beerenobst. Daher sättigen sie gut und regulieren die Verdauung.

In Obst und Gemüse sind auch »sekundäre Pflanzenstoffe« enthalten. Hinter diesem etwas sperrigen Begriff verbirgt sich eine Gruppe von chemisch unterschiedlichen Substanzen. Sie wirken auf ganz unterschiedliche Prozesse im Stoffwechsel und fördern so die Gesundheit. Die verschiedenen Gemüse- und Obstsorten enthalten jeweils ihr eigenes Sortiment an diesen Pflanzenstoffen. In Tomaten und Hagebutten ist es zum Beispiel das Lycopin, ein rotes Carotinoid, das im Körper als Radikalfänger wirkt. In Zwiebeln oder Äpfeln kommt das gelbe Flavonoid Quercetin vor. Es wirkt ebenso wie manche Vitamine antioxidativ.

Wegen dieser Vielfalt empfehlen manche Ernährungswissenschaftler, Gemüsesorten in verschiedenen Farben zu essen: rote Sorten (z. B. Tomaten), grüne (z. B. Blattspinat, Kopfsalat), gelbe (z. B. Paprika), weiße (z. B. Blumenkohl, Zwiebeln), lila (z. B. Aubergine) und orange (z. B. Karotten). Auf diese Weise bekommt der Körper nicht nur Nährstoffe, sondern auch ein großes Sortiment an sekundären Pflanzenstoffen.

Ein weiteres sehr wichtiges Argument für eine gemüse- und obstreiche Ernährung ist der Geschmack. Gemüse und Obst bieten vielfältige Geschmacksrichtungen und machen unser Essen bunt und abwechslungsreich. Klar, es heißt immer, Kinder mögen

Tipp

Schon für Kleinkinder sind alle Sorten
Obst und Gemüse geeignet, die es mag
und kauen kann. Das fängt mit den
gängigen Sorten an, die schon in der
Beikost vorkommen, wie Karotten,
Spinat oder Fenchel. Aber auch Kohl
können Kleinkinder essen, ebenso wie
Champignons oder andere Pilze.

Einige Sorten Obst sind so weich, dass Sie
sie schon früh Ihrem Kind roh geben können. Der Klassiker hierfür ist sicher die
Banane, die auch eine handliche Form hat.
Aber ebenso sind weiche Birnenstücke
oder Pfirsichspalten geeignet.

Waschen Sie das Obst und Gemüse vor
dem Essen gründlich. Bei kleineren Kindern können Sie das Obst, zum Beispiel
Äpfel, vor dem Essen schälen. Wenn Ihr
Kind gut kauen kann, sollte es langfristig
auch ungeschältes Obst bekommen. Viele
gesundheitsfördernde Stoffe sind nicht
gleichmäßig in der Frucht verteilt, sondern befinden sich unterhalb der Schale
und werden beim Schälen mit entfernt.

kein Gemüse. Tatsächlich sind manche Sorten, wie etwa Rosenkohl, mit einem leicht
bitteren Geschmack bei vielen Kindern
wenig beliebt. Ab Seite 200 können Sie
lesen, wie Kinder lernen können, eine Vielzahl von Sorten zu mögen.

Kochen oder nicht kochen?

Obst können Sie immer, Gemüse möglichst
häufig roh anbieten. Es gibt sogar Studien,
die zeigen, dass Schulkinder rohes Gemüse
lieber mögen als in gekochter Form – auch
deshalb, weil sie es problemlos als »Fingerfood« essen können. Gemüsesorten zum
roh essen sind zum Beispiel Tomaten, Gurken, Blumenkohl, Kohlrabi, Paprika, Ra-
dieschen, Fenchel oder Champignons. Für
kleinere Kinder sind rohe Gemüse oft noch
zu hart. Aber sobald sie gut kauen können, ist Rohkost eine gute Alternative zu
gekochtem Gemüse.

Gemüse und Obst aus der Flasche –
ein gleichwertiger Ersatz?

Ein bequemer Weg, Kinder zum Obst- und
Gemüseessen zu bewegen sind Säfte. Ge-
müse- und Obstsäfte bestehen aus dem
Saft der Frucht, feste Bestandteile sind
nicht enthalten. Der Ballaststoffgehalt ist
daher deutlich geringer als in der ganzen
Frucht. Außerdem werden viele Säfte aus
Konzentraten hergestellt und sind erhitzt.
Ein gleichwertiger Ersatz für »richtiges«
Obst und Gemüse sind sie daher nicht.

Seit ein paar Jahren gibt es auch sogenannte »Smoothies«. Das sind Ganzfrucht-
getränke, bei denen die ganze Frucht mit
Ausnahme von Schale und Kernen verarbeitet werden. Um eine cremige und sä-

mige Konsistenz zu erreichen, enthalten viele Smoothies aber auch einen mehr oder weniger hohen Saftanteil.

Smoothies sind gerade für kleine Kinder, die nicht so gerne kauen, interessant. Die Deutsche Gesellschaft für Ernährung (DGE) empfiehlt, dass ein »guter« Smoothie nicht mehr als 50 % Saft, keinen Zucker und keine Zusatzstoffe enthält. Dann können ein Smoothie oder auch ein Glas Saft gelegentlich eine Portion Gemüse oder Obst ersetzen.

Der Unterschied zwischen Obst und Gemüse

Als Obst werden die Früchte mehrjähriger Pflanzen bezeichnet. Gemüse sind im Gegensatz dazu alle anderen essbaren Pflanzenteile. Das können die Früchte einjähriger Pflanzen sein (z. B. Tomaten), Knollen (z. B. Sellerie), Blätter (z. B. Spinat) oder Blüten (z. B. Brokkoli). Ganz konsequent lässt sich diese botanische Definition nicht aufrechterhalten: So zählen die Kartoffeln traditionell nicht zu den Gemüsen und Rhabarber wird in Deutschland wie Obst zubereitet.

Kartoffeln und Getreide

Ebenso wie Gemüse und Obst gehören Kartoffeln oder Getreideprodukte, wie Nudeln, Reis oder Hirse, zu jeder Mahl-

> #### Erdbeeren für Kleinkinder?
>
> Erdbeeren sind gesund und lecker, sie enthalten mehr Vitamin C als Orangen und Zitronen. Trotzdem wird manchmal vor dem Verzehr von Erdbeeren bei Kleinkindern gewarnt, da sie angeblich eine »Erdbeerallergie« auslösen. Tatsächlich handelt es sich nicht um eine richtige Allergie, sondern um eine Pseudoallergie. Sie wird ausgelöst durch bestimmte Inhaltsstoffe in Erdbeeren, die im Körper Histamin freisetzen. Als Folge treten ähnliche Symptome wie bei einer Allergie auf, zum Beispiel Hautausschläge, die aber reversibel sind. Probieren Sie mit einer kleinen Erdbeere aus, ob Ihr Baby Erdbeeren verträgt. Wenn nicht, warten Sie auf die nächste Erdbeersaison und probieren es wieder. Ältere Kinder sind oft weniger empfindlich.

zeit. Sie liefern vor allem Kalorien in Form von Stärke, einem Kohlenhydrat. Als Vollkornprodukte sind Getreide aber auch reich an Ballaststoffen, ungesättigten Fettsäuren, Vitaminen der B-Gruppe und Eisen. Das macht Vollkorn gerade für Vegetarier zu einer wichtigen Lebensmittelgruppe (siehe Seite 182).

Geben Sie Ihrem Kind daher Getreide, also Brot, Flocken, Reis und Nudeln, mindestens zur Hälfte als Vollkornprodukt. Stark verarbeitetes Getreide, wie zum Beispiel in Frühstückscerealien oder dem »normalen« Mehl (Type 405) sowie Brot und Kuchen aus diesem Mehl, ist dagegen weniger gesund, da die nährstoffreichen Randschichten des Korns und der Keimling entfernt wurden. Solche Lebensmittel liefern praktisch nur Stärke.

Frühstückscerealien enthalten außerdem in der Regel noch viel zugesetzten Zucker. Sie sollten daher nicht pur, zum Beispiel als Zwischenmahlzeit, aus der Hand gegessen werden. Besser werden Frühstückscerealien mit Haferflocken gemischt und mit Milch und frischem Obst aufgewertet serviert.

Hülsenfrüchte

Hülsenfrüchte sind die getrockneten, reifen Samen von Leguminosen, also Erbsen, Linsen und Bohnen. Grüne, frische Erbsen und grüne Bohnen zählen also nicht zu den Hülsenfrüchten, sondern zu den Gemüsen, weil sie schon vor der Reife geerntet wurden.

Hülsenfrüchte sind sehr nährstoffreich. Besonders der hohe Gehalt an Ballaststoffen ist positiv zu bewerten, ebenso wie der hohe Gehalt an pflanzlichem Eiweiß. Die Kohlenhydrate aus Hülsenfrüchten werden nur sehr langsam verdaut, das wirkt

sich positiv auf den Zuckerstoffwechsel aus und führt zu einer guten, langandauernden Sättigung. Darüber hinaus haben Hülsenfrüchte noch einen für pflanzliche Lebensmittel hohen Gehalt an Eisen und sollten vor allem bei Vegetariern regelmäßig auf dem Speiseplan stehen. Auch Kleinkinder können schon Hülsenfrüchte verdauen und von ihrem hohen Nährstoffgehalt profitieren. Besonders gut geeignet für Kleinkinder sind rote Linsen, die schnell gar sind und sehr weich (Rezept z. B. Seite 254).

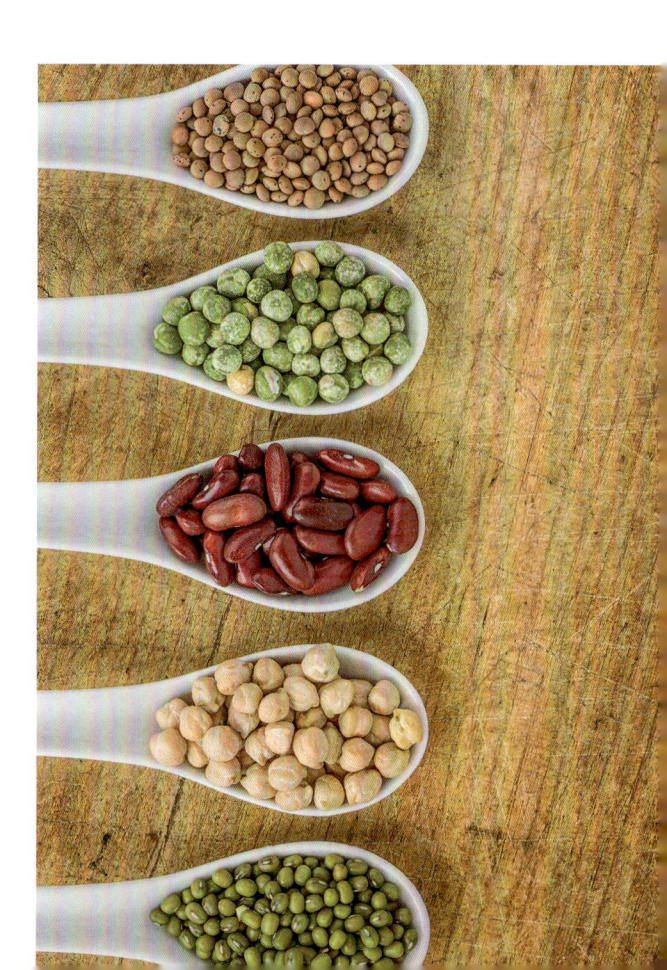

Schwer verdaulich?

Ballaststoffe und nicht verwertbare Kohlenhydrate haben Hülsenfrüchte in Verruf gebracht. Sie gelten als schlecht verdaulich und sollen zu Blähungen führen. Allerdings haben diese sogenannten Oligosaccharide (das sind mittellange Ketten von Zuckermolekülen) aus Hülsenfrüchten, die die Blähungen verursachen können, auch eine präbiotische Wirkung – ebenso wie manche Zusätze zum Beispiel in Fertigmilch (siehe Seite 68). Sie liefern Energie für die Darmbakterien und unterstützen so Darmgesundheit und Verdauung.

Milch und Milchprodukte

Milch und Milchprodukte sind eine sehr umstrittene Lebensmittelgruppe. Manche schwören auf Milch als wichtigen Lieferanten für Nährstoffe, vor allem von Eiweiß, Calcium und Vitamin B2. Andere sehen Milch und Milchprodukte skeptischer und argumentieren, dass Menschen nach dem Säuglingsalter von Natur aus keine Milch mehr brauchen.

Wenn Sie Ihrem Kind Milch geben möchten, ist es gleichgültig, ob Sie Frischmilch, längerfrische ESL-Milch oder H-Milch-Produkte nehmen. Diese Milchsorten werden unterschiedlich lange erhitzt und sind daher mehr oder weniger lange haltbar. In ihrem Nährstoffgehalt unterscheiden sie sich kaum. Geben Sie Ihrem Kind keine unerhitzte, also rohe Milch, denn sie kann Überträger von Krankheiten sein. Auch wenn solche Fälle nur selten auftreten, sind die Folgen für die Betroffenen oft schwerwiegend (siehe auch Seite 167, Was Kleinkinder noch nicht essen sollen).

Milchprodukte wie Joghurt, Quark, Dickmilch sind ein gleichwertiger Ersatz für Trinkmilch. Sie enthalten ebenso viel Eiweiß, Calcium und Vitamine wie die Milch, aus der sie gemacht wurden. Viele Fertigprodukte, wie Fruchtjoghurts oder -quarks, enthalten allerdings weniger »Frucht«, als der Name suggeriert, dafür aber eine ordentliche Portion Zucker. Besser wäre es, Milchspeisen mit frischem Obst und wenig Zucker selbst herzustellen. Das gleiche gilt für fertige Milchmischgetränke, wie zum Beispiel Kakao, die in der Regel sehr süß sind. Wenn Ihr Kind Milch pur nicht trinken mag, spricht aber nichts dagegen, selbst etwas Kakaopulver unterzurühren.

Käse ist konzentrierte Milch. Eine Scheibe Schnittkäse (30 g, z. B. Gouda) enthält ungefähr so viel Calcium wie ein Glas Milch (200 g), bei Weichkäse wie Camembert ist es etwa doppelt so viel. Wenn Ihr Kind regelmäßig Käse isst, braucht es also entsprechend weniger Milch, Joghurt oder Quark.

Fettgehalt im Käse

Der Fettgehalt wird in Käse als Fett in der Trockenmasse angegeben, abgekürzt Fett i. Tr. Der Grund dafür liegt darin, dass Käse nachreift und dabei Wasser verliert. Der absolute Fettgehalt verändert sich daher kontinuierlich. Grob geschätzt beträgt der Fettgehalt absolut im Allgemeinen etwas mehr als die Hälfte des Fettgehalts in der Trockenmasse. Ein Camembert mit 60 % Fett i.T. enthält also 30 g Fett pro 100 g.

Im Kleinkindalter können Sie von Vollmilch (3,5 % Fett) zu teilentrahmter Milch (1,5 % Fett) wechseln, denn hierzulande neigen Kinder dazu, zu viele ungesättigte Fettsäuren zu sich zu nehmen. Einen festen Zeitpunkt dafür gibt es allerdings nicht. Achten Sie dann auch bei Joghurt oder Quark auf Produkte mit niedrigem Fettgehalt. Nicht für die Kinderernährung geeignet ist entrahmte Milch (Magermilch) mit 0,3 % Fett. Sie enthält zu wenig von den fettlöslichen Vitaminen A und D. Weitere Hinweise zur Auswahl von Milch finden Sie auf Seite 190.

Pro und Contra Milch

Contra: Es ist unnatürlich, dass Menschen über das Säuglingsalter hinaus Milch trinken – und dann noch die Milch einer anderen Tierart.

Pro: Tatsächlich trinken von den Säugetieren nur wir Menschen über das Säuglingsalter hinaus Milch. Die Fähigkeit, Milchzucker auch im Erwachsenenalter zu verdauen und damit auch in höherem Alter Milchprodukte zu vertragen, hat sich vor 7000 bis 8000 Jahren in Zentraleuropa entwickelt und rasch über ganz Mitteleuropa verbreitet. In Zeiten knapper Nahrungsressourcen war es offensichtlich ein wichtiger evolutionärer Vorteil, ein eiweiß- und nährstoffreiches Lebensmittel verdauen zu können. Zwar erleben wir heute in Europa glücklicherweise keine Hungersnöte mehr und sind daher nicht

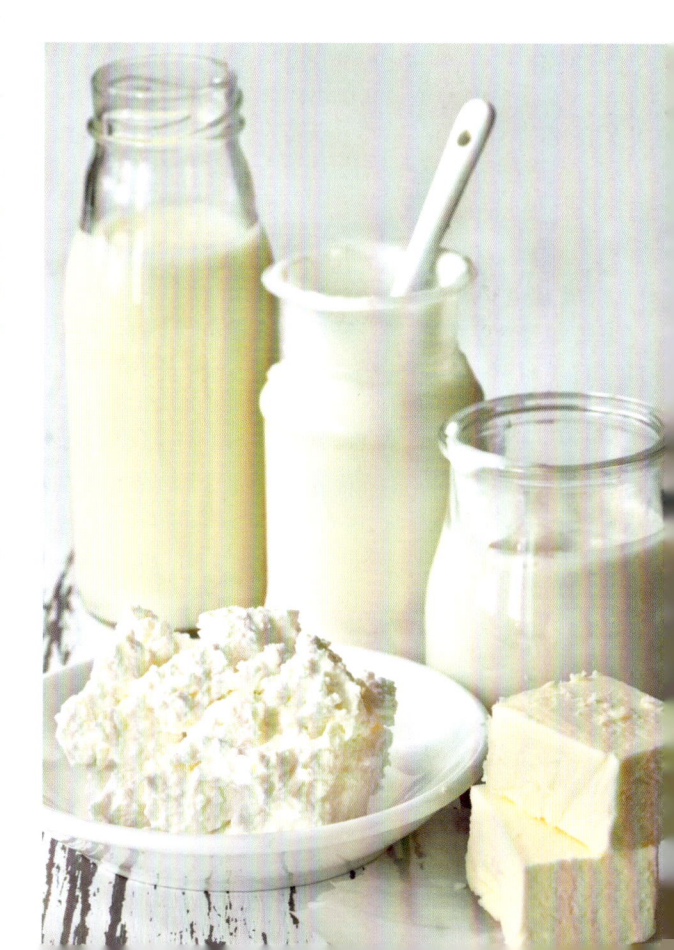

auf Milch angewiesen. Aber inzwischen sind Milch und Milchprodukte tief in der traditionellen Küche verwurzelt. Es würde eine große Umstellung bedeuten, darauf komplett zu verzichten. Krank macht Milch aber nicht. Natürlich treten gerade bei Kleinkindern oft Allergien gegen Milch auf. In der Regel bilden sie sich aber mit zunehmendem Alter von selbst zurück. Ab dem Alter von 3 Jahren stehen dann Allergien gegen pflanzliche Lebensmittel im Vordergrund, zum Beispiel gegen Nüsse.

Contra: Milch trägt zur Entstehung von Zivilisationskrankheiten bei.
Pro: Eine aktuelle Übersichtsarbeit hat Studien zum Thema Milchprodukte und Krebs bewertet und ist zu dem Schluss gekommen, dass es keinen nachweisbaren Zusammenhang bei Beachtung der empfohlenen Milchmengen gibt. Auch eine Zunahme von koronaren Herzkrankheiten wie Herzinfarkt oder Schlaganfall bei hohem Milchverzehr ist nicht durch Studien bewiesen. Allerdings schützt ein hoher Verzehr von Milch und Milchprodukten auch nicht vor Übergewicht, wie es eine Zeit lang in den USA diskutiert wurde.

Contra: Milch ist keine Mineralstoffquelle, sondern durch seine säuernde Wirkung ein Mineralstoffräuber.
Pro: Der säurebildende Charakter eines Lebensmittels wird durch die Gehalte an sauer wirkenden Anionen (Phosphor und Schwefel) und basisch wirkenden Kationen (Magnesium, Kalium) bestimmt. Milch enthält sowohl Anionen als auch Kationen in einem ausgewogenen Verhältnis und wirkt daher im Körper neutral. Anders sieht es mit Käse aus. Bei der Käseherstellung gehen die Kationen mit der Molke verloren und die Anionen bleiben im Käse. Käse wirkt daher im Körper tatsächlich säuernd, allerdings bei normalen Ernährungsgewohnheiten nicht in einem Maße, dass eine Gesundheitsgefährdung zu befürchten wäre. Außerdem gibt es viele Lebensmittel mit einem Überschuss an Basen, vor allem Gemüse, Obst oder Kartoffeln. Sie können die Wirkung von Säurebildnern wie Käse leicht ausgleichen, indem Sie zum Beispiel ein Käsebrot mit einem Apfel oder einer Tomate kombinieren.

Milch und Milchprodukte sind eine wichtige Quelle für verschiedene Nährstoffe wie Eiweiß, Calcium und Vitamin D. Das zeigen viele Interventionsstudien, bei denen die Studienteilnehmer eine Extraportion Milch bekommen haben und so eine Verbesserung der Knochendichte erreicht haben.

Fazit:

In Mitteleuropa gehört der Verzehr von Milch und Milchprodukten zur üblichen

Ernährung. Sie liefern wichtige Nährstoffe, die auch gut für den Menschen verfügbar sind. Allerdings wird vom Forschungsinstitut für Kinderernährung (FKE) nur ein mäßiger Verzehr empfohlen. Für Kleinkinder 300 bis 330 g am Tag inklusiv Joghurt, Quark und Käse. Das sind weniger als 2 Milchflaschen! Wie die in Dortmund durchgeführte DONALD-Studie zeigt, trinken viele Kleinkinder aber deutlich mehr als die empfohlene Menge. Da Milch durch den hohen Eiweiß- und Fettgehalt natürlich sättigend wirkt, bleibt dann nicht mehr genug Appetit für andere Lebensmittel übrig. Also: Milch und Milchprodukte ja, aber nicht zu viel.

Fleisch und Wurst

Fleisch ist ein wichtiger Lieferant von einer bestimmten Form von Eisen, dem sogenannten Hämeisen. Im Gegensatz zu Eisen aus pflanzlichen Lebensmitteln ist es für den Körper besonders gut verfügbar. Aber auch andere Nährstoffe sind in Fleisch enthalten, zum Beispiel Eiweiß und Zink, ein Mineralstoff, der wichtig ist für die Immunabwehr. Obwohl Fleisch einen wichtigen Beitrag zur Nährstoffzufuhr leistet, ist es auch ohne Weiteres möglich, sich und Ihr Kind ohne Fleisch und Wurst vegetarisch zu ernähren und alle wichtigen Nährstoffe zu bekommen.

Je nach Sorte können Fleisch und Wurst viel Fett enthalten. Dieses tierische Fett besteht überwiegend aus gesättigten Fettsäuren, von denen Erwachsene, aber auch Kinder, nicht allzu viel essen sollten. Bevorzugen Sie daher bei der Auswahl von Fleisch und Wurst fettarme Sorten. Achten Sie auch darauf, Produkte zu wählen, die Ihr Kind gut kauen kann. Als Brotbelag sind das zum Beispiel gekochter Schinken, Fleischwurst, Mortadella, Bratenaufschnitt oder dünn gestrichene Leberwurst ohne zusätzliches Streichfett. Für das Mittagessen eignet sich Hackfleisch, Geflügel oder mageres Rind und Schweinefleisch, auch Fleischwurst, Bockwurst oder auch ab und zu ein Stückchen Bratwurst. Die Portionen müssen gar nicht so groß sein. Für Kleinkinder reichen 25 g Fleisch pro Mittagessen aus.

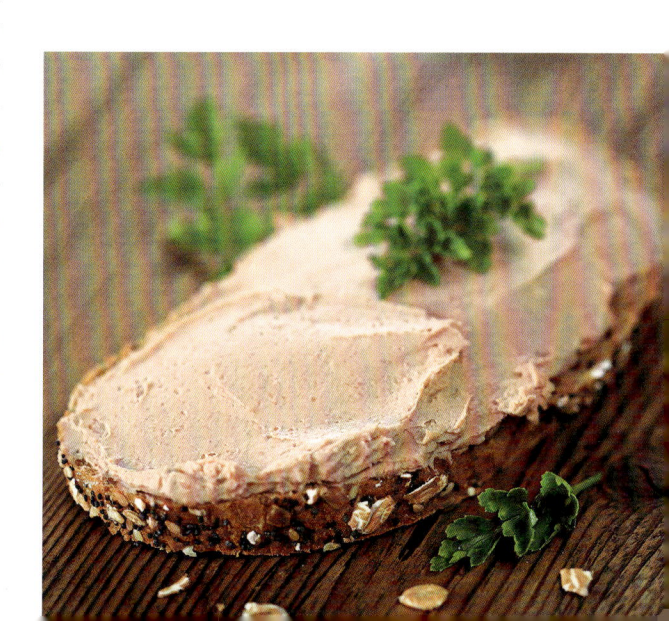

Innereien

Zu den Innereien zählen die essbaren Organe von Schlachttieren. Heute werden vor allem Leber, seltener auch Nieren oder Zunge angeboten. In Leber und Niere von Tieren können sich jedoch Schadstoffe anreichern. Früher wurden auch überhöhte Vitamin A-Gehalte in Leber gefunden. Aus diesem Grund sollten Kleinkinder Leber und Niere sicherheitshalber maximal einmal pro Woche essen. Kalbsleberwurst ist dagegen kein Problem: Die Gehalte an Leber sind nur gering.

Fisch

Seefisch, zum Beispiel Seelachs, Kabeljau oder Scholle, enthält viel Jod. Fettreiche Fischsorten, wie Hering, Lachs, Forelle oder Makrele, enthalten außerdem auch hochwertige Fettsäuren, die sogenannten Omega-3-Fettsäuren, die sonst nur in bestimmten Speiseölen vorkommen. Das Forschungsinstitut für Kinderernährung (FKE) empfiehlt daher für Kinder eine kleine Portion Fisch in der Woche. Wenn Sie Ihrem Kind keinen Fisch geben möchten, achten Sie besonders auf die Versorgung mit Jod (siehe Seite 169) und wählen Sie ein Speiseöl zum Kochen, das Omega-3-Fettsäuren liefert (z. B. Rapsöl, siehe Seite 164).

Fette und Öle

Säuglinge haben pro kg Körpergewicht einen hohen Energiebedarf. Da Fett der Nährstoff mit der höchsten Energiedichte ist (9 kcal pro g Fett) und auch Muttermilch fettreich ist (4 g/100 g), wird allgemein empfohlen, dass Babys eine fettreiche Ernährung bekommen (35 bis 45 % der Energiezufuhr im zweiten Lebenshalbjahr). Bei einer fettarmen, also kalorienärmeren Ernährung müssten Säuglinge ansonsten ein zu großes Nahrungsvolumen aufnehmen, um genügend Kalorien zu bekommen und satt zu werden.

Im Kleinkindalter kann die Fettzufuhr dann reduziert werden, bis ab dem Alter von 3 Jahren ein Grenzwert von 30 bis 35 % der Energiezufuhr gilt. Aus diesem Grund muss im Kleinkindalter das Mittagessen nicht mehr wie ein Babybrei mit extra Öl angereichert werden. Statt Vollmilch kann Ihr Kleinkind auch teilentrahmte Milch bekommen. Milch- und Milchprodukte sind nämlich ebenso wie fettreiche Wurst oder Gebäck wichtige Quellen von sogenannten versteckten Fetten, die wesentlich zur Fett-

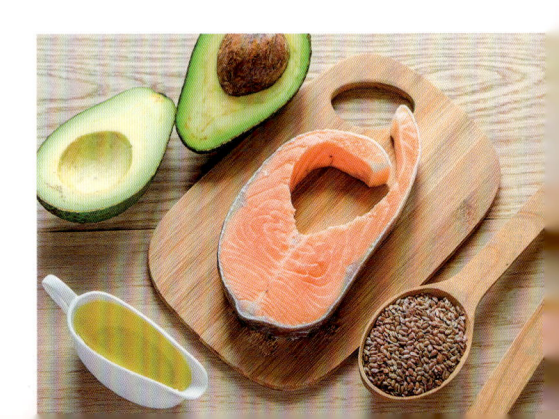

zufuhr beitragen können. Das Problem ist dabei auch nicht nur ihre reine Menge, sondern auch die Fettqualität.

Für die Fettqualität entscheidend sind die Verhältnisse der enthaltenen Fettsäuren. Es gibt gesättigte, einfach ungesättigte und mehrfach ungesättigte Fettsäuren, die sich chemisch, aber auch in ihrer Wirkung im Stoffwechsel unterscheiden.

Gesättigte Fettsäuren kommen vor allem in tierischen Lebensmitteln wie Butter, Käse, Wurst, Fleisch oder Milch vor, aber auch in Kokos- und Palmkernfett. Die Deutsche Gesellschaft für Ernährung empfiehlt, nicht mehr als 1/3 der täglichen Fettzufuhr aus tierischen Fetten aufzunehmen.

Einfach ungesättigte Fettsäuren kommen zum Beispiel in Olivenöl in größeren Mengen vor. Für sie gibt es keine Unter- bzw. Obergrenze.

Mehrfach ungesättigte Fettsäuren bestehen aus zwei Untergruppen, den Omega-6-Fettsäuren (auch n-6-Fettsäuren genannt) und den Omega-3-Fettsäuren (auch n-3-Fettsäuren genannt). Da der menschliche Organismus diese Fettsäuren nicht selbst aus Vorstufen bilden kann, sind diese Fettsäuren essenziell, das heißt sie müssen in ausreichender Menge mit der Nahrung zugeführt werden.

Die Deutsche Gesellschaft für Ernährung empfiehlt eine Mindestmenge von 7 bis 10 % der täglichen Energiezufuhr, für

Das Wichtigste in Kürze

- Im Kleinkindalter findet der Übergang statt von der fettreichen Säuglingsernährung zur fettärmeren Kinderernährung
- Stellen Sie im Laufe der Zeit von Vollmilch auf teilentrahmte Milch um und verzichten Sie auf den Zusatz von Öl zum Mittagessen.
- Achten Sie auf versteckte Fette aus fettreicher Wurst, fettem Käse oder Kuchen und Gebäck.
- Achten Sie auch auf die Fettqualität.
- Nehmen Sie für die Speisezubereitung Rapsöl, das nicht nur viele mehrfach ungesättigte Fettsäuren enthält, sondern auch die wichtige Untergruppe der Omega-3-Fettsäuren. Andere Quellen für Omega-3-Fettsäuren sind fettreicher Fisch oder Walnussöl.
- Auch Olivenöl hat wegen seines hohen Anteils an einfach ungesättigten Fettsäuren eine hohe Fettqualität.
- Verwenden Sie Butter und andere tierische Fette nur sparsam. Sie enthalten die eher ungünstigen gesättigten Fettsäuren.

Kleinkinder etwa 5 %. Mehrfach ungesättigte Fettsäuren kommen zum Beispiel in pflanzlichen Ölen und Nüssen vor, aber auch in Fisch.

Bei den mehrfach ungesättigten Fettsäuren sollte aber auch auf ein ausgewogenes Verhältnis von Omega-6-Fettsäuren und Omega-3-Fettsäuren geachtet werden, also zwei Untergruppen der mehrfach ungesättigten Fettsäuren. Die bekanntesten sind die Omega-6-Fettsäure Linolsäure und die Omega-3-Fettsäure α-Linolensäure. Relevante Quellen für Omega-3-Fettsäuren sind vor allem Fisch, Rapsöl und Walnussöl. Da Rapsöl einen neutralen Geschmack hat, preiswert ist und aus heimischem Anbau stammt, ist es für die Speisezubereitung von Breien, aber auch für die Ernährung von Kleinkindern besonders gut geeignet.

Die langkettigen Omega-3-Fettsäuren Eicosapentaensäure (EPA) und Docosahexaensäure (DHA) werden unter dem Oberbegriff LC-PUFA (englisch für long-chain polyunsaturated fatty acids, also langkettige mehrfach ungesättigte Fettsäuren) manchen Fertigmilchnahrungen zugesetzt (siehe Seite 66).

Süßigkeiten

Eigentlich sind Süßigkeiten überflüssig, auch wenn der Alltag in den meisten Familien anders aussieht. Oft gelingt es beim ersten Kind noch recht gut, zumindest die ersten Jahre ohne Bonbons, Kekse und Schokolade zu überstehen. Wenn schon ältere Geschwister da sind, wird es aber schon schwieriger, Kleinkinder komplett ohne Süßwaren zu ernähren.

Süßwaren enthalten vor allem Zucker, manche zusätzlich Fett mit einer ungünstigen Zusammensetzung, wie zum Beispiel in Gebäck. Wichtige Nährstoffe wie Vitamine sind dagegen nicht enthalten, es sei denn, die Hersteller reichern ihre Produkte an. Das bedeutet aber nicht, dass angereicherte Produkte »gesünder« sind als nicht angereicherte Süßigkeiten.

Neben ihrem hohen Energie- und niedrigem Nährstoffgehalt spricht gegen Süßigkeiten, dass sie zur Entstehung von Karies beitragen können (siehe Seite 177). Allerdings kommt es dabei sehr auf die Menge und vor allem die Häufigkeit des Verzehrs an. Erst wenn gesüßte Lebensmittel in großen Mengen und vor allem über den Tag verteilt immer wieder gegessen werden, kann es bei unzureichender Mundhygiene zu Karies kommen.

Geben Sie Ihrem Kind aus diesem Grund nicht immer wieder zwischendurch etwas Süßes. Besser ist es, eine Mahlzeit am Tag festzusetzen, bei der es Süßes gibt, zum Beispiel bei einem »Tee-Stündchen« am Nachmittag. Andere Mahlzeiten sind dann süßigkeitenfrei.

Das Forschungsinstitut für Kinderernährung Dortmund empfiehlt, dass Kinder nicht mehr als 10 % ihrer Tagesenergie aus Süßwaren bekommen. Für ein Kleinkind

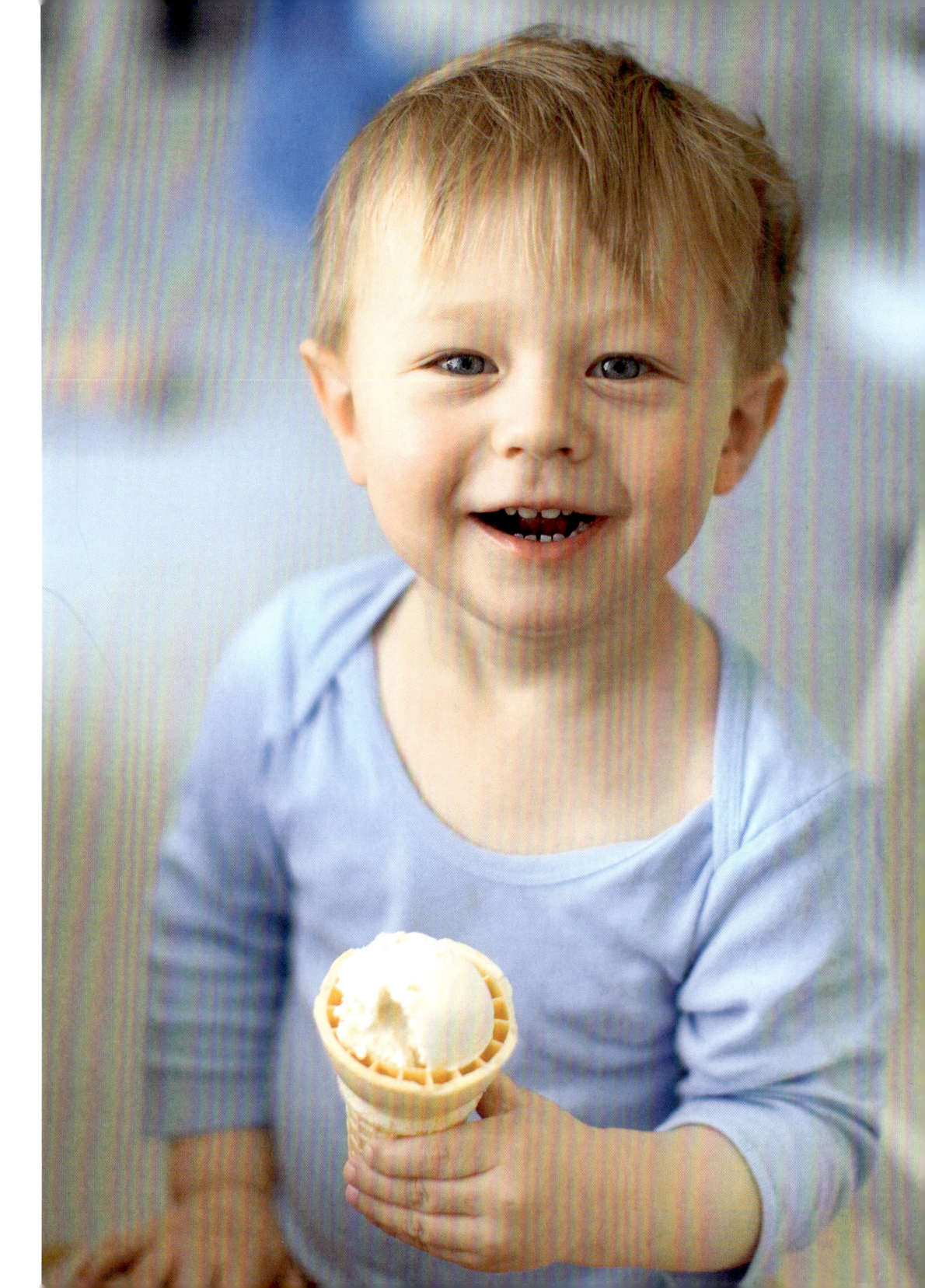

sind das ca. 85 bis 95 kcal am Tag. Beispiele für Tagesportionen finden Sie in der unten stehenden Tabelle.

Tipps für den Umgang mit Süßwaren

• Kleine Mengen Süßwaren sind akzeptabel.

• Süßigkeiten nicht über den Tag verteilt immer wieder geben, sondern nur zu bestimmten Mahlzeiten; am besten, wenn anschließendes Zähneputzen möglich ist.

• Ein komplettes Verbot von Süßigkeiten erreicht oft das Gegenteil dessen, was eigentlich beabsichtigt wurde: Diese Lebensmittel werden besonders interessant und attraktiv (siehe Seite 210).

• Süßigkeiten nicht zum Trost oder als Belohnung geben.

• Gewöhnen Sie Ihr Kind nicht an ein süßes Dessert nach den Hauptmahlzeiten (Seite 141).

Tagesportionen Süßigkeiten für Kleinkinder

• 1 Kugel Eiscreme oder
• 45 g Obstkuchen oder
• 4 Butterkekse oder
• 4 TL Zucker oder
• 30 g Fruchtgummi oder
• 20 g Schokolade oder
• 10 Stück Chips oder
• 0,2 l Limonade

Salz und Gewürze

Kleine Mengen Kochsalz (Natriumchlorid, NaCl), sind essenziell, das heißt lebensnotwendig. In unserer modernen Ernährung essen wir aber viel mehr Salz, als wir eigentlich benötigen. Daher gilt: Salz im Haushalt bitte nur sparsam verwenden, besonders wenn Sie für kleine Kinder kochen. Versuchen Sie bewusst, beim Kochen nur wenig Salz zu nehmen und Salz so sparsam zu dosieren wie ein Gewürz.

Nehmen Sie im Haushalt ein Salz, das mit Jod und Fluor angereichert ist. Der Bedarf dieser Nährstoffe kann nicht mit üblichen Nahrungsmitteln gedeckt werden. Fluor ist wichtig für die Vorbeugung von Karies (siehe Seite 177). Jod ist Bestandteil der Schilddrüsenhormone, die wichtige Steuerungsfunktionen im Stoffwechsel übernehmen (siehe Seite 169).

Ein wesentlicher Teil unserer Salzaufnahme stammt aus Fertigprodukten. Achten Sie daher darauf, dass auch diese mit Jodsalz zubereitet wurden. Bei abgepackten Produkten finden Sie die Angabe auf der Zutatenliste, ansonsten müssen Sie beim Bäcker oder Metzger nachfragen.

Gewürzte Speisen kann Ihr Kind natürlich auch schon essen. In anderen Kulturen ist es durchaus üblich, sogar schon Säuglingen scharf Gewürztes anzubieten. Orientieren Sie sich dabei am besten am Geschmack Ihres Kindes.

Besonderheiten der Lebensmittelauswahl bei Kleinkindern

Die Verdauung eines Kindes ist in den ersten Lebensmonaten ausgereift. Spätestens mit einem Jahr können Kinder praktisch alle Lebensmittel essen und verdauen. Es gibt nur wenige Ausnahmen, die im Kleinkindalter bis zu 3 Jahren gelten:

• Geben Sie Ihrem Kind kein rohes Getreide, zum Beispiel in Form von Frischkornmüsli. Zum einen ist es möglich, dass sich beim Einweichen Keime bilden. Zum anderen ist unerhitztes Getreide schwer zu verdauen.

• Vorsicht ist auch noch geboten mit kleinen, harten Lebensmitteln, zum Beispiel Nüsse oder harte Bonbons, die beim Verschlucken leicht in die Luftröhre geraten können.

• Kaugummi sollten Sie Ihrem Kind erst geben, wenn es verstanden hat, dass es das Kaugummi nicht herunterschlucken darf. Es passiert zwar nichts, wenn ein einzelner Kaugummi aus Versehen verschluckt wird. Aus den USA stammen Berichte von Einzelfällen, in denen Kinder nach dem Verschlucken größerer Mengen Darmprobleme hatten.

• Das Bundesinstitut für Risikobewertung (BfR) empfiehlt darüber hinaus, dass Säuglinge und Kleinkinder keine rohen oder unbehandelten tierischen Lebensmittel bekommen, um sie vor Infektionen zu schützen. Viele Eltern vermuten, unbehandelte Lebensmittel tierischer Herkunft, wie Rohmilch, seien wegen ihrer »Ursprünglichkeit« gesünder oder »natürlicher«. Rohe Lebensmittel, die von Tieren stammen, können aber immer auch krankmachende Keime enthalten. Kinder erkranken bei einer Infektion oft viel ernster als Erwachsene, deren Immunsystem schon ausgereift ist und mehr »Erfahrungen« gesammelt hat. Besonders Kleinkinder gelten daher als Risikogruppe.

Beachten Sie daher bei dem Umgang mit tierischen Lebensmitteln für Kleinkinder folgende Empfehlungen:

• Erhitzen Sie Fleisch und Hackfleisch vor dem Verzehr ausreichend (mindestens 70 °C für 2 Minuten im Inneren des Fleisches).

• Meiden Sie streichfertige Rohwürste wie Zwiebelmettwurst, Teewurst, Braunschweiger und rohe Fleischzuschnitte wie Carpaccio.

• Verzichten Sie auf Rohmilch und Rohmilchkäse.

• Geben Sie Ihrem Kind keinen rohen Fisch oder rohe Schalentiere (Muscheln, Austern) und auch keine rohen Fischerzeugnisse wie Graved Lachs oder Räucherlachs.

• Ihr Kind sollte Eier nur nach vollständiger Erhitzung essen. Das heißt, Eiweiß und Eigelb sind gestockt (fest).

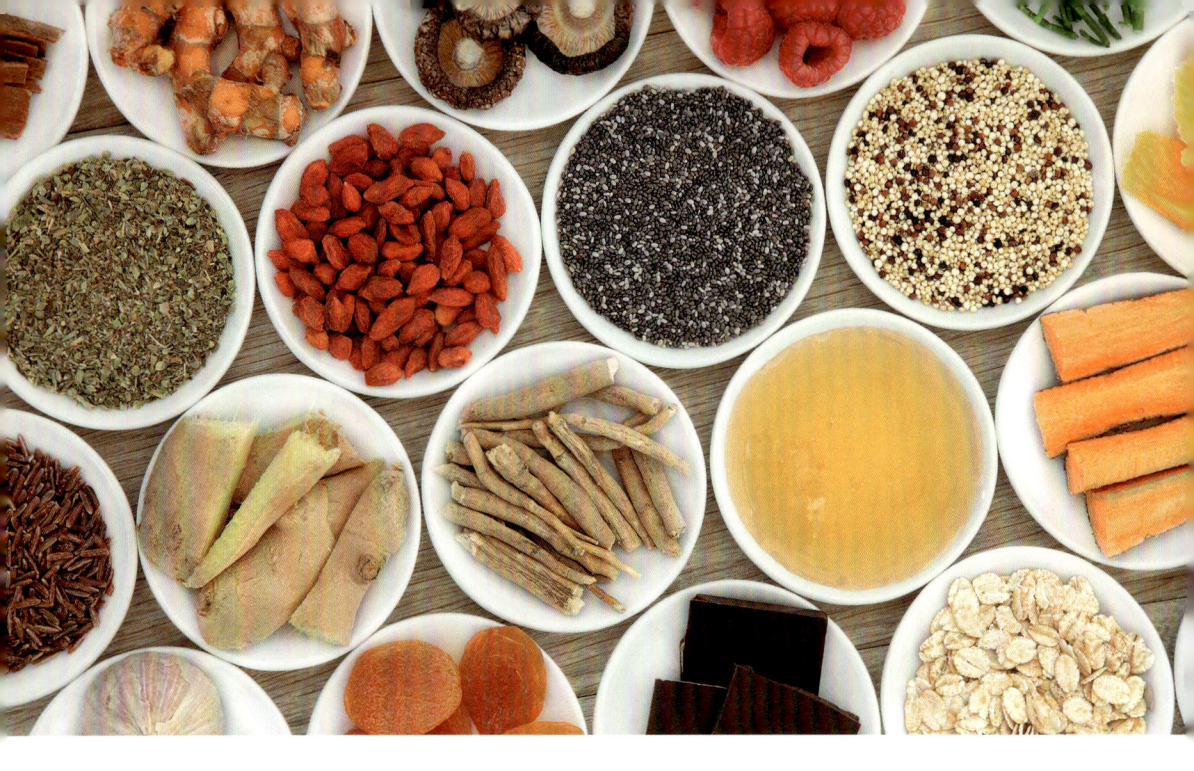

Kritische Nährstoffe

Eine gesunde Ernährung liefert alle für Wachstum und Gesundheit benötigten Nährstoffe. Auch wenn Kleinkinder bei einigen Nährstoffen noch einen höheren Bedarf haben als ältere Kinder, ist ein Nährstoffmangel auch in dieser Altersgruppe unwahrscheinlich. Nur bei wenigen Nährstoffen gilt die Zufuhr als kritisch.

In der bundesweiten GRETA-Studie (German Representative Study of Toddler Alimentation) ließen im Jahr 2008 Eltern die

Enährung ihrer insgesamt 400 Kinder im Alter von 10 Monaten bis 3 Jahren untersuchen. Sie führten dazu ein Ernährungstagebuch, in das sie 7 Tage lang genau notierten, was und wie viel ihr Kind gegessen und getrunken hat. Die Auswertung dieser Daten ergab, dass bei den meisten untersuchten Nährstoffen die Zufuhr im Bereich der empfohlenen Werte lag (z. B. für die Vitamine B1 und C sowie den Mineralstoff Calcium), bei einigen Nährstoffen sogar deutlich darüber (z. B. für die Vitamine A,

E, B6 oder die Mineralstoffe Kalium, Magnesium und Zink). Nur bei wenigen Ausnahmen war die Zufuhr niedriger, vor allem bei Vitamin D (siehe Seite 170) und Eisen.

Jod

Jod ist ein lebenswichtiges Spurenelement, das zur Bildung von Schilddrüsenhormonen benötigt wird, die eine Vielzahl von Stoffwechselvorgängen steuern. Da in Deutschland als Folge der Eiszeiten die Böden kaum Jod enthalten, sind auch hier angebaute Lebensmittel jodarm. Zum Glück ist ein schwerer Jodmangel in Deutschland selten geworden, da der Gebrauch von Jodsalz üblich geworden ist. Bundesweite Studien zeigen jedoch, dass bei vielen Kindern und Jugendlichen die Versorgung mit Jod noch im unteren akzeptablen Bereich liegt, sodass Jod weiterhin als Risikonährstoff gilt.

Der Jodgehalt von Muttermilch ist vom Versorgungsstatus der Mutter abhängig. Damit unterscheidet sich dieses Spurenelement von anderen Nährstoffen, deren Gehalt in der Muttermilch relativ konstant bleibt – es sei denn, die Mutter hat einen schweren Energie- und Nährstoffmangel. Damit Ihr Baby genug Jod bekommt, sollten Sie während der Stillzeit ebenso wie während der Schwangerschaft Jod supplementieren (100 bis 150 µg / Tag).

Für Fertigmilch ist der Jodgehalt vorgeschrieben. Beikost dagegen ist nur selten mit Jod angereichert. Oft sind dies Milchfertigbreie, die mit Wasser zuzubereiten sind. Gemüse-Kartoffel-Fleisch-Breie (Menüs) enthalten zwar manchmal jodiertes Speisesalz, aber nur in geringen Mengen, sodass sie nicht wesentlich zur Jodversorgung beitragen. Zwar gibt es inzwischen auch Gläschen mit Fisch. Eine Portion pro Woche verbessert die Jodzufuhr aber nicht ausreichend. Ein häufigerer Austausch von Fleisch- durch Fischmenüs würde dagegen die Eisenzufuhr aus Fleisch verringern.

Falls Sie keinen mit Jod angereicherten Milchbrei geben, sollten Sie daher, vor allem wenn Sie Ihr Baby noch stillen, Ihrem Kind Jod als Tablette geben (50 µg / Tag) (siehe Seite 169).

Ältere Kinder bekommen Jod vor allem aus Milch, Fisch und jodiertem Speisesalz. In unserer Ernährung stammen etwa drei Viertel der Salzaufnahme aus verarbeiteten Lebensmitteln, vor allem Brot. Wählen Sie daher am besten Brot, aber auch Wurst oder Fertiggerichte aus, die mit Jodsalz (jodiertem Speisesalz) zubereitet wurden. Bei verpackten Lebensmitteln ist die Art des verwendeten Salzes auf der Zutatenliste angegeben, ansonsten können Sie Ihren Bäcker oder Metzger fragen.

Der Jodgehalt in jodiertem Speisesalz (15 bis 25 mg Jod pro kg Salz) ist so gewählt, dass es weder für gesunde noch für für Schilddrüsenkranke zu einer überhöhten Jodzufuhr mit gesundheitlichen Risiken kommen kann.

Seefisch, zum Beispiel Kabeljau, Seelachs oder Scholle, ist der klassische Jodlieferant und kann die Jodversorgung bei regelmäßigem Verzehr verbessern. Erfahrungsgemäß essen viele Kinder allerdings nur selten Fisch. Außerdem sind die Lieblings-Fischgerichte von Kindern Fertigprodukte wie Fischstäbchen oder überbackene Fischfilets. Diese enthalten zum einen viel zusätzliches Fett, zum anderen haben sie oft einen großen Mengenanteil an Panade oder Belag, sodass die eigentliche Portion Fisch, die die Kinder damit essen, gar nicht so groß ist.

Dagegen hat die Bedeutung von Milch als Jodquelle in den letzten Jahren zugenommen. Durch die Verwendung von mit Jod angereichertem Futter ist der Jodgehalt konventioneller Milch deutlich gestiegen. Biomilch enthält allerdings weniger Jod, da Bio-Kühe mehr auf der Weide stehen und aus diesem Grund weniger mit Jod angereichertes Futter bekommen. Das haben Untersuchungen von Milchproben aus verschiedenen Jahren am Forschungsinstitut für Kinderernährung Dortmund gezeigt.

> **Meersalz**
>
> Meersalz, das nicht zusätzlich mit Jod angereichert wurde, ist kein guter Jodlieferant, da der Jodgehalt zu gering ist. Grund ist die Methode der Meersalzgewinnung in Salinen: In Verdunstungsbecken erhöht sich die Salzkonzentration des Meerwassers, bis das reine Salz übrig bleibt. Jod ist aber im Meerwasser überwiegend als flüchtiges Iodid enthalten, das beim Trocknen verloren geht. Aus diesem Grund wird auch in Deutschland zum Anreichern eine andere chemische Form des Jods verwendet, das Jodat. Es ist weniger flüchtig und bleibt im Salz längere Zeit stabil.

Vitamin D

Vitamin D nimmt unter den Vitaminen eine Sonderstellung ein. Es muss nicht ausschließlich mit der Nahrung aufgenommen werden, auch unsere Haut kann unter der Bestrahlung mit Sonnenlicht Vitamin D bilden. Voraussetzung ist aber ein ausreichender Aufenthalt im Freien. Außerdem hängt die Vitamin D-Bildung auch von der Jahres- und Tageszeit ab, der geografischen Breite, der Witterung, der unbedeckten Hautfläche und von der Pigmentierung der Haut:

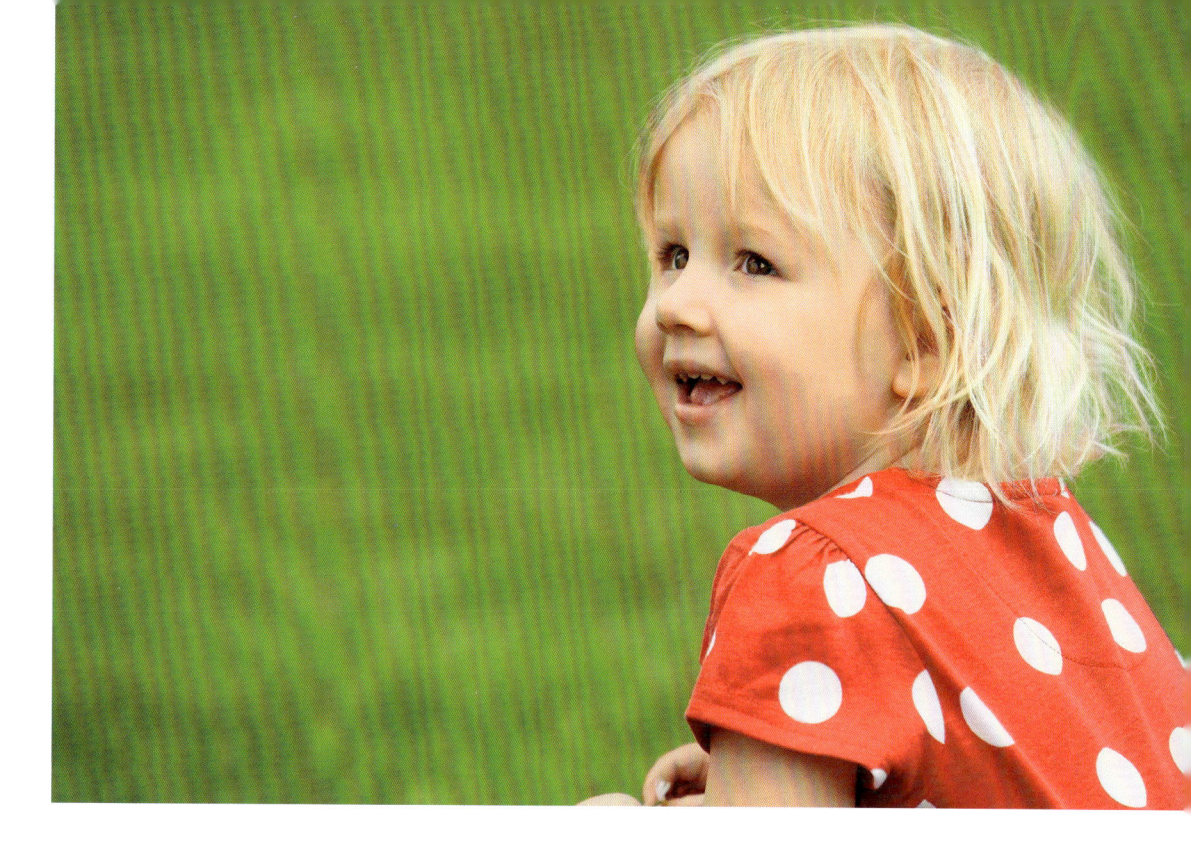

- Im Winter ist hierzulande der Einfallswinkel der Sonnenstrahlen zu flach, als dass in der Haut Vitamin D gebildet werden könnte.
- Auch morgens und abends ist bei flachem Einfallswinkel der Sonnenstrahlen die Bildung von Vitamin D geringer als mittags.
- Bei Bewölkung dringt zu wenig Sonnenlicht auf die Erde vor.
- Dunkle Hauttypen müssen länger in der Sonne bleiben als hellhäutige Menschen, um genug Vitamin D zu bilden.
- Ist die Haut bedeckt, kann kein Vitamin D gebildet werden.

Vitamin D ist nur in wenigen Lebensmitteln in größeren Mengen enthalten, zum Beispiel in fetten Fischarten wie Hering, Makrele oder Lachs, in Leber und Eigelb. Auch Margarine enthält aufgrund von Anreicherung Vitamin D. Andere Lebensmittel dürfen dagegen nur in Ausnahmefällen mit diesem Vitamin angereichert werden. Bei Babys reicht der Vitamin D-Gehalt von Muttermilch oder Fertigmilch nicht aus, um eine ausreichende Mineralisierung der Knochen zu gewährleisten. Die Deutsche Gesellschaft für Kinderheilkunde und Jugendmedizin empfiehlt daher, dass gesunde Säuglinge zur Vorbeugung von Rachitis täglich 400 bis 500 IE[*] Vitamin D bekommen. Diese Dosierung ist unabhängig davon, ob ein Baby gestillt oder mit einer Fertigmilch ernährt wird. Im Winter geborene Kinder sollten auch während des zweiten Winters Vitamin D in dieser Dosierung bekommen.

Eine Supplementierung von Vitamin D für ältere Kinder wird zurzeit nicht generell empfohlen. Allerdings ist bekannt, dass die Versorgung mit Vitamin D nach dem Ende der Supplementierung im Säuglingsalter schlechter wird, besonders im Winter und bei Kindern mit Migrationshintergrund, die oft einen dunkleren Hauttyp haben. Achten Sie daher darauf, dass sich Ihr Kind regelmäßig im Freien aufhält, mindestens eine Stunde pro Tag. Das ist nicht nur für die Vitamin D-Versorgung gut: Im Freien aktiv zu sein, gehört zu einem gesunden Lebensstil einfach dazu. Natürlich müssen Sie dabei besonders im Sommer auf einen ausreichenden Sonnenschutz achten, um einen Sonnenbrand zu vermeiden.

> ### Wie viel Sonnenlicht reicht?
>
> Eine Sonnenlichtexpositionsdauer in den Monaten April bis September von 5 bis 30 Minuten mindestens zweimal pro Woche zwischen 10 und 15 Uhr mit unbedecktem Kopf, freien Armen und Beinen reicht für eine adäquate Vitamin D-Produktion im Kindesalter aus und wird als effektivste Form der Verbesserung des Vitamin D-Status empfohlen. Eine Vermeidung von Sonnenbrand wird natürlich vorausgesetzt. Bei Kindern, die nicht regelmäßig draußen spielen, aber auch bei Risikogruppen ist eine Supplementierung in Höhe von 400 IE / Tag über das Säuglingsalter hinaus ratsam. (Quelle Deutsche Gesellschaft für Kinderheilkunde und Jugendmedizin, 2012)

Eisen

Eisen wird nicht nur für die Blutbildung benötigt, sondern ist auch an der Immunabwehr oder der Bildung von Hormonen beteiligt. Einen besonders hohen Eisenbedarf haben Säuglinge im zweiten Lebenshalbjahr. Ihre Eisenspeicher, die sie bei der Geburt hatten, sind durch ihr schnelles Wachstum aufgebraucht. Muttermilch und auch Fertigmilch sind aber keine guten Eisenquellen. Aus diesem

---

[*] Die Menge an Vitamin D wird in Mikrogramm (μg) oder in internationalen Einheiten (IE) angegeben. 1 μg Vitamin D entspricht 40 IE bzw. 1 IE entspricht 0,025 μg Vitamin D.

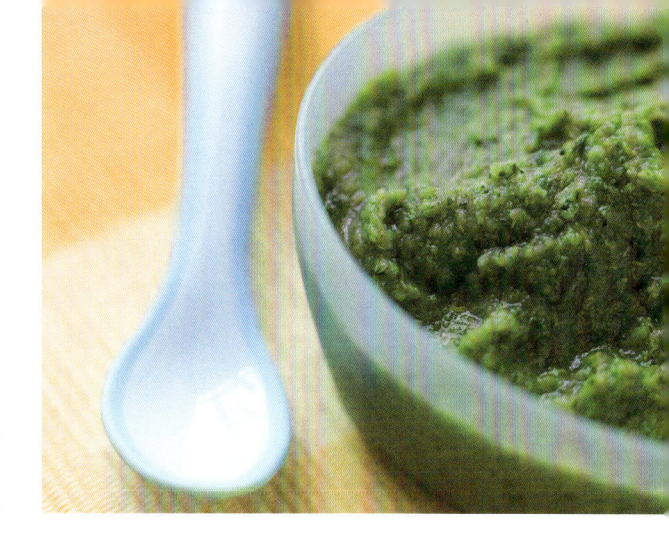

Grund ist eisenreiche Beikost besonders wichtig (siehe Seite 172).

Eisen kommt in Lebensmitteln in zwei Formen vor: In Fleisch liegt es als Hämeisen vor, diese Eisenform ist gut für den Körper verfügbar, das heißt es wird leicht vom Darm aufgenommen. In pflanzlichen Lebensmitteln liegt Eisen dagegen als Nicht-Hämeisen vor, das vom Körper schlechter aufgenommen werden kann. Allerdings hängt die Verfügbarkeit von Eisen auch von anderen Stoffen ab, die gleichzeitig gegessen werden. Vitamin C aus Obst und Gemüse kann die Verfügbarkeit von Eisen verbessern, ebenso wie Zitronensäure oder Milchsäure. Verschlechtert wird die Eisenaufnahme dagegen durch Phytate aus Mais, Soja oder Kleie, Polyphenole aus Kaffee oder Tee, Eiweiß aus Soja oder Milch sowie Calcium und Phosphat, zum Beispiel aus Milch.

Für eine gute Eisenversorgung auch aus vegetarischen Gerichten sollten daher eisenreiche Lebensmittel mit Vitamin-C-reichen Lebensmitteln kombiniert werden. So kann die Verfügbarkeit von Eisen optimiert werden. Vitamin-C-reich sind vor allem Obst, Gemüse oder Saft. Durch 50 mg Vitamin C, die zum Beispiel in 100 ml Orangensaft enthalten sind, wird die Bioverfügbarkeit von Eisen in einer vegetarischen Mahlzeit etwa verdoppelt.

Ein gutes Beispiel für eine solche Mahlzeit ist der vegetarische Gemüse-Getreidebrei (siehe Seite 95), der in der vegetarischen Säuglingsernährung den Gemüse-Kartoffel-Fleisch-Brei ersetzen soll. Hier sind die eisenreichen Haferflocken mit Vitamin-C-reichem Gemüse kombiniert. Lebensmittel, die die Eisenaufnahme hemmen, wie Milch oder Milchprodukte, fehlen dagegen.

Für Kinder gut geeignete Mahlzeiten zur Verbesserung der Eisenversorgung

• Müsli aus Vollkornprodukten mit Orangensaft oder Frischobst;
• Orangensaft (etwa 100 ml) oder Frischobst bzw. Gemüserohkost zur Brotmahlzeit mit Vollkornbrot;
• Vollkornreis- oder Vollkornnudel-Auflauf mit Paprika (roh oder gedünstet);
• Getreidebratling mit Kohlrabi (roh oder gedünstet).

Eisengehalte pflanzlicher Lebensmittel

Getreide		Gemüse		Hülsenfrüchte	
Hirse	6,9 mg / 100 g	Spinat	3,4 mg / 100 g	Linsen (getrocknet)	8,0 mg / 100 g
Haferflocken	5,8 mg / 100 g	Fenchel	2,7 mg / 100 g	Kichererbsen (getrocknet)	6,1 mg / 100 g
Grünkern, Dinkel	4,4 mg / 100 g	Feldsalat	2,0 mg / 100 g	Bohnen, weiß (getrocknet)	6,5 mg / 100 g
Weizenvollkornbrot	2,0 mg / 100 g	Zucchini	1,0 mg / 100 g	Tofu	1,7 mg / 100 g
		Brokkoli	0,9 mg / 100 g		
		Rote Bete	0,9 mg / 100 g		
		Rosenkohl	0,9 mg / 100 g		
		Grünkohl	1,9 mg / 100 g		
Ölsamen*		Nüsse*			
Sesamsamen	10 mg / 100 g	Mandeln	4,1 mg / 100 g		
Leinsamen	8,2 mg / 100 g	Haselnüsse	3,8 mg / 100 g		

* Vorsicht bei kleinen Kindern, die noch nicht gut kauen können (siehe Seite 167).

Vitamin-C-reiche Obst- und Gemüsesorten**

Gemüse		Obst	
Rosenkohl	112 mg / 100 g	Schwarze Johannisbeere	177 mg / 100 g
Paprika	117 mg / 100 g	Erdbeere	57 mg / 100 g
Brokkoli	94 mg / 100 g	Apfelsine	45 mg / 100 g
Blumenkohl	64 mg / 100 g	Kiwi	44 mg / 100 g
		Mango	37 mg / 100 g
		Mandarine	30 mg / 100 g

** Vitamin C ist hitze-labil, das heißt es wird beim Kochen zerstört. Industriell hergestellte Obstgläschen werden aus hygienischen Gründen sehr lange erhitzt, ihr Vitamin-C-Gehalt ist daher sehr gering; es sei denn, sie wurden mit Vitamin C angereichert.

Verbesserungsbedarf bei der Ernährung von Kindern

Obwohl Studien zeigen, dass bei Vitaminen und Nährstoffen im Allgemeinen kein Mangel herrscht, besteht trotzdem Verbesserungsbedarf hinsichtlich der Ernährung von Kindern. Zum einen, weil es bei den energieliefernden Nährstoffen Abweichungen von den Empfehlungen gibt, zum Beispiel bei der Qualität der Kohlenhydrate (zu viel Zucker, zu wenig Ballaststoffe) und der Fettqualität (zu viel gesättigte, zu wenig ungesättigte Fettsäuren). Viele Kinder trinken auch zu wenig. Zum anderen ist die Lebensmittelauswahl nicht optimal, vor allem essen Kinder (und Erwachsene) zu wenig Gemüse und Vollkornprodukte. Gerade diese beiden Lebensmittelgruppen haben jedoch eine große Bedeutung für die Prävention ernährungsmitbedingter Krankheiten.

Kinder sollten
• mehr Gemüse und Obst essen,
• mehr Vollkornprodukte essen,
• mehr fettreduzierte Milch und Milchprodukte essen und trinken anstelle von Vollmilch und ihren Produkten (spätestens ab dem Alter von 3 Jahren).
• mehr fettarmes Fleisch und fettarme Wurst anstelle der fettreichen Varianten essen,
• mehr Rapsöl anstelle anderer Fette essen,

• weniger Süßigkeiten essen (das betrifft vor allem ältere Kinder) und weniger gesüßte Getränke trinken (betrifft vor allem Jugendliche).

Nährstoffsupplemente und Stärkungsmittel

Die Ergebnisse der GRETA-Studie (siehe Seite 168) zeigen in Übereinstimmung mit anderen Studien, dass Deutschland kein Vitaminmangelland ist. Auch die Versorgung mit Mineralstoffen und Spurenelementen ist im Allgemeinen gut. Geben Sie Ihrem Kind daher nicht ohne ärztliche Rücksprache wahllos Stärkungsmittel oder Multivitaminpräparate.

Zum einen gilt auch für Vitamine und Mineralstoffe: Viel hilft nicht immer viel. In zu großen Mengen können auch Nährstoffe eher die Gesundheit schädigen, als dass sie nützen. Während sich früher die Ernährungswissenschaft vor allem mit der Bekämpfung von Nährstoffmängeln und der Festlegung experimentell ermittelter Referenzwerte für die Nährstoffzufuhr beschäftigte, gibt es inzwischen für eine ganze Reihe von Nährstoffen auch sogenannte Upper Limits. Das sind Grenzwerte für die Zufuhr, die nicht überschritten werden sollten. Bekommt ein Kind daher zusätzlich zu den Nährstoffen in seiner Nahrung und ggf. durch angereicherte

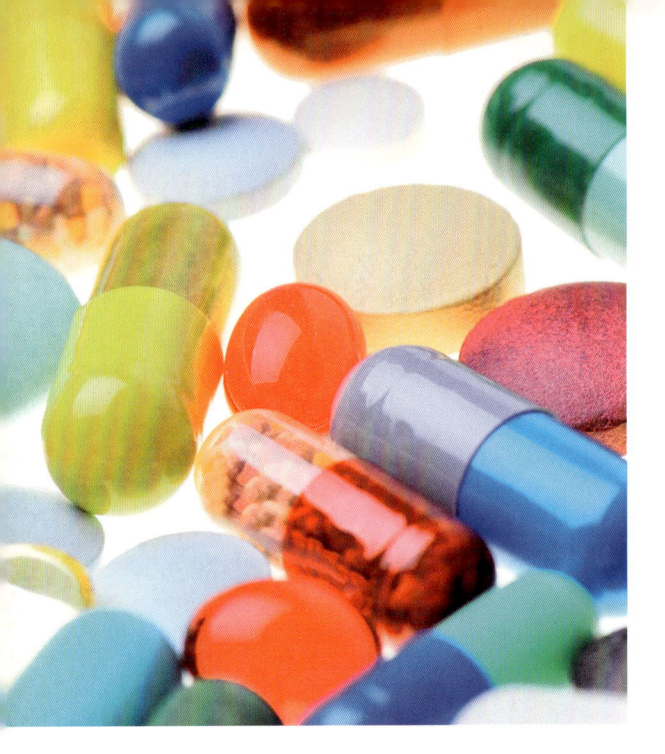

Multivitaminpräparate nicht nur Vitamine, bei denen die Zufuhr bei Kindern möglicherweise im unteren Bereich liegt, sondern auch solche Vitamine, deren Zufuhr laut Studienlage in der Regel ausreichend ist. Oft wird ihre Zusammensetzung auch von Marketinginteressen bestimmt: Sie enthalten sie Vitamine, die in der Bevölkerung bekannt sind und mit dem Attribut »gesund« in Verbindung gebracht werden, wie Vitamin C, obwohl das kein Mangel-Vitamin ist.

Natürlich geben Studien wie die GRETA-Studie keine Auskunft über die Versorgung eines einzelnen, Ihres Kindes. Gerade bei Kindern, die als »schlechte« Esser gelten, möchten Eltern aus einer diffusen Sorge heraus noch ein zusätzliches Plus an Vitaminen und anderen Nährstoffen geben. Wenn Sie sich Sorgen um die Nährstoffzufuhr Ihres Kindes machen, sprechen Sie erst mit Ihrem Kinderarzt / Ihrer Kinderärztin oder einer Ernährungsberaterin. Sie können Sie beraten, welche Nährstoffe in welcher Menge Ihr Kind zusätzlich benötigt. Dann können Sie das Präparat entsprechend auswählen.

Lebensmittel wie Cerealien oder Bonbons auch noch Säfte oder Tabletten mit Nährstoffen, kann es in Einzelfällen durchaus zu einem »Zuviel« kommen.

Bedenken Sie auch, dass viele Präparate nicht speziell für Kinder dosiert wurden. Sie enthalten Nährstoffmischungen, die nicht für die spezielle Situation Ihres Kindes geeignet sind. Zum Beispiel enthalten

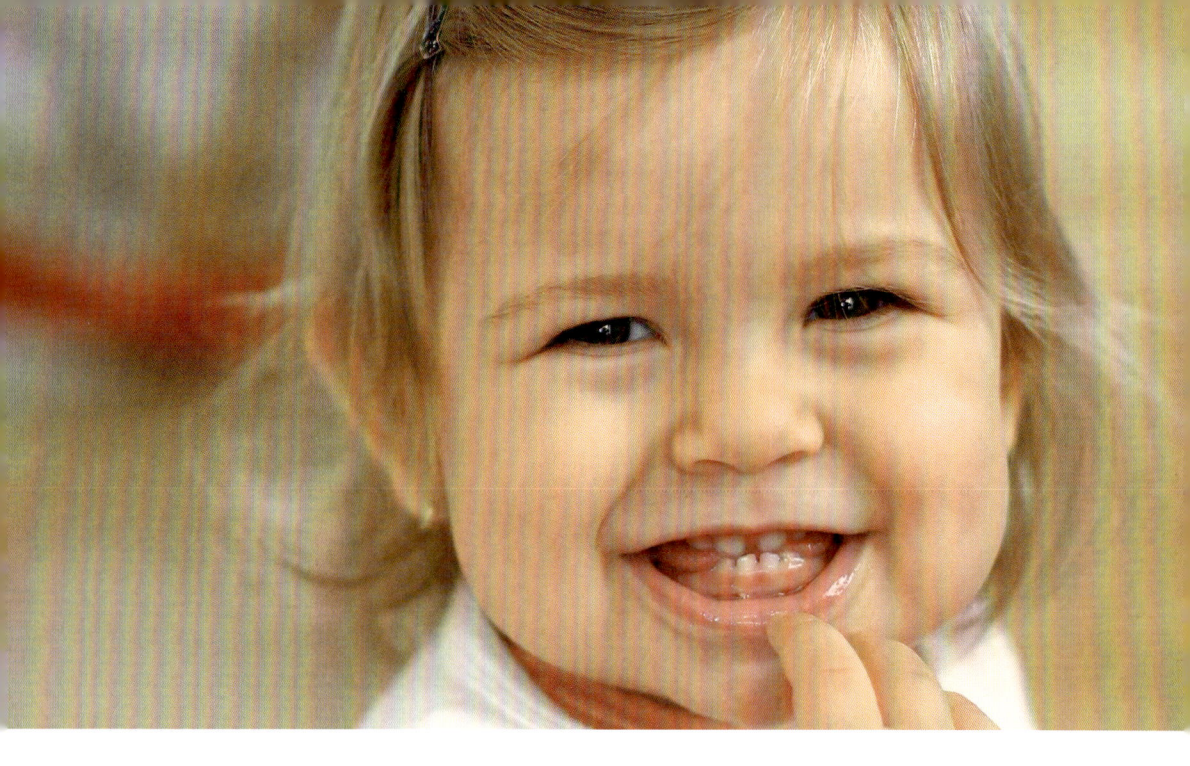

So schützen Sie die Zähne Ihres Kindes

Im Alter von 6 bis 8 Monaten bekommen die meisten Babys ihre ersten Zähne, in der Regel die Schneidezähne im Unter- und dann im Oberkiefer, gefolgt von den seitlichen Schneidezähnen und Backenzähnen, bis mit etwa 2 bis 2 ½ Jahren das Milchgebiss vollständig ist.

Karies ist eigentlich eine Infektionskrankheit. Im Mund lebende Keime siedeln sich auf den Zahnoberflächen an. Dort bauen sie Kohlenhydrate aus der Nahrung, zum Beispiel Zucker, aber auch Stärke, zu Säu-

ren ab, meistens Milchsäure. Diese Säure löst Mineralstoffe aus dem Zahnschmelz. Wird dieser Prozess nicht rechtzeitig gestoppt, bildet sich mit der Zeit ein Loch im Zahn.

Säurehaltige Lebensmittel, vor allem Säfte, können den Zahnschmelz aber auch direkt angreifen. Man spricht dann von Erosion. Speichel wirkt dagegen durch die darin enthaltenen Mineralstoffe schützend auf den Zahnschmelz, er wirkt re-mineralisierend. Das bedeutet, die von der Säure herausgelösten Mineralstoffe werden durch den Speichel wieder ersetzt.

Um die Zähne Ihres Babys vor Karies zu schützen, sollten Sie verschiedene Dinge beachten:

- eine zahngesunde Ernährung,
- die Mundhygiene und
- die Prophylaxe mit Fluoriden.

Zahngesunde Ernährung

Das Beste, das einem Zahn passieren kann, ist, dass er den ganzen Tag über in Speichel baden kann! Babys und Kleinkinder sollten aus diesem Grund keine Flaschen zum andauernden Nuckeln in die Hand bekommen, weder eine Milchflasche noch Schnabeltassen oder andere Trinkflaschen – ganz gleich, womit sie gefüllt sind. Der Grund ist: Sogar das Dauernuckeln von reinem Wasser begünstig die Entstehung von Karies, weil es den schützenden Speichel verdünnt.

Viele Getränke, zum Beispiel Säfte, Limonaden aber auch Milch, enthalten zudem Kohlenhydrate, die eine gute Nahrungsquelle für Bakterien sind und von ihnen zu Säure abgebaut werden. Auch wenn Säfte zum Beispiel zu Schorlen verdünnt werden, sind sie noch süß genug, dass sie beim Dauernuckeln die Zähne schädigen können.

Sogar Muttermilch kann die Entstehung von Karies begünstigen, wenn über das erste Lebensjahr und vor allem nachts häufig gestillt wird, denn in der Nacht ist der Speichelfluss reduziert und die Kohlenhydrate der Muttermilch bieten Keimen ausreichend Nahrung. Allerdings ist der in Muttermilch enthaltene Milchzucker nur etwa halb so kariogen (kariesfördernd) wie Haushaltszucker. Noch stärker kariogen als Zucker wirken Honig und Fruchtzucker.

In der modernen Ernährung enthalten viele Lebensmittel zugesetzte Zucker, die die Entstehung von Karies begünstigen können. Wichtig ist es daher, feste Mahlzeiten einzuhalten, damit zwischendurch der Speichel die Zähne wieder remineralisieren kann. Essen Kinder dagegen immer wieder zwischendurch eine Kleinigkeit, bekommen die kariogenen Bakterien immer neue Nahrung, um Säure zu bilden. Der Speichel kommt dann nicht mehr dagegen an.

Manche Süßwaren sind mit einem sogenannten Zahnmännchen gekennzeichnet. Das Zahnmännchen weist auf zuckerfreie, zahnfreundliche Süßwaren hin, die weder Karies noch andere säurebedingte Schäden an den Zähnen verursachen und eine gesunde Alternative zu herkömmlichen Süßwaren sein sollen. Anstelle von herkömmlichem Zucker werden sie mit Zuckeraustauschstoffen oder Süßstoffen gesüßt, die nicht kariogen sind. Ihr Nachteil ist, dass sie den Wunsch nach Süßem aufrechterhalten. Zuckeraustauschstoffe haben bei höherem Verzehr außerdem eine leicht abführende Wirkung.

Süßstoffe

haben so gut wie keine Kalorien und sind um ein Vielfaches süßer als Haushaltszucker. In der EU sind momentan acht Süßstoffe zugelassen, darunter zum Beispiel Sorbit, Xylit oder Mannit. Seit 2011 sind auch Stevia-Extrakte in Deutschland für einige Lebensmittel zugelassen, zum Beispiel Marmelade, Limonade, Joghurt und Süßigkeiten. Stevia ist eine Pflanze, die aus Paraguay stammt. Dort werden die Blätter traditionell zum Süßen verwendet. Der Stevia-Extrakt ist wie herkömmliche Süßstoffe praktisch kalorienfrei und 250- bis 300-mal süßer als Haushaltszucker. Zwar gelten Stevia-Extrakte als natürlich, tatsächlich werden sie bei der Herstellung aus den Blättern zahlreichen Produktionsschritten unterzogen. Aus Sicherheitsgründen gibt es ebenso wie für synthetische Süßstoffe eine Obergrenze für den Verzehr.

Zuckeraustauschstoffe

enthalten weniger Kalorien als Zucker, sind aber auch weniger süß. Da sie hitzebeständig sind, eignen sie sich gut zum Kochen und Backen. Wer große Mengen an Austauschstoffen zu sich nimmt, könnte eine leicht abführende Wirkung verspüren. Denn zum Teil gelangt der Zuckerersatz unverändert bis in den Dickdarm und bindet dort Wasser.

Mundhygiene

Neben der Ernährung ist die richtige Mundhygiene ein wichtiger Pfeiler der Kariesvorbeugung. Beginnen Sie, Ihrem Kind die Zähne zu putzen, sobald die ersten Zähne durchgebrochen sind. Auf diese Weise wird diese Routine von Anfang an im Tagesablauf Ihrer Familie etabliert.
Leider gibt es noch keine Einigkeit zwischen Zahnärzten und Kinderärzten über

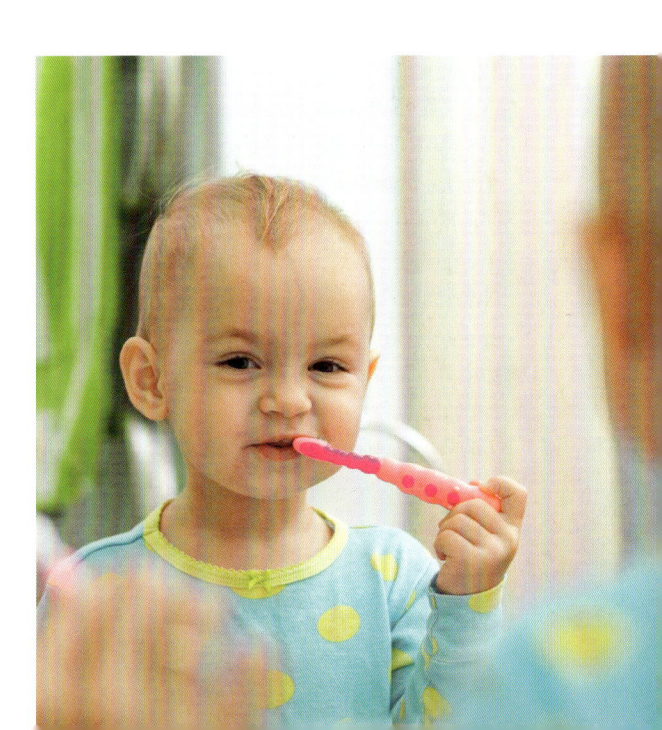

> **Wichtig!**
>
> Nehmen Sie nicht den Löffel beim Füttern abwechselnd mit Ihrem Baby in den Mund. Lecken Sie auch nicht einen heruntergefallenen Nuckel ab, um ihn zu säubern, bevor Sie ihn dem Baby zurückgeben. Auf diese Weise übertragen Sie möglicherweise kariogene Bakterien aus Ihrem Mund in den Mund Ihres Kindes.

die richtige Zahnpasta. Kinderärzte empfehlen, eine fluoridfreie Zahnpasta zu nehmen und das Fluorid als Tablette zu geben, bis nach dem Kleinkindalter fluoridhaltiges Speisesalz ausreicht (siehe Seite 166). Zahnärzte dagegen raten zu einer fluoridhaltigen Zahnpasta (500 ppm) anstelle der Tabletten.

Die Zahnärzte argumentieren, dass Fluorid bei lokaler Anwendung direkt auf den Zähnen einen größeren Effekt haben soll. Da Säuglinge und Kleinkinder aber noch nicht ausspucken, verschlucken sie auch einen Teil der Zahnpasta – nicht nur das enthaltene Fluorid, sondern auch andere Bestandteile wie Putzkörper, Tenside, Feuchthaltemittel, Konservierungsstoffe. Zahnpasta enthält und auch reichlich Aromastoffe, was manchmal zum Verzehr größerer Mengen davon führt.

Kinderärzte argumentieren, dass Zahnpasta aber kein Lebensmittel ist, somit auch nicht der strengen Lebensmittelverordnung entspricht, und die Dosierung mit einer Tablette genauer ist. Daher sollte in den ersten Jahren, bis die Kinder gut ausspucken können, die Zähne nur mit Wasser geputzt werden – auch wenn die Reinigung der Zähne dann etwas aufwändiger ist.

Welche Strategie tatsächlich die bessere ist, ist noch ungeklärt. Wichtig ist vor allem, dass Sie sich für eine der beiden entscheiden und nicht beide Methoden kombinieren, ansonsten kann es zu einer Überversorgung mit Fluorid kommen.

Fluoridprophylaxe

Der Verband der Kinderärzte empfiehlt, dass Babys bis zu ihrem ersten Geburtstag 0,25 mg Fluorid am Tag als Tablette einnehmen, am besten zusammen mit Vitamin D. Eine Ausnahme sind Babys, deren Fertigmilch mit einem Wasser zubereitet wurde, das mehr als 0,3 mg Fluorid pro Liter Wasser enthält. Diese Kinder benötigen dann kein zusätzliches Fluorid. Solch fluoridreiches Wasser gibt es allerdings nur in wenigen Gegenden in Deutschland. Angaben zum Fluoridgehalt Ihres Trinkwassers erhalten Sie von Ihrem Wasserwerk.

Nach dem ersten Geburtstag sollte diese

Fluoridgabe fortgeführt werden. Wenn Ihr Kind die ersten Zähne bekommt, sollten Sie die Zähne entweder ganz ohne Zahnpasta oder mit einer Zahnpasta, die kein Fluorid enthält, putzen. Da Kinder in diesem Alter noch einen großen Teil der Zahnpasta verschlucken, bekämen sie sonst zu viel Fluorid.

Wichtig!

Wenn Ihr Trinkwasser oder das in der Familie getrunkene Mineralwasser mehr als 0,7 mg Fluorid pro Liter enthält, braucht Ihr Kind weder Fluoridtabletten noch fluoridiertes Speisesalz. (Deutsche Gesellschaft für Kinderheilkunde und Jugendmedizin 2006)

Wenn Ihr Kind etwa 3 Jahre alt ist und beim Zähneputzen selbstständig ausspucken kann, können Sie eine normale Zahnpasta mit Fluor[**] nehmen. Zusammen mit dem Fluor aus dem fluoridierten Speisesalz erreichen Sie dann eine optimale Fluoridzufuhr. Zusätzliche Tabletten sind dann nicht mehr nötig.

Wenn Sie unsicher sind, wie viel und in welcher Form Ihr Kind Fluorid benötigt, lassen Sie sich bei der Dosierung von Ihrem Kinderarzt oder Zahnarzt beraten.

Für welche der beiden hier vorgestellten Strategien Sie sich entscheiden, sollten Sie in Ruhe mit Ihrem Kinderarzt und/oder Zahnarzt absprechen. Wichtig ist, nicht gleichzeitig Fluoridtabletten und fluoridhaltige Zahnpasta zu verwenden, da sonst die Grenzwerte für eine Überdosierung mit Fluorid schnell überschritten werden.

Zahngesundheit:
Das Wichtigste in Kürze

- Keine Getränke – auch nicht Wasser – zum Dauernuckeln geben.
- Nach dem ersten Lebensjahr häufiges nächtliches Stillen vermeiden.
- Gesüßte Lebensmittel in Maßen und nicht zwischendurch essen.
- Regelmäßige Mahlzeiten einhalten.
- Von Anfang an regelmäßig die Zähne putzen.
- Eine Maßnahme zur Fluoridprophylaxe anwenden: entweder Fluoridtabletten oder eine fluoridhaltige Zahnpasta.

[**] 0,5 g Fluorid pro kg Zahnpasta (0,05 %), ab dem Schulalter 1,0–1,5 g Fluorid pro kg (0,1–0,15 %)

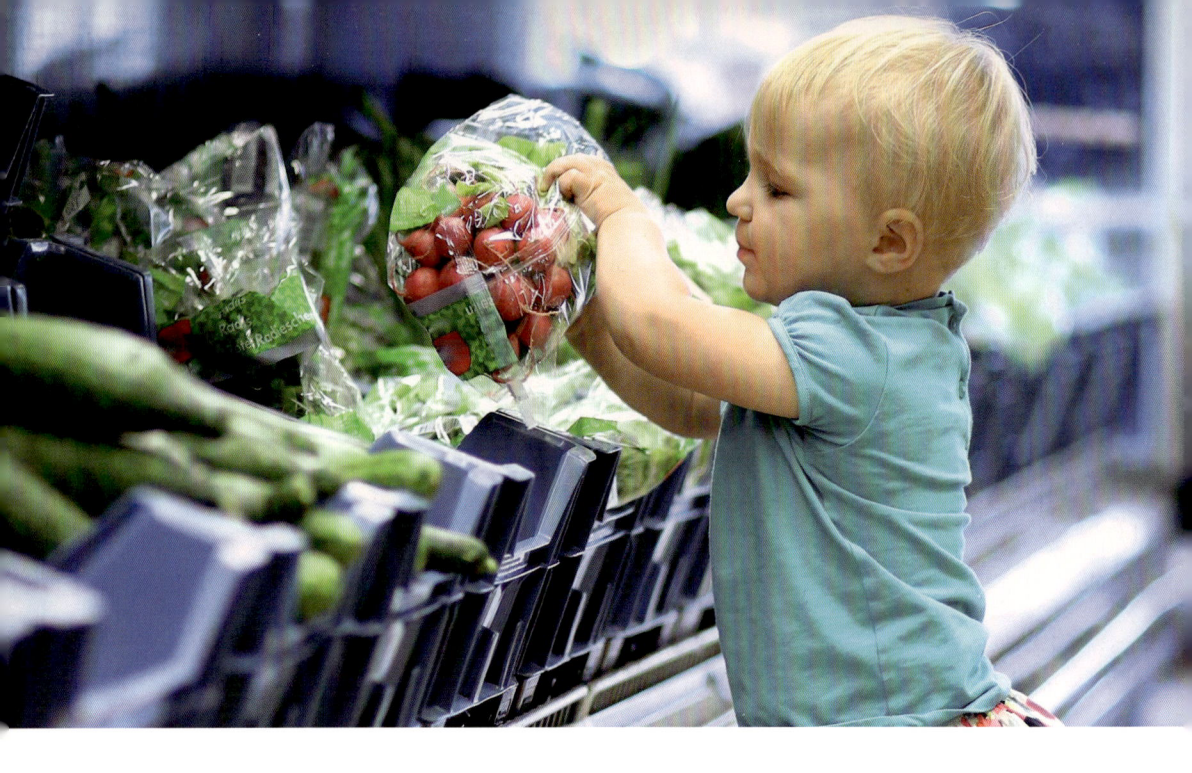

Vegetarische Ernährung

Eine vegetarische Ernährungsweise ist »in«. Seit den 1990er-Jahren ist der Anteil von Vegetariern deutlich gestiegen. Laut manchen Umfragen ernährt sich jeder zehnte in Deutschland vegetarisch, darunter allerdings 70 bis 80 % Frauen. Die Gründe, sich vegetarisch zu ernähren, reichen von religiösen oder ethischen Überlegungen bis hin zu gesundheitlichen Motiven. In den letzten Jahren sind noch ökologische Aspekte hinzugekommen, da eine vegetarische Ernährung helfen kann, Treibhausgase zu reduzieren und Ressourcen an Energie und Wasser zu sparen.

Formen des Vegetarismus

Grundsätzlich bezeichnet Vegetarismus eine Ernährungsweise, bei der ausschließlich oder überwiegend pflanzliche Lebensmittel gegessen werden. Auf Fleisch, Geflügel oder Fisch und Produkte daraus wird verzichtet. Manche Vegetarier verzichten zusätzlich auch auf Produkte lebender Tiere, wie Eier, Milch und Milchprodukte oder Honig.

Je nachdem, welche Lebensmittel weggelassen werden, unterscheidet man

- Ovo-Lakto-Vegetarier (kein Fleisch, aber Milch und Eier),
- Lakto-Vegetarier (kein Fleisch, keine Eier),
- Ovo-Vegetarier (kein Fleisch und keine Milch, aber Eier) und
- Veganer (verzichtet auf alle tierischen Lebensmittel).

Außerdem gibt es noch die »Flexi-Vegetarier«. Die sehen den Fleischverzicht nicht ganz so streng und essen gelegentlich hochwertiges Fleisch oder Fisch, ansonsten aber vegetarisch. Rohköstler essen nur rohe Lebensmittel, auch Fleisch und Fisch. Frutarier beschränken sich auf Früchte. Eine etwas scherzhaft gemeinte Bezeichnung ist der »Pudding-Vegetarier«, der zwar kein Fleisch isst, aber ansonsten nicht weiter auf die Qualität seiner Ernährung achtet.

Wie gesund ist eine vegetarische Ernährung?

Zahlreiche Studien haben gezeigt, dass mit einer (ovo-)lakto-vegetarischen Ernährung der Bedarf an Nahrungsenergie und Nähr-

stoffen ohne Probleme gedeckt werden kann. Bei einigen Nährstoffen, zum Beispiel den Vitaminen C oder E, liegt die Zufuhr im Allgemeinen sogar über der von Nicht-Vegetariern. Eine große britische Studie, bei der fleischhaltig ernährte Vorschulkindern mit gleichaltrigen Vegetariern verglichen werden, kam zu dem Schluss, dass bei einer bedachten Lebensmittelauswahl eine ausgewogene Nährstoffzufuhr auch ohne Fleisch möglich ist. Vegan ernährte Kinder sind dagegen tendenziell kleiner und leichter als nichtvegetarische Kinder.

Kritisch wird es, wenn die Lebensmittelauswahl sehr stark eingeschränkt wird, zum Beispiel bei Frutariern. Als mögliche Risikogruppen gelten auch Personen mit einem erhöhten Nährstoffbedarf, zum Beispiel Schwangere, Stillende, Säuglinge und Kinder.

Nährstoffversorgung bei vegetarischer Ernährung

Kritische Nährstoffe bei einer vegetarischen Lebensweise sind Eisen, Jod, Vitamin D, Zink und Omega-3-Fettsäuren. Besonders bei Jod, Zink und Eisen ist die Zufuhr allerdings auch bei Nicht-Vegetariern nicht optimal. Bei Veganern kommt noch Vitamin B12 als kritischer Nährstoff hinzu. Auf den folgenden Seiten erfahren Sie, wie Sie Nährstoffmängeln vorbeugen können.

Eisen und vegetarische Ernährung

Ein ausgeprägter Eisenmangel ist bei vegetarisch ernährten Kindern nicht häufiger als bei üblicher Kost. Die Eisenreserven von Vegetariern sind aber im Vergleich zu denen von Nichtvegetariern deutlich geringer. Das muss nicht unbedingt von Nachteil sein, da auch ein Zuviel an Eisen auf Dauer nicht als gesund angesehen wird. Trotzdem sollte der Zufuhr dieses Nährstoffs bei einer vegetarischen Ernährung besondere Aufmerksamkeit geschenkt werden.

Da Eisen aus pflanzlichen Lebensmitteln vom Körper schlechter aufgenommen werden kann als das Eisen aus Fleisch (siehe Seite 172), ist es besonders wichtig, die vegetarische Ernährung gut zu planen. Pflanzliche Lebensmittel mit hohem Eisengehalt sind zum Beispiel Vollkorngetreide, besonders Hafer und Hirse, und daraus hergestellte Produkte wie Vollkornbrot und Vollkornflocken. Auch Hülsenfrüchte, Ölsamen, Nüsse und bestimmte Gemüse- und Salatsorten wie Spinat, Erbsen, Mangold, Grünkohl oder Feldsalat sind eisenreich (Tabelle 174).

Jod und vegetarische Ernährung

Jod ist in Deutschland generell ein kritischer Nährstoff. (Ovo-)Lakto-Vegetarier sind ebenso gut oder schlecht versorgt wie andere Bevölkerungsgruppen auch, da sie mit Milch und Milchprodukten Jod zu

> **Eisenstatus prüfen**
>
> Bei vegetarisch oder vegan ernährten Kindern ist es sinnvoll, den Eisenstatus regelmäßig überprüfen zu lassen. Eine Einnahme von Nahrungsergänzungsmitteln sollte nicht ohne ärztliche Rücksprache erfolgen. Das Bundesinstitut für Risikobewertung rät auch von dem Verzehr eisenangereicherter Lebensmittel ab, da langfristig eine zu hohe Eisenaufnahme gesundheitliche Risiken mit sich bringt.

sich nehmen. Fisch wird dagegen auch von den meisten Nicht-Vegetariern nur selten gegessen und spielt daher trotz der hohen Jodgehalte pro Portion für die Jodversorgung eine eher untergeordnete Rolle.

Auf die Bedeutung des Verzehrs von Jodsalz und mit Jodsalz hergestellten Produkten wird auf Seite 169 eingegangen.

Veganer, die keine Milch trinken, sollten dagegen besonders auf ihre Jodzufuhr und die ihrer Kinder achten. Algen mit moderatem Jodgehalt können die Jodzufuhr verbessern, allerdings rät das Bundesinstitut für Risikobewertung (BfR) von Produkten mit einem Jodgehalt über 20 mg/kg ab. Nach Abschätzung der individuellen Jodzufuhr sollten vegan ernährte Kinder ggf. ein Supplement in Höhe von 50 bis 100 ug/Tag bekommen.

Vitamin D und vegetarische Ernährung

Ebenso wie bei Jod ist auch die Zufuhr von Vitamin D nicht nur bei Vegetariern ein kritischer Punkt. Für Säuglinge wird daher generell eine Supplementierung empfohlen (siehe Seite 170).

Im Vergleich zu den Vitamin-D-Gehalten in tierischen Lebensmitteln (fettreicher Fisch: 10 bis 30 µg / 100 g, Hühnerei: 3 µg / 100 g, Käse 7,7 µg / 100 g und Butter 1,2 µg / 100 g) haben nur Pilze nennenswerte Gehalte an diesem Vitamin (2 bis 3 µg / 100 g). Allerdings wird Vitamin D bei ausreichender Sonneneinstrahlung von der Haut gebildet. Ebenso wie für Nicht-Vegetarier wird daher für vegetarisch oder vegan ernährte Kinder ein ausreichender Aufenthalt an der frischen Luft – mindestens eine Stunde pro Tag – und vor allem im Winter auch Supplemente empfohlen. Genauere Empfehlungen finden Sie auf Seite 170 f.

Zink und vegetarische Ernährung

Zink kommt wie Eisen vor allem in Fleisch und Wurstwaren vor. Für Vegetarier sind Vollkorngetreide und Hülsenfrüchte eine gute Quelle für Zink. Die Verfügbarkeit von Zink aus Hülsenfrüchten kann durch Einweichen oder Keimen erhöht werden. Bei Getreide hilft die Sauerteiggärung, zum Beispiel bei der Herstellung von Roggenbrot, die Verfügbarkeit von Zink zu verbessern.

Calcium und vegetarische Ernährung

Calcium ist nicht nur ein wichtiger Bestandteil von Knochen und Zähnen, sondern spielt auch bei der Blutgerinnung und der Stoffwechselregulation eine wichtige Rolle. In einer gemischten Kost sind Milch und Milchprodukte die wichtigsten Lieferanten von gut verfügbarem Calcium. Veganer, die auf diese Lebensmittel verzichten, sollten calciumreiche Gemüsesorten wie Grünkohl, Brokkoli oder Spinat bevorzugen. Auch manche Nüsse sind gute Calciumlieferanten, ebenso wie calciumreiche Mineralwasser. Ein Mineralwasser darf sich calciumreich nennen, wenn es mindestens 150 mg Calcium pro Liter enthält. Es gibt viele Mineralwasser, die sogar bis zu 500 mg Calcium pro Liter enthalten.

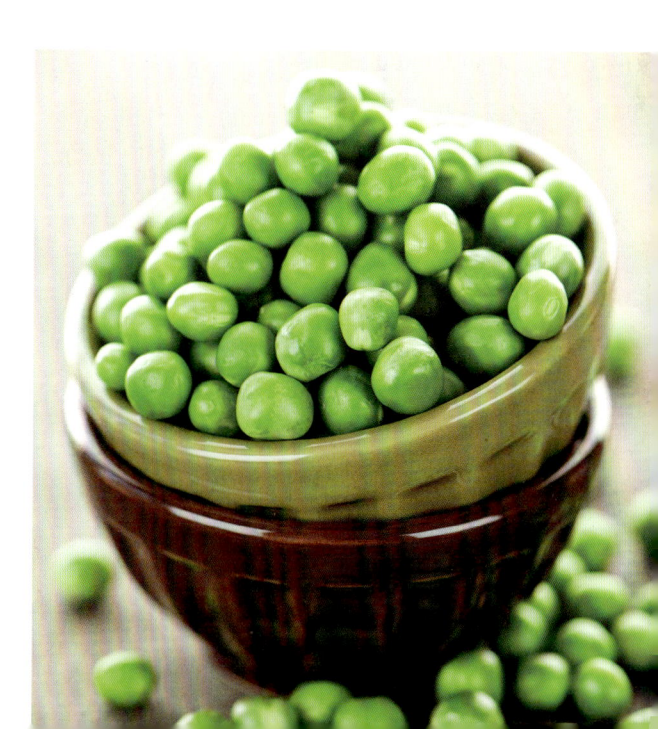

Vegane Babymilch?

Wenn Sie Ihr Baby nicht (mehr) stillen, gibt es für die vegane Ernährung als pflanzlichen Ersatz Säuglingsmilchen auf der Basis von Soja (siehe Seite 70). Die Selbstherstellung von Flaschenmilch wird nicht empfohlen; zum einen aufgrund der möglichen Keimbelastung, zum anderen aufgrund der oft unzureichenden Nährstoffzusammensetzung (siehe Seite 69). Auch für ältere Kinder kann mit Calcium angereicherte Sojamilch oder eine Getreidemilch, zum Beispiel auf Basis von Hafer, ein Ersatz für Kuhmilch sein. Die Anreicherung sollte aber den Calciumgehalt von Kuhmilch erreichen (120 mg / 100 g).

Eiweiß und vegetarische Ernährung

Eine ausreichende Versorgung mit Eiweiß ist bei vegetarisch ernährten Kindern kein Problem, da Milch (und gegebenenfalls Eier) reichlich hochwertiges Eiweiß enthalten. Studien mit Erwachsenen haben gezeigt, dass die Eiweißzufuhr von Vegetariern zwar niedriger ist als von Nicht-Vegetariern, aber immer noch ausreichend. Zudem steht eine zu hohe Eiweißzufuhr gerade im späten Säuglings- und im Kleinkindalter im Verdacht, ein Risikofaktor für Übergewicht im Kindesalter zu sein.

Die Eiweißqualität, das heißt das Verhältnis der Eiweißbausteine (Aminosäuren) untereinander, kann bei veganer Ernährung durch die Kombination von verschiedenen pflanzlichen Eiweißquellen verbessert werden, zum Beispiel von Hülsenfrüchten und Getreide. Dabei müssen diese Lebensmittel nicht zu einer Mahlzeit gemeinsam gegessen werden, es reicht, sie über den Tag verteilt zu essen.

Vitamin B12 und vegetarische Ernährung

Vitamin B12 kann nur von Mikroorganismen gebildet werden und ist daher in pflanzlichen Lebensmitteln nicht vorhanden. Es gibt zwar Algen, in denen Vitamin B12 nachgewiesen wurde, allerdings ist nicht sicher, ob dieses Vitamin B12 für den Menschen verfügbar ist. Auch der Verzehr von fermentierten pflanzlichen Lebensmitteln kann eine ausreichende Versorgung mit Vitamin B12 nicht gewährleisten. Vegetarier, die auch Milch trinken, bekommen genug Vitamin B12. Veganer, die keine tierischen Lebensmittel essen, sollten Vitamin B12 aber supplementieren oder mit Vitamin B12 angereicherte Lebensmittel verzehren.

Tipps für die vegetarische Ernährung von Säuglingen und Kleinkindern

- Ausschließliches Stillen in den ersten Lebensmonaten ist die optimale Ernährung. Die Milch von Vegetarierinnen un-

Vitamin-B12-Mangel

Eine besondere Risikogruppe für einen Vitamin-B12-Mangel sind gestillte Säuglinge von veganen Müttern. Die Mütter haben selbst oft schon einen subklinischen Mangel, das heißt sie sind unterversorgt, zeigen aber noch nicht die typischen Symptome. Daher enthält ihre Milch nicht genug von diesem Vitamin und bei dem Baby tritt dann ein klinischer B12-Mangel mit schweren, nicht reversiblen neurologischen Schäden auf. Daher sollten stillende Mütter, die sich vegan ernähren, unbedingt auf die Einnahme von Supplementen achten.

terscheidet sich nicht von der Milch von Nicht-Vegetarierinnen. Veganerinnen sollten Vitamin B12 supplementieren. Eine Jod-Supplementation wird für alle Frauen während der Stillzeit empfohlen.

- Nicht gestillte Säuglinge bekommen eine herkömmliche Säuglingsmilch (Vegetarier) oder eine industriell hergestellte Säuglingsmilch auf Sojabasis (Veganer).
- Die Beikosteinführung erfolgt ganz regulär nach dem Schema des Ernährungsplans für das 1. Lebensjahr (siehe Seite 23). Der Gemüse-Kartoffel-Fleisch-Brei wird bei vegetarischer Ernährung durch einen Gemüse-Kartoffel-Getreide-Brei (Rezept Seite 102) ersetzt.

- Der Milch-Getreide-Brei wird bei veganer Ernährung entweder mit Säuglingsmilch auf Sojabasis zubereitet oder durch einen Getreide-Obst-Brei mit anschließendem Stillen ersetzt.
- Der Übergang zur Familienernährung erfolgt wie im Ernährungsplan vorgesehen: Milch kann bei veganer Ernährung weiterhin durch (angereicherte) Sojamilch für Säuglinge ersetzt werden. Getreide, Hülsenfrüchte, gemahlene Nüsse und Fett (Rapsöl) erhöhen den Energiegehalt der Nahrung und liefern wichtige Nährstoffe.
- Mahlzeiten mit Vollkorngetreide oder Hülsenfrüchten in Kombination mit Vitamin-C-reichem Obst oder Gemüse helfen dabei, die Eisenversorgung sicherzustellen.
- Ein calciumreiches Mineralwasser als Getränk hilft bei Veganern, eine ausreichende Calciumzufuhr zu gewährleisten.
- Vitamin D wird nach den allgemein gültigen Empfehlungen supplementiert.
- Veganer sollten besonders auf die Verwendung von jodiertem Speisesalz achten und ggf. Jod supplementieren.
- Auch Vitamin B12 muss bei Veganern supplementiert werden oder Sie achten gezielt auf mit Vitamin B12 angereicherte Produkte. Speziell für Veganer gibt es auch Supplemente ohne tierische Begleitstoffe wie Milchzucker oder Gelatine, zum Beispiel an Hefe gebundenes Vitamin D in Kapseln aus Zellulose.

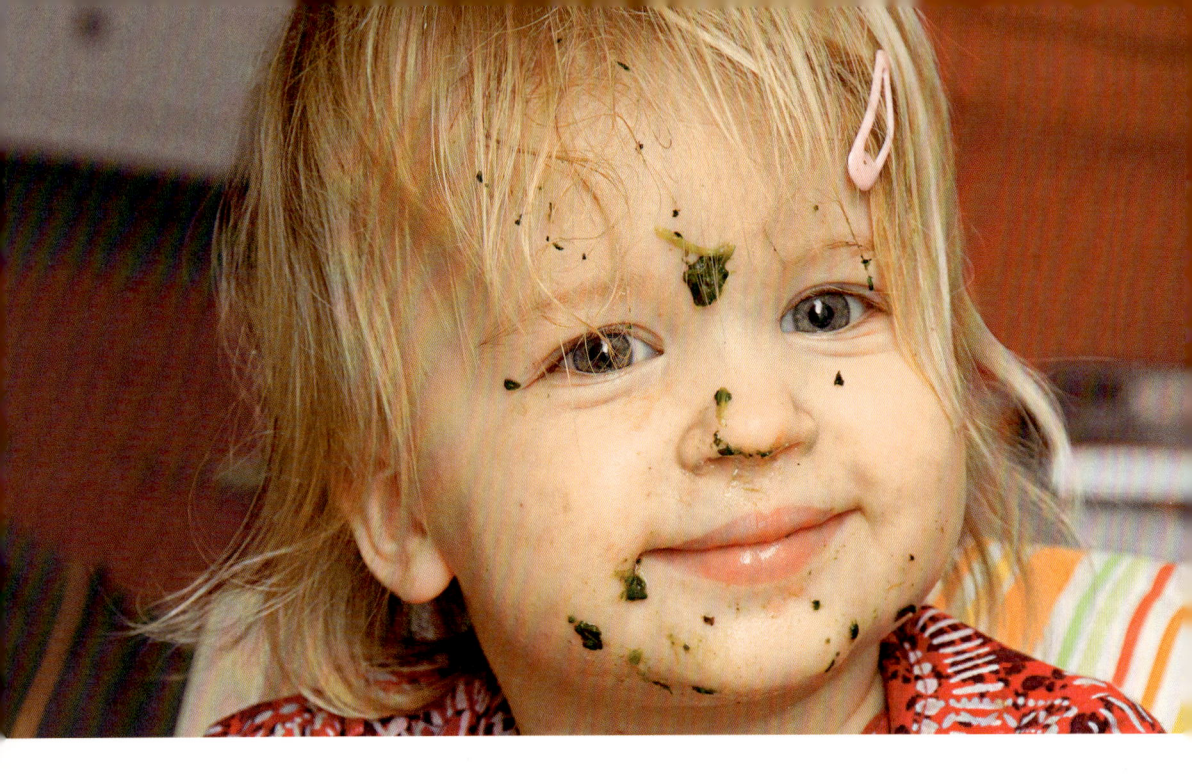

Häufige Fragen zur Kleinkindernährung

Wie viel soll mein Kind essen und trinken?

Jedes Kind hat seinen individuellen Bedarf an Energie und damit an Lebensmitteln. Die Menge, die Ihr Kind braucht, können Sie nicht an Tabellen ablesen oder mit Formeln berechnen. Vergleichen Sie auch nicht das Ernährungsverhalten Ihres Kindes mit dem, was andere Mütter in der Krabbelgruppe von ihren Kindern erzählen. Das zuverlässigste Kriterium dafür, ob Ihr Kind genug isst oder nicht, ist sein Wachstum. Solange Ihr Kind normal an Größe und Gewicht zulegt, bekommt es auch genug zu essen.

Gerade Kleinkinder können ebenso wie Babys (siehe Seite 75) ihre Energiezufuhr noch gut selbst regulieren: Nach einer energiereichen Zwischenmahlzeit essen sie bei der nächsten Mahlzeit einfach etwas weniger und umgekehrt. Diese sogenannte Selbstregulation können Sie unterstützen, indem Sie Ihr Kind selbst bestimmen lassen, wie viel es essen möchte.

Zwar lässt die Fähigkeit zur Selbstregulation mit dem Alter etwas nach. Ältere Kinder lassen sich ebenso wie Erwachsene zunehmend von externen Reizen zum Essen animieren, die nichts mit Hunger oder Sättigung zu tun haben. Zum Beispiel wird gegessen, weil es in bestimmten Situationen üblich ist. Oder weil gerade etwas da ist. Oder weil es aus sozialen Gründen, zum Beispiel bei einer Geburtstagsfeier, erwartet wird. Um die Fähigkeit zur Selbstregulation zu fördern, sollten Eltern wenig eingreifen. Gerade bei Kindern, deren Eltern weniger versucht haben, das Ernährungsverhalten ihrer Kinder zu regulieren, bleibt die Selbstregulation stärker als bei Kindern von Eltern mit einem restriktiveren Erziehungsstil.

Tipps für schlechte Esser

• Halten Sie feste Mahlzeiten ein und füttern Sie nichts zwischendurch.

• Das Kind entscheidet, wie viel es isst. Achten Sie auf Sättigungssignale wie Kopf wegdrehen und Mund zupressen. Beenden Sie dann die Mahlzeit und geben erst zur nächsten Mahlzeit wieder etwas zu essen.

• Trennen Sie Mahlzeiten und Spielzeiten. Versuchen Sie nicht, das Kind beim Essen z. B. mit Spielzeug abzulenken, in der Hoffnung, dass es dann ein paar Bissen mehr isst.

• Drängen Sie Ihr Kind nicht zum Essen – auch wenn noch ein Rest auf dem Teller ist. Auch für uns Erwachsene ist es unangenehm, weiterzuessen, wenn wir satt sind. Dieses unangenehme Gefühl kann dazu führen, dass Ihr Kind Mahlzeiten als unangenehm empfindet. Wie in einem Teufelskreis kann sich dann die Ablehnung von Essen bei Ihrem Kind noch verstärken.

• Bekommt Ihr Kind nachts noch die Flasche? Vielleicht sogar mehrmals? Dann ist es normal, dass es tagsüber weniger Hunger hat. Wenn Sie es schaffen, die Flasche in der Nacht abzugewöhnen, kommt der Appetit tagsüber sicher zurück.

• Sprechen Sie mit Ihrem Kinderarzt über die Gewichtsentwicklung des Kindes.

Einige wenige Kinder essen so schlecht, dass man von einer Fütterungsstörung spricht, die ggf. therapeutische Hilfe benötigt. Kriterien, wann Sie und Ihr Baby Unterstützung benötigen, finden Sie auf Seite 190. Der erste Ansprechpartner ist Ihr Kinderarzt, denn Fütterungsstörungen können auch organische Ursachen haben. Auf der Homepage der Bundeszentrale für gesundheitliche Aufklärung (www.bzga. de) finden Sie darüber hinaus nach Postleitzahlen sortiert Adressen von Einrichtungen, die eine Beratung bei Fütterungsstörungen anbieten.

Professionelle Hilfe ist nötig, wenn …

- … das Füttern oder die Mahlzeit in der Regel ab dem 3. Lebensmonat mehr als 45 Minuten in Anspruch nimmt,
- … der Abstand zwischen den Mahlzeiten kleiner als 2 Stunden ist,
- … Sie die Situation länger als einen Monat als sehr belastend und problematisch empfinden,
- … Ihr Kind regelmäßig die Mahlzeiten aufstößt oder erbricht,
- … das Kind über einen Zeitraum von mindestens einem Monat kaum oder nur wenig zunimmt oder Gewicht verliert. Bei der Einschätzung der Gewichtsentwicklung hilft Ihnen Ihre Kinderärztin oder Ihr Kinderarzt.

(Quelle: BzgA, 2012)

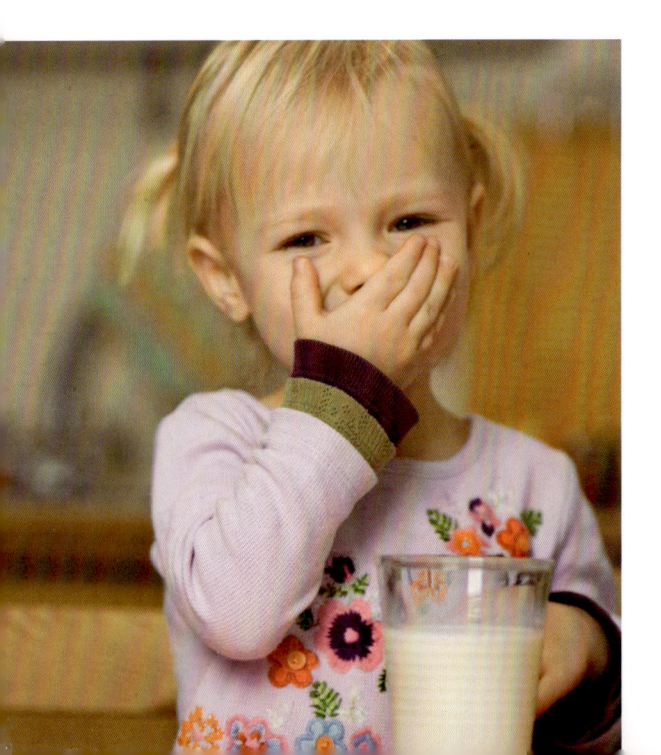

Welche Milch ist die richtige für Kleinkinder?

Über die richtige Milch im Kleinkindalter gibt es viele verschiedene Meinungen. Zur Auswahl stehen

- Muttermilch,
- eine Fertigmilch, zum Beispiel eine Anfangs- oder Folgenahrung,
- eine Kleinkindermilch oder
- normale Kuhmilch (Trinkmilch).

Für Muttermilch gibt es keine Einschränkungen. Sie können Ihr Kind auch über das erste Lebensjahr hinaus stillen, wenn Sie und Ihr Kind es möchten. In der Regel bekommen solche »Langstiller« schon die übliche Kleinkindernährung und holen sich an der Brust nur noch ein kleines Extra an Energie, Nährstoffen und vor allem an körperlicher Nähe.

Als Flaschenmilch können Sie Ihrem Kind auch über den ersten Geburtstag hinaus seine übliche Anfangsnahrung (Pre oder 1-Milch) oder eine Folgenahrung (2 oder 3) geben. Sie können aber auch eine spezielle Kleinkindermilch kaufen. Alle diese Milchen sind eiweißreduziert, das heißt sie enthalten weniger Protein (Eiweiß) als Kuhmilch. Die Hersteller von Kleinkindermilch werben darüber hinaus mit Anreicherungen vor allem von Eisen, Jod und Vitamin D.

Da Kuhmilch bzw. Trinkmilch viel Eiweiß

enthält, sollte Ihr Kind nicht mehr als die altersgemäße Milchmenge von 300 bis 330 g am Tag bekommen – inklusive Milchprodukte wie Joghurt, Quark und Käse (siehe Seite 216). Das heißt, für den Abendbrei können Sie entweder eine Vollmilch mit 3,5 % Fett, aber auch eine Fertigmilch nehmen.

Geben Sie Ihrem Kind aus der Flasche möglichst immer eine Fertigmilch oder Kleinkindermilch. Hintergrund ist, dass Kinder aus der Flasche meistens größere Mengen trinken als aus dem Becher. Reine Kuhmilch würde dann zu einer insgesamt zu hohen Eiweißzufuhr führen. Wenn Ihr Kind lernt aus der Tasse zu trinken, können Sie gegen Ende des ersten Lebensjahres eine normale Kuhmilch (Trinkmilch) geben. Spezielle, angereicherte Milchnahrungen oder Kleinkindermilchen haben dann keinen Vorteil gegenüber Kuhmilch. (Deutsche Gesellschaft für Kinderheilkunde und Jugendmedizin 2011). Es gibt sie als Pulver zum Anrühren mit Wasser oder trinkfertig im Tetrapack. Ihre Zusammensetzung gleicht der von Folgemilchen für Säuglinge.

Die auf den Packungen beworbene Anreicherung bietet keinen zusätzlichen Nutzen, wenn Ihr Kind eine altersgerechte gemischte Kost bekommt.

> **Bitte keine Aromen**
>
> Kaufen Sie nach Möglichkeit eine Fertigmilch oder Kleinkindermilch, die keine zusätzlichen Aromen wie Vanillin oder Fruchtpulver enthält. Besser ist es, Ihr Kind von Anfang an an den natürlichen Geschmack von Milch zu gewöhnen.

Ab wann sollte mein Kind auf die Flasche verzichten?

Die Flasche oder auch die Mutterbrust ist nicht nur ein Mittel, um satt zu werden, sie stillen auch das Bedürfnis nach körperlicher Nähe und einer gemeinsamen Zeit zu zweit. Viele Kinder brauchen das auch noch weit ins zweite Lebensjahr hinein. Für gestillte Kinder gilt die Empfehlung der Nationalen Stillkommission: Stillen wird empfohlen, solange Mutter oder Kind es wünschen.

Auch für Flaschenkinder gibt es keinen festen Zeitpunkt, an dem sie endgültig zu alt für die Flasche wären. Wichtig ist allerdings, dass Ihr Kind aus der Flasche nur Fertigmilch trinkt (siehe Seite 190). Bekommt ein Kind deutlich mehr Milch mit der Flasche als die altersgemäßen 300 bis 330 g pro Tag, zum Beispiel wenn es nachts noch mehrere Flaschen trinkt, verliert es leicht den Appetit auf andere gesunde

Nahrungsmittel, weil es von der Milch zu satt ist.

Wichtig ist, dass Sie die Flasche nicht zum Dauernuckeln geben – egal womit sie gefüllt ist –, denn das fördert die frühe Entstehung von Karies (siehe Seite 177).

Was ist besser: Bio oder konventionelle Lebensmittel?

Bio-Lebensmittel liegen im Trend. Der Umsatz mit ökologisch erzeugten Lebensmitteln ist in den letzten Jahren kontinuierlich gestiegen, obwohl immer noch konventionell erzeugte Lebensmittel den Markt dominieren.

Es gibt verschiedene Siegel, an denen Sie Bio-Lebensmittel erkennen können. 2001 wurde das staatliche Bio-Siegel eingeführt, mit dem Produkte gekennzeichnet werden dürfen, die den Kriterien der EG-Öko-Verordnung genügen. Darin ist zum Beispiel festgelegt, dass mit dem Siegel gekennzeichnete Lebensmittel nicht mit dem Einsatz synthetischer Pflanzenschutzmittel oder mineralischen Düngern erzeugt werden. Für die Tierhaltung werden Mindeststall- und -freiflächen vorgegeben. Die Tiere müssen außerdem mit ökologisch produzierten Futtermitteln ohne Zusatz von Antibiotika und Masthilfsmitteln gefüttert werden. Andere Siegel von Erzeuger-Verbänden, zum Beispiel demeter oder

Bioland, kennzeichnen Produkte, die noch zusätzliche Kriterien erfüllen, die über die Standards des staatlichen Siegels hinausgehen.

Ob Bio-Lebensmittel durch diese Einschränkungen bei der Produktion tatsächlich gesünder sind als konventionelle Lebensmittel, ist umstritten. Eine Übersichtsarbeit aus den USA, die die vorhandenen Veröffentlichungen zu diesem Thema zusammengefasst und bewertet hat, kam zu dem Schluss, dass sich die Zusammensetzung von Bio- und konventionellen Lebensmitteln nicht klar unterscheidet. Andere Faktoren wie Erntezeitpunkt, Sorte oder Reifegrad spielten beim Gehalt an Nährstoffen eine viel größere Rolle als die Produktionsbedingungen. Anders sah es bei der Belastung mit Pestiziden und antibiotikaresistenten Keimen aus: Diese waren bei den untersuchten Bio-Lebensmitteln tatsächlich geringer. Allerdings zeigt das jährliche Monitoring des Bundesministeriums für Verbraucherschutz und Lebensmittelsicherheit (BVL), dass generell nur in wenigen der untersuchten Lebensmittel die Grenzwerte für Rückstände überschritten wurden. Das gilt besonders für Produkte aus Deutschland und der EU. Lebensmittel aus anderen Ländern waren häufiger belastet. Auch konventionell erzeugte Lebensmittel sind daher ausreichend sicher für die Er-

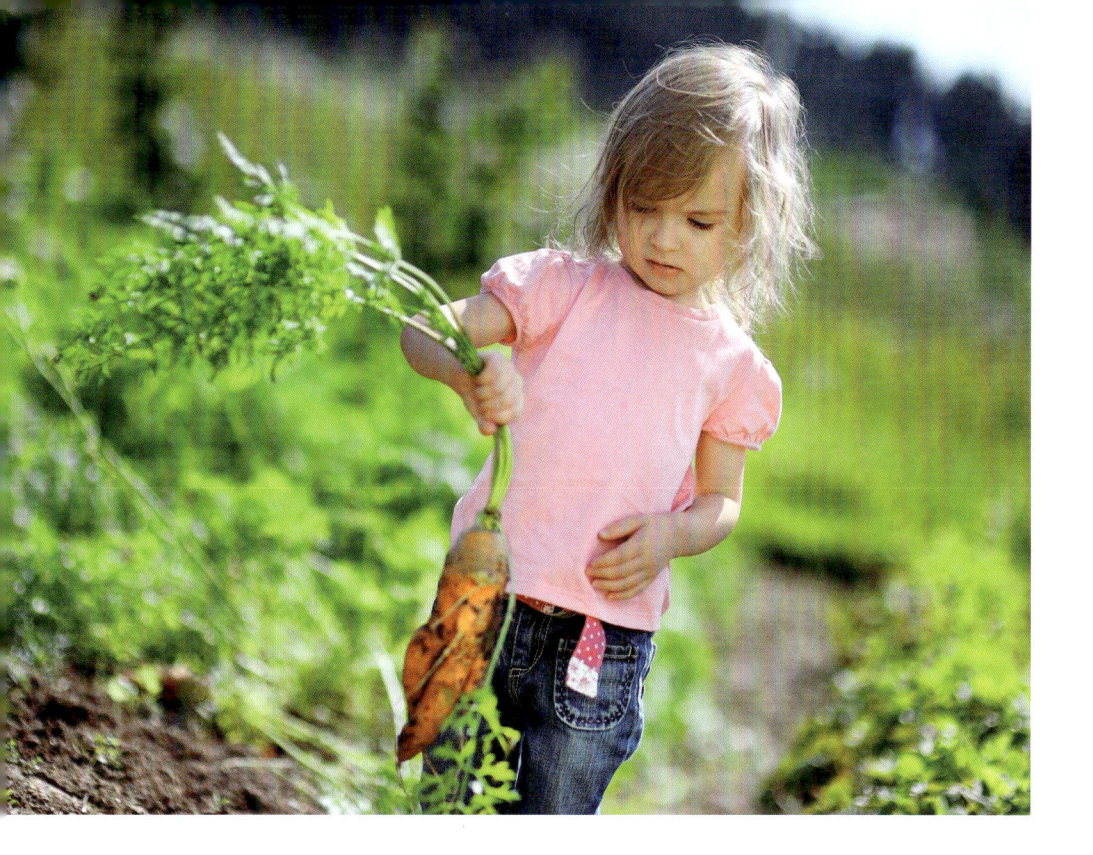

nährung von Babys und kleinen Kindern. Durch eine abwechslungsreiche Auswahl und die Bevorzugung von regionalen und saisonalen Produkten können Sie die Wahrscheinlichkeit für eine hohe Schadstoffbelastung noch verringern. Der Saisonkalender für Obst und Gemüse auf Seite 262 ff. kann Ihnen dabei helfen.

Doch viele Konsumenten wählen Bio-Lebensmittel nicht nur wegen ihrer vermeintlich besseren Zusammensetzung oder geringeren Schadstoffbelastung aus. Ein wichtiger Vorteil sind daneben die artgerechtere Tierhaltung und die umweltfreundlichere Produktion.

Fazit

Bio-Lebensmittel sind nicht gesünder als konventionell produzierte Lebensmittel. Auch im Hinblick auf die Schadstoffbelastung sind konventionelle Lebensmittel ausreichend sicher. Bio-Lebensmittel bieten darüber hinaus aber den Vorteil einer »nachhaltigeren« Produktion.

Brauchen Kinder Kinderlebensmittel?

Eine Sonderstellung unter den Fertigprodukten nehmen die sogenannten Kinderlebensmittel ein. Das sind Lebensmittel, die von den Herstellern speziell für Kinder vermarktet werden, zum Beispiel durch eine kindgerechte Form, wie Wurst in Teddyform, durch Beigabe von Spielzeug oder eine kindgerechte Verpackung mit Tierfiguren oder ähnlichem. Leider konzentriert die Lebensmittelindustrie ihre Marketingbemühungen auf solche Lebensmittel, die nur sparsam gegessen werden sollten, wie Süßigkeiten oder süße Flakes.

Speisen dekorieren?

Eine aktuelle Studie aus den USA hat untersucht, ob gestaltete Zwischenmahlzeiten, die wie Gesichter dekoriert wurden, von Vorschulkindern besser akzeptiert werden als Zwischenmahlzeiten, bei denen darauf verzichtet wurde. Dabei kam heraus, dass die Kinder von gestalteten Speisen nicht mehr aßen als von ungestalteten. Auch in Kochbüchern für kleine Kinder wird oft gezeigt, wie Speisen und Gerichte zubereitet und verziert werden, damit sie Formen oder Gesichter zeigen. Abgesehen davon, dass ein aufwändiges Herrichten von Speisen offenbar nicht den gewünschten Effekt bei Kindern hat, stellt sich immer auch die Frage nach dem zeitlichen Aufwand und den Resten, die zum Beispiel bei runden Ausstechen von Brotscheiben übrig bleiben.

Für Kinderlebensmittel gibt es keine speziellen gesetzlichen Regelungen, die zum Beispiel Mindeststandards für die Zusammensetzung regeln. Eine Ausnahme sind Lebensmittel, die speziell für Kleinkinder im Alter von 1 bis 3 Jahren angeboten werden. Solche sogenannten Kleinkindlebensmittel sind zum Beispiel Kleinkindermilch oder Kleinkindmenüs. Sie unterliegen denselben Regelungen wie spezielle Produkte für Babys.

Kinderlebensmittel sind nicht gesünder als andere herkömmliche Lebensmittel. Daran ändert auch eine als gesund beworbene Anreicherung nichts. Vitamine und Mineralstoffe bekommt ein Kind besser aus den natürlichen Quellen.

Trotzdem sind Kinderprodukte für kleine Kinder oft besonders attraktiv. Es spricht auch nichts dagegen, Brot für Ihr Kind auch mal mit Teddy-Wurst zu bestreichen und süße Flakes gemischt mit Haferflocken, Obst und Milch an manchen Tagen zum Frühstück zu servieren. Seien Sie aber skeptisch gegenüber Werbeaussagen, die von angeblich gesundheitsfördernden Eigenschaften dieser Produkte sprechen. Und vergessen sie nicht die »natürlichen« Kinderlebensmittel wie Cocktail-Tomaten, Mini-Bananen oder kleine rote Äpfel. Die werden zwar nicht von Herstellern und Handel extra für Kinder beworben. Aber das können Sie ja selbst übernehmen.

Dürfen Kinder Fertiggerichte essen?

Mal eben eine Pizza in den Ofen schieben – das geht natürlich schneller, als selbst zu kochen. Trotzdem haben Eltern oft ein schlechtes Gewissen, ihre Familie mit Essen aus der Truhe, Tüte oder Konserve abzuspeisen. Sie sind sich unsicher, ob solches »Convenience Food« – wörtlich übersetzt Bequemlichkeits-Essen – tatsächlich genauso gut ist wie selbst gekocht.

Tatsächlich haben viele Fertiggerichte aus Sicht der Ernährungswissenschaftler Mängel. Zum einen gehen bei der Konservierung oft Nährstoffe verloren. Das gilt vor allem für Instantprodukte und Konserven. Bei tiefgekühltem Essen sind die Nährstoffverluste nur gering. Auch die Zusammensetzung von Fertiggerichten steht in der Kritik. Viele Produkte sind zum Beispiel stark gesalzen und enthalten viel Fett. Dagegen sind die Gemüsemengen in Fertiggerichten in der Regel zu gering.

Aus diesen Eigenschaften ergibt sich aber gleich ein Ansatz, die Nachteile von Fertiggerichten auszugleichen: durch die Kombination mit Obst oder Gemüse, entweder frisch oder tiefgekühlt.

Tipps für den Umgang mit Fertiggerichten

• Tiefgekühlte Fertiggerichte, zum Beispiel Hühnerfrikassee, können Sie mit tiefgekühlten Erbsen und Möhren verlängern.

Soßen können Sie mit tiefgekühlten Pilzen und Kräutern aufwerten. In Instantsuppen können Sie tiefgekühltes Suppengemüse mitkochen. Fleischgerichte wie Gyros-, China- oder Pilzpfannen können Sie mit passendem Gemüse ergänzen.

• Fertige Desserts können Sie mit frischem oder tiefgekühltem Obst mischen.

• Die Rezepte von Fix-Mischungen können Sie durch zusätzliches Gemüse, z. B. tiefgekühlte Paprika, ergänzen.

• Nach der Pizza können Sie als Nachtisch einen Apfel servieren.

• Ergänzen Sie Fertiggerichte mit rohem Gemüse zum Knabbern, z. B. zu dem fertigen Schnitzel und Kartoffelpüree Möhrenstifte und Gurkenscheiben geben.

• Verwenden Sie tiefgekühltes Gemüse ohne zusätzliche Zutaten wie Kräuterbutter. So können Sie Fettgehalt und Geschmack selbst bestimmen.

• Bereiten Sie Ihr eigenes Fertiggericht zu: Kochen Sie zum Beispiel mehrere Por-

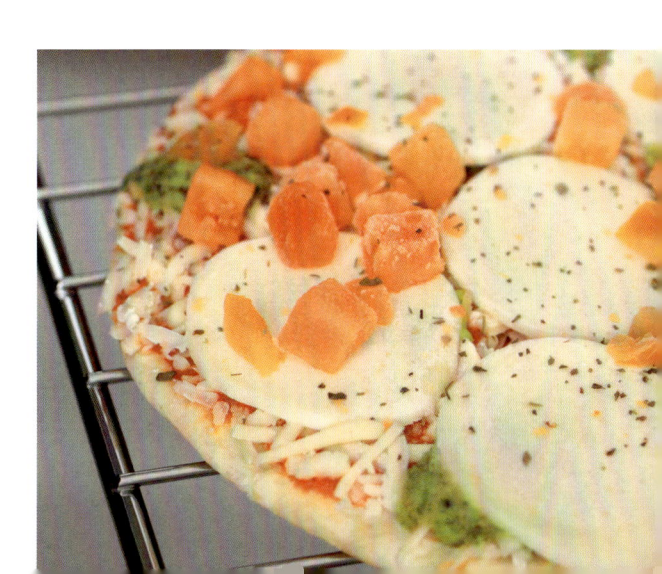

tionen eines Gerichts und frieren Sie es portionsweise ein. Geeignete Gerichte sind Tomatensoße, Hackfleischsoße und Fleischgerichte wie Hackbraten, Gulasch, Rouladen oder Braten. Achtung: Kartoffelgerichte lassen sich nicht so gut einfrieren. Das gleiche gilt für Soßen, die mit Mehl gebunden wurden. Sie schmecken nach dem Auftauen nicht mehr so gut wie vor dem Einfrieren.

Vor und Nachteile von Fertiggerichten

Zeitersparnis: Ein Teil der Arbeit für das Kochen wurde von dem heimischen Herd in die Lebensmittelindustrie verlagert.

Kosten: Fertiggerichte sind oft teurer als selbst hergestellte Gerichte. Die Verbraucherzentrale Hamburg hat 2011 den Preis eines hausgemachten Mamorkuchens mit den Kosten für eine Backmischung und einem Fertigprodukt verglichen: Der hausgemachte Kuchen kostete 14 ct pro 100 g, ein Kuchen, der aus der Backmischung selbst zubereitet wurde, schon 40 ct pro 100 g. Das Fertigprodukt war mit 57 ct pro 100 g am teuersten.

Eine Ausnahme kann tiefgekühltes Gemüse sein, das gelegentlich preisgünstiger ist als Frischware, vor allem wenn man die anfallenden Verluste durch Schälen oder Putzen berücksichtigt.

Nährstoffe: Beim Konservieren und Lagern von Fertiggerichten gehen vor allem Vitamine verloren. Tiefkühlprodukte sind davon allerdings weniger betroffen als Instantprodukte und Konserven.

Qualität: Fertigprodukte haben eine standardisierte Qualität und sind einfach zuzubereiten. Besonders für Menschen mit wenig Erfahrung beim Kochen ist das ein Vorteil.

Geschmack: Fertiggerichte schmecken immer gleich. Das kann ein Vorteil sein, gerade bei Kleinkindern mit einer ausgeprägten Neophobie. Auf die Dauer gehen jedoch Vielfalt, Abwechslung und auch ein Stück Kreativität verloren.

Nachhaltigkeit: Die Verwendung von Fertigprodukten senkt den Energiebedarf im Haushalt. Dem steht ein hoher Energieaufwand bei der Herstellung gegenüber. Dazu kommt bei gekühlten Produkten ein hoher Energieaufwand für die durchgehende Kühlung während Transport und Lagerung. Auch der Verpackungsaufwand ist bei Fertigprodukten höher als bei frischen Lebensmitteln.

Ein weiterer Nachteil von Fertiggerichten bleibt allerdings: der standardisierte Geschmack, der mit frisch zubereiteten Gerichten aus frischen Zutaten nicht zu vergleichen ist. Damit geht auch ein Stück (Ess-)Kultur verloren. Kinder lernen so nicht die geschmacklichen Abstufungen von selbst zubereiteten Speisen kennen. Auch das Sortiment an Speisen aus Dose oder Tiefkühltruhe ist weitaus geringer als die Rezeptsammlung in nur einem Kochbuch. Gerade die traditionellen Gerichte aus den verschiedenen Gegenden Deutschlands oder auch die überlieferten Gerichte einer Familie gibt es in der Regel nicht als Fertigprodukt. Gelegentlich ist gegen Fertigprodukte nichts einzuwenden, sie sollten aber nicht die Regel werden. Es lohnt sich wirklich, sich die Mühe zu machen, selbst aus frischen Zutaten für sich und die Familie zu kochen.

Die Zutatenliste

Wenn Sie wissen möchten, was in ihrem Fertiggericht enthalten ist, lesen Sie die Zutatenliste. In ihr sind die Zutaten des Produkts in der Reihenfolge ihres abnehmenden Gewichtanteils im Produkt aufgelistet. Das bedeutet, Zutaten die vorne stehen, haben einen größeren Anteil am Produkt als Zutaten, die weiter hinten stehen.

Zusatzstoffe

Viele Fertiggerichte enthalten so genannte Zusatzstoffe, zum Beispiel Konservierungsstoffe, Farbstoffe, Emulgatoren, Schaummittel oder Geschmacksverstärker. Da viele von ihnen lange Bezeichnungen haben, zum Beispiel Monoammoniumglutamat, werden Sie auf Verpackungen als E-Nummern, zum Beispiel E 625, deklariert. Listen für die »Auflösung« dieser Kodierung finden Sie im Internet.

Es wird immer wieder diskutiert, ob Zusatzstoffe unbedenklich sind. Für die EU gibt es eine Positivliste, die festlegt, welche Stoffe auf ihre gesundheitliche Unbedenklichkeit geprüft und zugelassen sind, z.T. mit Mengenbeschränkungen. Trotzdem gibt es immer wieder Zweifel, ob sie nicht doch schädlich sind, zum Beispiel aufgrund von Wechselwirkungen bei ihrer gemeinsamen Aufnahme.

Unter anderem wird diskutiert, ob bestimmte Farbstoffe, die sogenannten Azofarbstoffe, mit dem Auftreten von ADS, dem Aufmerksamkeitsdefizit-Syndrom, in Verbindung stehen. Studien zu diesem Thema kamen aber zu uneinheitlichen Ergebnissen. Zum einen reagieren nicht alle Kinder gleich, zum anderen sind die Auswirkungen nur sehr gering. Trotzdem müssen Lebensmittel, die Azofarbstoffe enthalten, seit 2010 einen entsprechenden Warnhinweis tragen. Auch die Verwendungsmengen von bestimmten Azofarbstoffen wurden 2013 eingeschränkt. Viele Hersteller verwenden daher bereits andere Farbstoffe für ihre Produkte. Wenn Sie auf diese Farbstoffe verzichten möchten, achten Sie auf die E-Nummern E 102, E 104, E 110, E 122, E 124 und E 129.

Glutamat wird als Geschmacksverstärker eingesetzt (E 620–E 625). Es kann den Ei-

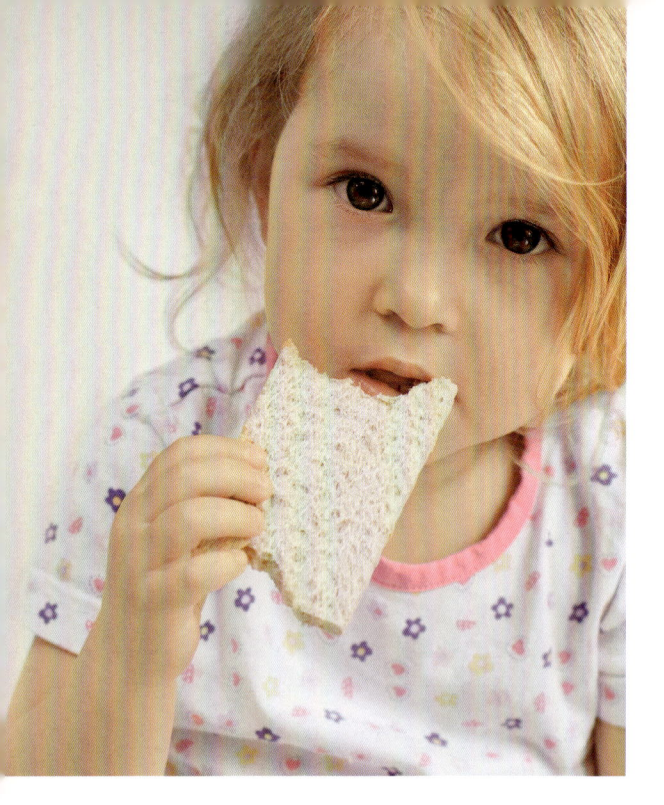

Sättigung-Mechanismus beeinflusst. Belastbare Studien beim Menschen liegen aber (noch) nicht vor. Wenn Sie auf Glutamat verzichten möchten, achten Sie auf die Zutatenliste und kochen nach Möglichkeit selbst. In Bioprodukten ist Glutamat als Zusatzstoff nicht zugelassen. Allerdings darf dort Hefeextrakt verwendet werden, das einen hohen natürlichen Glutamatgehalt hat.

Seriöse Studien, die tatsächlich einen gesundheitlichen Schaden durch Zusatzstoffe nachweisen, gibt es nicht. Wenn Sie viel selbst kochen und möglichst unverarbeitete Lebensmittel verwenden, reduziert sich die Menge an Zusatzstoffen, die Sie und Ihre Familie bekommen, von selbst.

Gesund und preiswert kochen

Wir geben heute gemessen an unserem Einkommen viel weniger Geld für Lebensmittel aus, als die Generationen vor uns. Trotzdem achten viele Menschen beim Einkauf mehr auf den Preis als auf die Qualität von Lebensmitteln. Natürlich gibt es auch Familien, in denen das aufgrund der Lebenssituation eine Notwendigkeit ist. Zum Glück kann auch eine gesunde Ernährung preiswert sein.

Wenn Sie Geld sparen möchten, sollten Sie selbst kochen. Fertigprodukte sind in der Regel teurer als selbst zubereitetes Essen.

gengeschmack der Speisen verstärken und es hat selbst einen umami-Geschmack. Als umami wird die Geschmacksrichtung fleischig / herzhaft / lecker bezeichnet. Seit einigen Jahren weiß man, dass Menschen neben süß, sauer, salzig und bitter auch diesen speziellen umami-Geschmack auf der Zunge erkennen. Glutamat ist das Salz einer Aminosäure, die auch natürlich in Lebensmitteln vorkommt, zum Beispiel in Käse. Als Zusatzstoff ist es aber in Verruf geraten. Zum einen durch das China-Restaurant-Syndrom, einer Unverträglichkeit von chinesischem Essen, das besonders viel Glutamat enthält. Zum anderen soll Glutamat dick machen, da es den Hunger-

Das gilt nicht nur für die Breie der Säuglingszeit, sondern auch das Essen für ältere Kinder und natürlich Erwachsene.

Geld sparen lässt sich auch bei der Gestaltung des Speiseplans und der Auswahl der Rezepte. Die Produktion von Fleisch ist aufwändiger als die von pflanzlichen Lebensmitteln. Also ist Fleisch pro Portion relativ teuer. Bieten Sie daher nicht jeden Tag ein Gericht mit Fleisch an. Auch durch eine Verkleinerung der Portionsgröße von Fleisch können Sie Geld sparen.

Gemüse und Obst machen in einer gesunden Ernährung einen relativ großen Anteil aus. Das Essen wird nicht zu teuer, wenn Sie Sorten auswählen, die gerade Saison haben.

Checkliste gesund und preiswert

… beim Einkaufen

- Eigenmarken sind oft preiswerter, aber genauso gut wie Markenprodukte.
- Die Angabe vom Grundpreis des Lebensmittels (€ pro Liter oder pro Kilogramm) auf dem Preisetikett ist vorgeschrieben und ermöglicht den Preisvergleich zwischen verschiedenen Packungsgrößen.
- Größere Packungen sind, wenn man die absolute Menge betrachtet, oft preiswerter als kleine Mengen.
- Obst und Gemüse der Saison sind preiswerter als importierte Sorten. Außerdem schmeckt es besser, ist frisch und oft als Produkt aus der Region verfügbar.

- Auch Sonderangebote und Aktionsware helfen beim Sparen.
- Halbfertigprodukte, zum Beispiel geputztes und geschnittenes Gemüse, ist oft teurer als die entsprechende Rohware und gilt auch als weniger frisch und hygienisch.

… zu Hause

- Ein Speiseplan, z. B. für eine Woche, und eine Einkaufsliste helfen das vorhandene Geld einzuteilen.
- Im Internet oder in Büchereien gibt es Kochbücher mit preiswerten und leicht zuzubereitenden schmackhaften Gerichten.
- Selbst kochen ist preiswerter als der Kauf von Fertiggerichten – und schmeckt oft besser.
- Fleisch und Wurst sind ein großer Kostenfaktor: Kleinere Portionen und vegetarische Gerichte helfen beim Sparen.
- Teure Zutaten können in Gerichten wie Eintöpfen oder Aufläufen »gestreckt« werden.
- Werfen Sie übriggebliebene Speisen nicht automatisch weg. Reste sollten sofort in den Kühlschrank gestellt werden oder können vielfach eingefroren werden. So kann man sie später noch verzehren und spart nicht nur Geld, sondern auch Zeit.

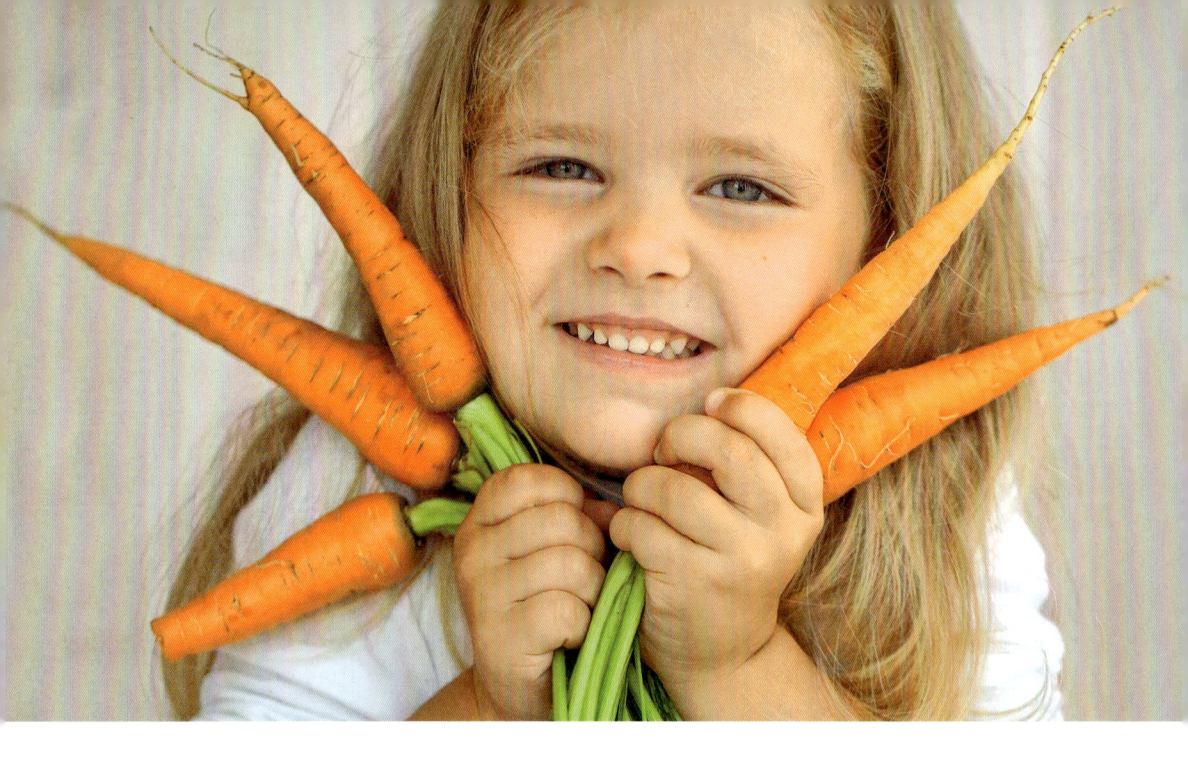

Was Hänschen nicht lernt …
Wege zu einer gesunden Ernährung

»Gesundes Essen schmeckt nicht!« Dieses Vorurteil kennen Sie sicher auch. Aber wie die meisten Vorurteile stimmt es nicht. Eine gesunde Ernährung ist ebenso lecker wie eine ungesunde. Ob ein Lebensmittel oder eine Speise schmeckt, ist nämlich keine Eigenschaft des Lebensmittels an sich, zum Beispiel aufgrund seiner chemischen Zusammensetzung. Ob uns etwas schmeckt, hängt stattdessen davon ab, ob wir es schon einmal gegessen haben und welche Erfahrungen wir damit gemacht haben.

Denken Sie nur daran, dass in manchen Ländern Schlangen gegessen werden und geröstete Heuschrecken als Delikatesse gelten. Wir Mitteleuropäer finden die Vorstellung, Reptilien oder Insekten zu essen, dagegen ekelig. Das liegt aber nicht daran, dass wir von Natur aus irgendwie anders sind und zum Beispiel eine andere genetische Ausstattung haben. Nein, unsere geschmacklichen Vorlieben sind allein ein Produkt unser Gewohnheiten und Traditionen. Wenn wir von Kindheit an Skorpione zum Nachtisch bekommen hätten, würden auch wir sie heute lecker finden.

> **Schon gewusst?**
>
> Menschen essen nicht das, was sie mögen, sondern es ist umgekehrt: Wir Menschen mögen das, was wir (regelmäßig) essen.

Der Ernährungspsychologe Dr. Thomas Ellrott hat das Essenlernen mit dem Erlernen einer Sprache verglichen. So wie ein Kleinkind Tag für Tag den Gebrauch verschiedener Wörter oder Phrasen erlernt, so lernt es auch neue Speisen kennen und es lernt, in welchem Kontext oder zu welchen Zeiten sie gegessen werden. Ebenso wie das Lernen einer Sprache nie ganz abgeschlossen ist – jeder von uns hat auch noch als Erwachsener neue Worte oder Redewendungen gelernt – so ist auch das Essenlernen ein lebenslanger Prozess, der schon früh beginnt.

Der Beginn liegt schon vor der Geburt: Den ersten Kontakt mit unterschiedlichen Aromen und Geschmäckern hat ein Kind schon im Bauch der Mutter. Im Fruchtwasser sind Aromastoffe aus der Ernährung der Mutter gelöst, die ein Baby schon früh in seiner Entwicklung schmecken kann. Die ersten Geschmacksknospen auf der Zunge bilden sich bereits im Alter von 8 Wochen nach der Empfängnis. Mit 13 Wochen saugt und schluckt das ungeborene Baby Fruchtwasser. Mit 32 Wochen reagiert es bereits mit einer Änderung des Trinkverhaltens auf einen veränderten Geschmack des Fruchtwassers.

Studien haben gezeigt, dass Kinder Aromen aus dem Fruchtwasser, die aus der Ernährung der Mutter stammen, auch nach der Geburt wiedererkennen, zum Beispiel Anis oder Knoblauch, und Bekanntes auch bevorzugen. Mütter sollten daher während der Schwangerschaft gesund und abwechslungsreich essen – nicht nur, um sich und das Baby mit allen wichtigen Nährstoffen zu versorgen, sondern auch, um von Anfang an die Vorlieben des Kindes in die richtige Richtung zu lenken.

> **Wichtig!**
>
> Auch eine gesunde Ernährung wird uns und unseren Kindern dann gut schmecken, wenn wir sie im Alltag in einer positiven Atmosphäre erleben.

Abwechslung von Anfang an

Nach der Geburt geht das »Essen-lernen« weiter. Gestillte Kinder haben dabei einen Vorteil: Muttermilch schmeckt, im Gegensatz zu einer Fertigmilch, nicht immer gleich, sondern ändert sich von Tag zu Tag. Auch in die Muttermilch gehen Aromastoffe aus dem Essen der Mutter über. Muttermilch kann so leicht nach Knoblauch schmecken oder nach Anis.

Es gibt Studien, die zeigen, dass gestillte Babys leichter Beikost akzeptieren als Babys, die in den ersten Monaten eine Fertigmilch bekommen haben. Dieser Effekt setzt sich bis ins Vorschulalter fort: Kinder, die als Baby gestillt wurden, essen mehr Obst und Gemüse als nichtgestillte Kinder.

Nach 4 bis 6 Monaten ist es dann Zeit für den ersten Brei. Damit steigt die Vielfalt der Geschmackseindrücke für Ihr Baby weiter an. Früher wurde oft aus Sorge um die Entstehung von Allergien geraten, sich auf nur eine Gemüsesorte im Gemüse-Kartoffel-Fleisch-Brei zu beschränken. Heute weiß man, dass diese Sorge unbegründet war. Kochen Sie daher den Gemüsebrei abwechselnd mit verschiedenen Sorten und bereiten auch die anderen Breie mit unterschiedlichen Obstsorten zu.

In kommerziellen Breien werden Gemüsesorten oft gemischt. Das hat den Nachteil, dass das Baby den Geschmack der einzelnen Gemüsesorten nicht kennenlernen kann. Außerdem werden gerade Gläschen für Babys bei der Herstellung sehr lange erhitzt, um sicher auszuschließen, dass noch Keime im Brei enthalten sind. Dieses Verfahren wirkt sich aber negativ auf den Geschmack aus. Breie aus Gläschen haben einen ganz typischen Eigengeschmack. Versuchen sie daher, wenigstens ab und zu selbst zu kochen. Das macht es später leichter, Ihr Kind an das Familienessen zu gewöhnen.

Das kenn ich nicht, das mag ich nicht! Der Mere-Exposure-Effekt

Es ist normal, dass Säuglinge und Kleinkinder neuen Lebensmitteln oder Gerichten erst einmal ablehnend gegenüberstehen. Dieses Verhalten wird Neophobie genannt

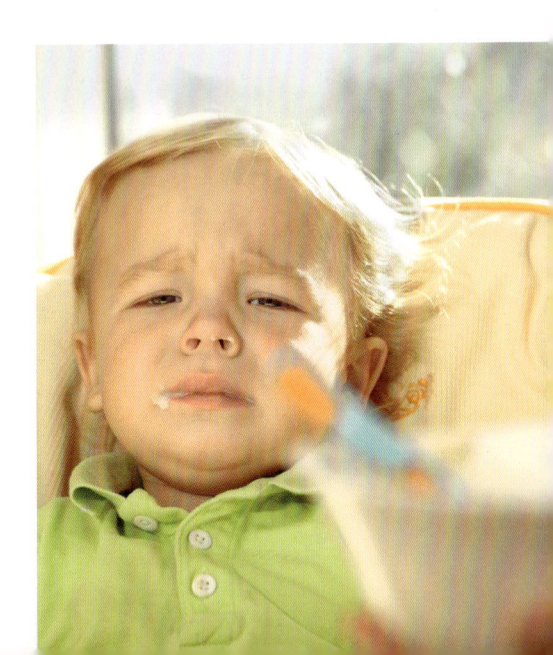

und ist bei den meisten Menschen im Kleinkindalter am stärksten ausgeprägt. Im späten Säuglingsalter und bei älteren Kindern ist diese Neophobie geringer. Aber auch wir Erwachsene haben oft noch eine mehr oder weniger ausgeprägte Neophobie gegenüber neuen Lebensmitteln oder Speisen.

Eigentlich ist die Neophobie ein Schutzmechanismus, der den Allesesser Mensch davor bewahren soll, willkürlich alles zu probieren und sich damit gegebenenfalls Schaden zuzufügen, zum Beispiel wenn das neue Lebensmittel giftig ist. Beim Erlernen einer gesunden Ernährung kann die Ablehnung zum Beispiel neuer Gemüsesorten allerdings lästig sein.

Zum Glück gibt es eine relativ einfache Methode, um eine anfängliche Ablehnung zu überwinden. Kinder sollten dazu neue Lebensmittel und Speisen in kleinen Mengen wiederholt unter angenehmen Bedingungen probieren. Dieser »Mere-Exposure-Effekt« (Effekt des bloßen Kontakts) bewirkt, dass eine anfängliche Abneigung gegenüber Neuem mit der Zeit aufgrund von Vertrautheit überwunden werden kann.

Ursprünglich kommt die Anwendung des Mere-Exposure-Effekt aus dem Marketing. Die Tatsache, dass allein durch die mehrfache Darbietung von Personen, Situationen oder Dingen die Einstellung eines Menschen zu diesen Dingen positiv beein-

> **Das Wichtigste in Kürze**
>
> - Bieten Sie Ihrem Baby von Anfang an verschiedene Geschmackserlebnisse.
> - Wechseln Sie die Gemüsesorten und Obstsorten in den Breien.
> - Kochen Sie zumindest gelegentlich den Brei selbst aus frischen Zutaten.
>
> **Essen Sie abwechslungsreich:**
>
> Diese Empfehlung haben Sie vielleicht schon gehört. Abwechslung in der Ernährung ist deshalb wichtig, weil durch die Kombination einer großen Anzahl von verschiedenen Lebensmitteln die Wahrscheinlichkeit groß ist, von allen Nährstoffen genug zu bekommen. Umgekehrt sinkt die Wahrscheinlichkeit, wenn ein Lebensmittel zum Beispiel Rückstände enthält, davon eine größere, unter Umständen gesundheitsschädliche Menge aufzunehmen.

flusst werden kann, wird bei der Einführung neuer Produkte genutzt. Wichtig ist aber, dass die erste Darbietung positiv ist. Übertragen auf die Situation am Esstisch heißt das, Kinder sollten mit dem Probieren nicht überfordert werden: Ein kleiner Probierklecks eines neuen Lebensmittels reicht – dann bekommt das Kind ohne großes Drängen etwas anderes zum Essen. Die meisten Kinder mögen gerade beim ersten

Mal nicht mehr von einem neuen Lebensmittel probieren. Sie verhalten sich tatsächlich so, als könne dieses neue Lebensmittel »gefährlich« sein.

Wichtig ist aber, dass Ihr Kind die Speise tatsächlich in den Mund nimmt. Nur dann lernt der Körper: Diese Speise ist nicht giftig, ich werde nicht krank davon – also kann ich sie noch einmal essen.

Dass der Mere-Exposure-Effekt in der Kinderernährung funktioniert, zeigt eine interessante Studie einer Schweizer Wissenschaftlerin. Sie bat 70 Mütter mit ihren kleinen Kindern ins Esslabor. Dort bekamen die Kinder 8 Tage lang täglich Gemüsegläschen zu essen: Alle zwei Tage eine Sorte, von der die Mütter wussten, dass ihr Kind sie gerne mochte. Das war in der Regel Karottenpüree. An den anderen Tagen bekamen die Kinder eine Gemüse-

> ### Anfassen und probieren lassen
>
> Am besten funktioniert das Probieren, wenn Kinder die Speisen selbst in die Hand nehmen und in den Mund stecken dürfen. Nur Ansehen und Riechen reicht leider nicht aus. Gut ist auch, wenn sie sehen, dass ihre Eltern davon essen. Natürlich müssen die Mahlzeiten in einer freundlichen und stressfreien Atmosphäre stattfinden.

sorte, bei der die Mütter die Erfahrung gemacht hatten, dass ihr Kind diese nicht mochte. Das waren zum Beispiel Erbsen, Blumenkohl, grüne Bohnen, Kürbis oder Spinat, also Sorten mit einem leicht bitteren Geschmack. Dann wurde gemessen, wie viel die Kinder an jedem Tag von der jeweiligen Sorte gegessen haben. Erwartungsgemäß aßen die Kinder zu Beginn der Studie mehr Karotten als von dem jeweiligen abgelehnten Gemüse. Mit der Zeit stieg die verzehrte Menge aber an. Nach zwei Wochen war die mittlere Verzehrmenge des beliebten und des abgelehnten Gemüses gleich. Allerdings gab es große individuelle Unterschiede: Manche Kinder aßen jeden Tag etwas mehr von dem abgelehnten Gemüse. Andere verloren ihre Abneigung schnell und aßen schon nach 2 Tagen größere Mengen. Und wieder an-

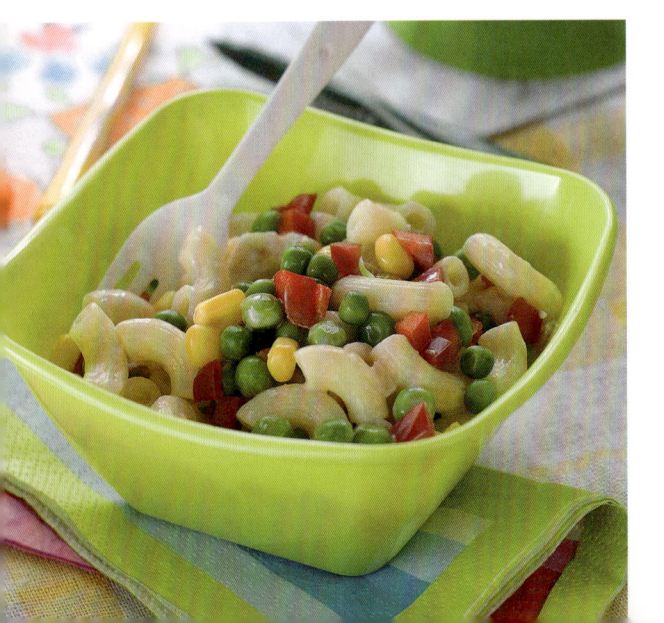

dere waren länger skeptisch, es dauerte ein paar Tage, bis sie anfingen mehr zu essen. Ein Kind gab es auch, das sich während des Studienzeitraums strikt weigerte, mehr von dem abgelehnten Gemüse zu essen. Als man den Kindern 9 Monate nach dem Abschluss der Studie die gleichen Gemüse noch einmal angeboten hat, mochten sie sie immer noch. Die Abneigung war also nicht zurückgekehrt.

Diese Studie zeigt, wie wichtig es ist, nicht zu schnell aufzugeben. Manche Eltern machen den Fehler, Kindern jeden Tag ein anderes Gemüse anzubieten. Jedes Mal lehnt ihr Kind diese neue Sorte ab, und die Eltern schließen daraus, dass ihr Kind besonders wählerisch sei. Besser wäre es, die gleichen Gemüsesorten im Abstand von ein paar Tagen immer wieder anzubieten. Bei Kleinkindern sind gerade bei leicht bitteren Lebensmitteln bis zu 18 Wiederholungen notwendig, um eine anfängliche Abneigung zu überwinden! Eltern geben oft jedoch schon nach dem dritten Mal auf.

So wird Ihr Kind zum Obst- und Gemüse-Fan

Immer wieder anbieten. Auch wenn Kinder neue Sorten nach dem ersten Probieren ablehnen, sollten Sie nicht aufgeben, sondern immer mal wieder auf den Tisch bringen. Zwischendurch kochen Sie Gerichte, die Ihr Kind gerne mag. So kommen alle Seiten zu ihrem Recht.

Roh statt gekocht. Viele Kinder mögen rohes Gemüse lieber als gekochtes. Dann als Alternative ein paar Gurkenscheiben, Paprikasticks oder Blumenkohlröschen auf den Tisch stellen. Wenn Ihr Kind dann das gekochte Gemüse nicht mag, nimmt es stattdessen die Rohkost.

Es müssen nicht immer Kekse sein. Beim Essen steuert das Angebot die Nachfrage. Nehmen Sie auf Ausflüge oder auf den Spaziergang statt einer Packung Kekse eine Butterbrotdose mit Obst und Gemüserohkost mit.

> ### Das Wichtigste in Kürze
>
> - Es ist normal, dass Babys und vor allem Kleinkinder neue Lebensmittel erst einmal ablehnen.
> - Durch wiederholtes Anbieten kann diese Ablehnung überwunden werden.
> - Geben Sie nicht zu früh auf – manchmal sind bis zu 18 Versuche nötig, bis ein Kind gelernt hat, einen neuen Geschmack zu mögen.
> - Geben Sie von dem neuen Lebensmittel nur eine kleine Menge.
> - Drängen Sie Ihr Kind nicht – das Probieren sollte ohne Zwang stattfinden.

Eltern sind Vorbild. Wenn Ihr Kind sieht, dass Sie selbst gerne Gemüse essen, wird es das nachahmen wollen. Vielleicht bietet diese Tatsache ja für den Rest der Familie einen Anreiz, sich ebenfalls gesund zu ernähren? Auch Erwachsene in Deutschland essen oft zu wenig Gemüse.

Keinen Zwang! Üben Sie keinen Druck auf das Kind aus, z. B. durch die Mahnung »Wenn du dein Gemüse nicht isst, bekommst du auch keinen Nachtisch«. Das hätte zur Folge, dass aus Sicht des Kindes die Abneigung gegen Gemüse noch mehr ansteigt. Der Nachtisch gewinnt dagegen an Attraktivität.

Sparen Sie sich das Argument: »Gemüse und Obst sind gesund!« Das ist für Kinder (noch) nicht wichtig.

Aversionen, also starke Abneigungen gegen Lebensmittel, entstehen sehr viel schneller als die Vertrautheit mit einem neuen Lebensmittel. Oft ist nur ein einziges negatives Erlebnis in zeitlicher Nähe zum Verzehr notwendig, zum Beispiel wenn ein Kind nach dem Verzehr einer Speise krank wird. Dabei ist es unerheblich, ob die Speise tatsächlich der Auslöser der Krankheit war. Allein der zeitliche Zusammenhang reicht aus, dass die Speise in Zukunft abgelehnt wird. Oft sind daher Kinder, die häufig Infekte bekommen, besonders wählerisch beim Essen.

Auch wenn ein Kind mithilfe von Beloh-

nungen überredet werden soll, bestimmte Speisen zu essen (»Wenn du Gemüse isst, darfst du fernsehen«), wird damit genau das Gegenteil des Erwünschten erreicht: Die Kinder entwickeln eine Abneigung gegen die aufgezwungene Speise, aber eine Vorliebe für die Belohnung.

Der wählerische Esser

Manche Kinder sind besonders heikel beim Essen. Sie möchten keine neuen Speisen probieren. Auch von bekannten Dingen essen sie längst nicht alles, sondern lehnen zahlreiche Lebensmittel oder gar ganze Lebensmittelgruppen ab. Im Englischen bezeichnet man solche Kinder als »picky eaters«.

Gerade im Kleinkindalter kommen solche »picky eaters« häufig vor, bis zu 40 % der

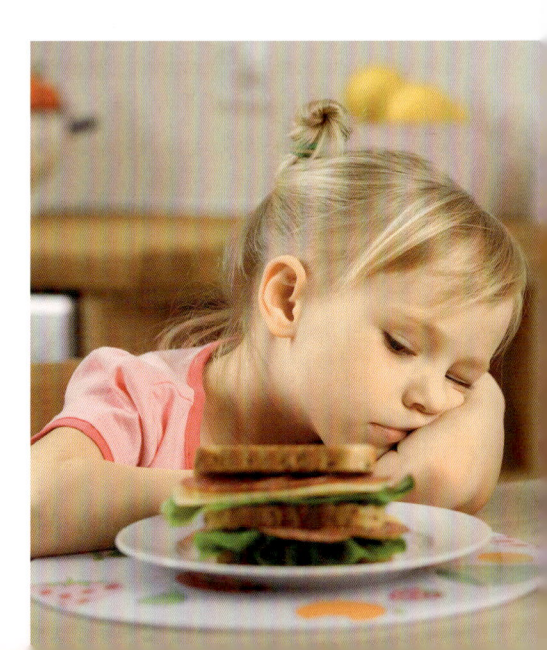

Kinder machen mindestens eine wählerische Phase durch. Im Vorschulalter ist wählerisches Essverhalten dagegen seltener. Beobachtet man aber wählerische Kinder über einen längeren Zeitraum, stellt man fest, dass dieses Essverhalten nicht von Dauer ist: Oft verschwindet es von selbst wieder und das Essverhalten normalisiert sich. Und für betroffene Eltern besonders beruhigend: Auch wählerische Kinder wachsen und entwickeln sich normal.

> **Das Wichtigste in Kürze**
>
> - Viele Kleinkinder machen eine wählerische Phase durch – das ist normal.
> - Nach einiger Zeit geht diese wählerische Phase von selbst vorbei.
> - Wählerische Esser essen nicht unbedingt ungesund und wachsen und gedeihen wie andere Kinder auch.

Viele Eltern machen sich um ihr wählerisches Kind Sorgen. Sie befürchten, dass die einseitige Auswahl von Nahrungsmitteln zu einem Nährstoffmangel führen kann. Das muss aber nicht sein. In einer amerikanischen Studie wurden die Ernährungsmuster von »picky eaters« und »non-picky eaters« verglichen. Tatsächlich aßen die wählerischen Esser weniger Obst und Gemüse, also ein Zeichen eines eher ungesunden Ernährungsverhaltens. Auf der anderen Seite aßen sie auch weniger Fett und Zucker, ein eher positiver Aspekt. Ein »wählerisches« Ernährungsverhalten ist also nicht gleichbedeutend mit einem »schlechten« Ernährungsverhalten.

Wenn Sie das Gefühl haben, dass Ihr Kind ein wählerischer und schlechter Esser ist, sollten Sie darauf achten, ob es von jeder Lebensmittelgruppe mindestens ein Lebensmittel isst. Zum Beispiel eine Sorte Milch oder ein Milchprodukt (z. B. Joghurt), eine Sorte Fleisch oder Wurst, eine Sorte Obst oder Saft, eine Sorte Gemüse oder Gemüsesaft usw. Dann ist die Wahrscheinlichkeit groß, dass das Kind von jedem Nährstoff zumindest etwas bekommt.

Was tun, wenn …

… mein Kind kein Obst und Gemüse isst?

- Verstecken Sie fein geraspeltes, zerkleinertes oder püriertes Gemüse in Suppen, Soßen oder anderen Speisen.
- Obst können Sie mit Quark oder Joghurt und etwas Zucker mischen und zum Frühstück servieren.
- Stellen Sie einen Teller mit Obststücken und Gemüserohkost, zum Beispiel Apfelspalten, Weintrauben, Gurkensticks und Cocktailtomaten so auf, dass er auch für das Kind leicht zu erreichen ist.
- Erlauben Sie Ketchup. Auch oder gerade

weil er Zucker enthält, mögen ihn die meisten Kinder gerne. Studien haben gezeigt, dass Kinder neue oder unbeliebte Lebensmittel eher mögen, wenn sie mit bekannten und beliebten Speisen gemischt werden.

… mein Kind keine Milch mag?

• Kakao: Geben Sie ihm stattdessen einen leicht gesüßten Kakao. Die Empfehlungen auf der Verpackung von Kakaopulver können Sie getrost unterschreiten – der Kakao wird trotzdem gut schmecken. Er muss auch nicht so braun werden, wie die Abbildungen auf der Verpackung.

• Milchshakes: Eine gute Alternative zu reiner Milch sind leicht gesüßte Milchshakes aus frischem Obst, etwas Zucker und Milch. Einen Teil der Milch können Sie auch je nach Geschmack durch teilent-

rahmten Joghurt ersetzen. Kiwis sind für Milchshakes nicht geeignet. Wenn sie püriert werden, wird aus den Kernen ein Enzym freigesetzt, das das Milcheiweiß abzubauen beginnt. Als Folge schmeckt die Milch dann bitter. Auch saure Obstsorten wie Äpfel oder Orangen sind ungeeignet. Die Fruchtsäure führt dazu, dass die Milch gerinnt. Geeignete Obstsorten sind Beeren, Bananen, Pfirsiche, Aprikosen, Feigen oder Mangos. Auch Avocados oder Kürbis sind möglich.

• Joghurt und Quark: Selbst gemachte Fruchtjoghurts und -quarks können leicht eine Portion Milch ersetzen. Sie können die gleichen Obstsorten nehmen wie für die Milchshakes. Seien Sie aber mit dem Zucker sparsam.

• Warme Gerichte: Sie können Milch auch in Soßen, z. B. Petersiliensoße zu Kartoffeln, oder Gerichten wie Kartoffelpüree oder Aufläufen »verstecken«.

… mein Kind keinen Fisch mag

• Soße: Verstecken Sie den Fischgeschmack in einer Soße mit Eigengeschmack. Bereiten Sie zum Beispiel ein Fischragout mit einer Tomatensoße zu. Der Geschmack der Tomaten verdeckt den Fischgeschmack zumindest teilweise.

• Fischstäbchen: Viele Kinder mögen Fischstäbchen lieber als selbst zubereiteten Fisch. Damit der Fettanteil nicht so hoch ist, können Sie sie auch im Backofen

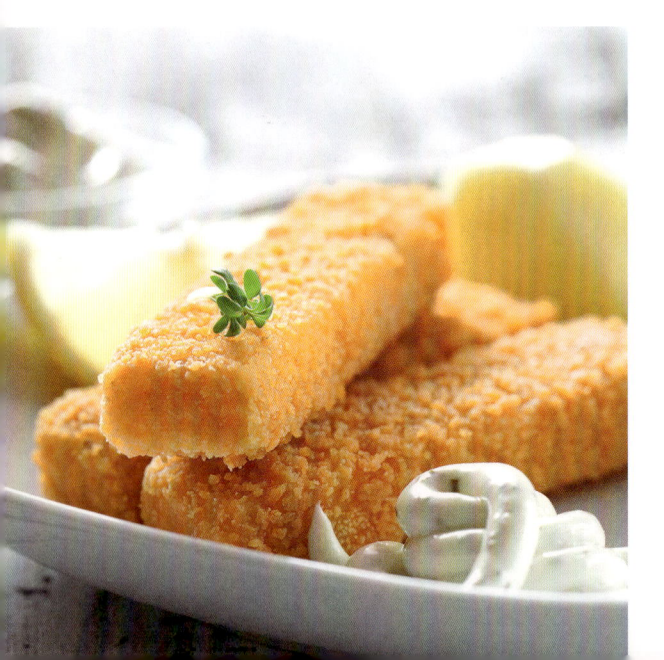

zubereiten. Wenn Sie sie braten möchten, nehmen Sie Rapsöl.

• Geben Sie nach. Wenn Ihr Kind überhaupt keinen Fisch mag, achten Sie auf eine ausreichende Milchmenge zur Jodversorgung (siehe Seite 169).

… mein Kind kein Fleisch mag?

• Ebenso wie bei Fisch ist es nicht ganz so wichtig, dass Ihr Kind Fleisch isst. Auch eine vegetarische Ernährung kann gesund und ausgewogen sein (siehe Seite 182).

Der Immer-nur-das-Gleiche-Esser

Gerade kleine Kinder haben immer wieder Phasen, in denen sie nur wenige Lebensmittel oder Gerichte akzeptieren. In der Regel ist das nur vorübergehend, denn der Mensch hat einen eingebauten Verhaltensmechanismus, der vor einer zu einseitigen Ernährung schützt: die »sensorisch-spezifische Sättigung«. Hinter diesem sperrigen Begriff verbirgt sich das Phänomen, dass man Speisen, die man immer wieder isst, irgendwann leid wird. Niemand ist gerne täglich sein Lieblingsgericht. Die sensorisch-spezifische Sättigung hat sogar Eingang gefunden in die deutsche Sprache: »Das hängt mir zum Halse heraus«, »Das kommt mir aus den Ohren raus« oder »Ich kann das nicht mehr sehen« sind typische

> **Dranbleiben!**
>
> Grundsätzlich gilt: Auch wenn Ihr Kind bestimmte Speisen nicht mag, heißt das nicht, dass Sie sie grundsätzlich nicht mehr anbieten sollten. Auf diese Weise bekommt Ihr Kind keine Möglichkeit mehr, davon zu probieren und sich an den Geschmack zu gewöhnen.

Redewendungen, die die Abneigung gegen sich ständig wiederholende Geschmacksqualitäten ausdrücken. Die sensorisch spezifische Sättigung ist sozusagen der Gegenspieler des Mere-Exposure-Effect. Während der eine für mehr Abwechslung sorgt, verhindert der andere ein zu willkürliches Ausprobieren.

Auch Kleinkinder in einer Nudeln-mit-Tomatensoße-Phase werden dieses Gericht irgendwann leid und akzeptieren wieder mehr Abwechslung auf dem Speiseplan. Bis es so weit ist, können Sie zum Beispiel mehrere Portionen des Lieblingsgerichts kochen und wieder ausfrieren, während Sie für sich selbst etwas anderes kochen. Bitten Sie Ihr Kind, auch davon zu probieren.

Nicht zu viel Auswahl

Überfordern Sie Ihr Kind nicht mit einer zu großen Auswahl. Statt zu fragen:

»Möchtest du heute Marmelade, Mortadella, Fleischwurst, Käse, Honig oder Nussnougatcreme zum Frühstück«, reicht das Angebot eines pikanten und eines süßen Brotbelags. Diese beiden Alternativen können Sie dann täglich wechseln.

Der Gummibärchen-und-Schokolade-Fan: Vom Umgang mit Süßigkeiten

Die Vorliebe für die Geschmacksrichtung süß ist angeboren. Schon Neugeborene reagieren auf gesüßte Getränke mit einem Lächeln, während sie bei sauren oder bitteren Geschmäckern das Gesicht verziehen. Das macht auch Sinn, denn süß gilt als »Sicherheitsgeschmack der Evolution«, da süße Lebensmittel nicht giftig sind. Dagegen sind manche natürlichen Giftstoffe bitter.

Außerdem bedeutet süß auch kalorienreich. Da der Mensch die meiste Zeit während seiner Evolution in einer Umgebung lebte, in der Nahrung knapp war, war die Bevorzugung energiereicher süßer Lebensmittel ein Überlebensvorteil. Da auch das Fruchtwasser leicht süß schmeckt und der enthaltene Milchzucker sowohl Muttermilch als auch Fertigmilch süß schmecken lässt, ist die Vorliebe für Süßes in den ersten Lebensmonaten besonders vorteilhaft und wird verstärkt. In unserer Gesellschaft mit einem Überangebot an zuckergesüßten

> ### Das Wichtigste in Kürze
>
> - Auch Phasen mit einem einseitigen Essverhalten werden vorübergehen.
> - Schließen Sie Kompromisse bei der Speiseplangestaltung.
> - Lassen Sie Ihr Kind von den Speisen, die es zur Zeit nicht mag, wenigstens probieren und geben Sie dann kommentarlos eine Alternative, die das Kind mag.

Lebensmitteln kann diese Vorliebe aber problematisch werden.

Der Wunsch nach Süße lässt allerdings mit dem Alter nach und ist bei Jugendlichen und Erwachsenen weniger stark ausgeprägt als bei kleinen Kindern.

Durch häufigen Kontakt mit gesüßten Lebensmitteln und Getränken kann die Vorliebe für Süßes verstärkt werden. Ideal ist es daher, wenn Säuglinge zum Beispiel keine gesüßten Milchbreie und erst spät die ersten Süßigkeiten bekommen. In manchen Familien lässt sich das aber nicht so leicht umsetzen, besonders, wenn schon ältere Geschwister da sind. Dann helfen einige Tricks, das Bedürfnis nach Süßem in Grenzen zu halten:

Süßigkeiten sind keine Belohnung. Wenn Kindern bestimmte Speisen als Belohnung (»Wenn du lieb bist, bekommst

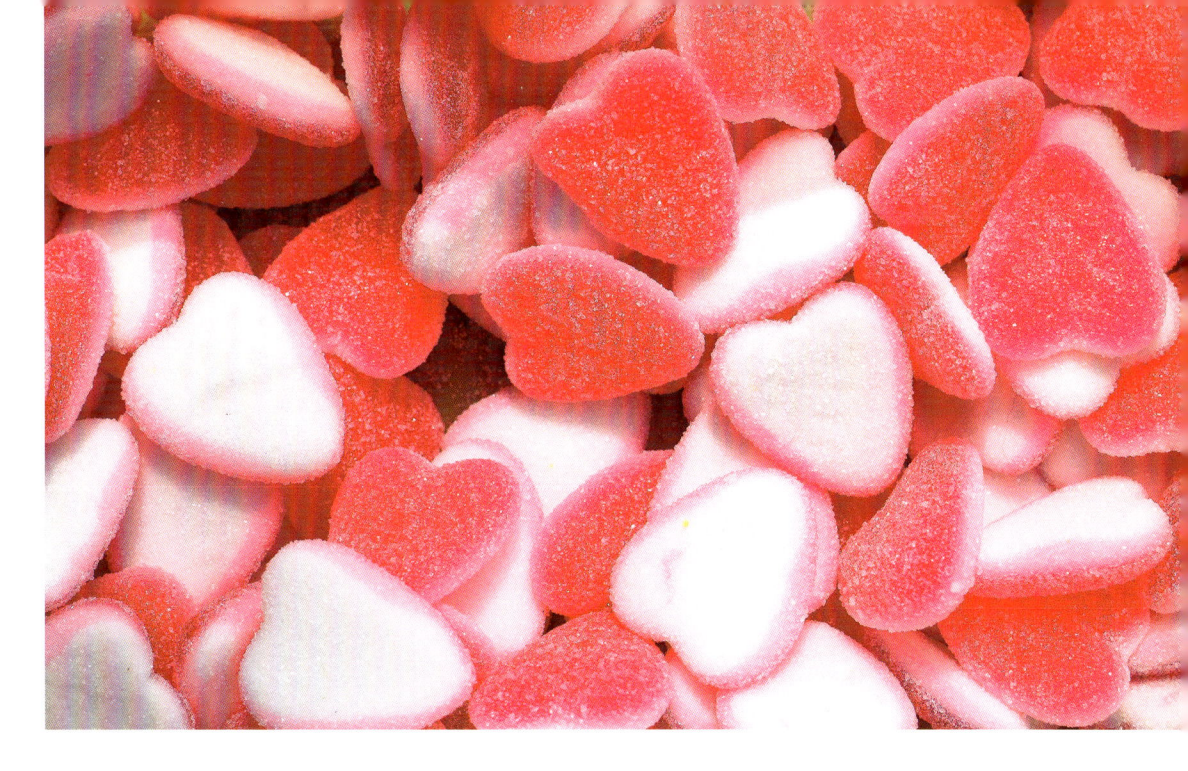

du Gummibärchen«) oder im Rahmen eines besonders schönen sozialen Kontextes gegeben werden (»Jetzt machen wir es uns gemütlich und essen dazu Schokolade«) sind das positive soziale Erlebnisse, die dazu führen, dass diese Speisen besonders gerne gegessen werden.

Verbieten bringt nichts.
Ein generelles Verbot gesüßter Lebensmittel ist nicht erfolgversprechend. Zwar kann es gerade bei kleinen Kindern kurzfristige den Zuckerverzehr verringern. Langfristig müssen unsere Kinder aber lernen, sich in einer Umwelt zurechtzufinden, in der gezuckerte Lebensmittel leicht verfügbar sind. Studien haben gezeigt, dass Kinder aus Familien, in denen Zucker

und Süßigkeiten nicht erlaubt waren, eine besonders ausgeprägte Vorliebe für gesüßte Speisen und Getränke entwickelt hatten. Verbote hatten also die Attraktivität noch erhöht. Besser ist ein moderater Umgang (siehe Seite 164) mit Süßigkeiten. **Gesundheit ist kein Argument für Kinder.** »Iss noch einen Apfel, das ist gesund!« oder »Iss keine Schokoriegel mehr, das ist ungesund!« – solche Erklärungen sind nicht effektiv. Negative Auswirkungen einer ungesunden oder gesunden Ernährung treten erst langfristig auf, oft sind die Folgen erst in Jahrzehnten zu erkennen. Kinder haben aber noch keine Vorstellung von solch langen Zeiträumen. Bei ihnen steht der kurzfristige Genuss im

Vordergrund und beeinflusst das Verhalten stärker als eine angedrohte negative Konsequenz in der Zukunft. Im Gegenteil: Wenn Sie Ihrem Kind erklären, dass zum Beispiel Süßigkeiten Löcher in die Zähne machen, wird es feststellen, dass es ja gar keine Löcher hat, obwohl es neulich Süßes bekommen hat. Letztendlich sind Kinder in dieser Beziehung auch nicht klüger als wir Erwachsenen: Obwohl wir wissen, wie wir gesund leben sollten, bleibt es oft nur bei guten Vorsätzen.

Auch Alternativen sind lecker. Besser als Verbote oder die Drohung mit der Gesundheit ist es, den guten Geschmack von Gemüse, Obst und anderen gesunden Lebensmitteln herauszustellen und so Lust auf Apfel, Birne und Co zu machen.

Das Wichtigste in Kürze

- Die Vorliebe für Süßes ist angeboren, wird aber durch häufigen Kontakt mit gesüßten Lebensmitteln verstärkt.
- Geben Sie Süßes nicht als Belohnung oder zum Trösten.
- Verbieten Sie Süßes nicht komplett.
- Argumentieren Sie nicht mit den Folgen eines hohen Süßigkeitenkonsums auf die Gesundheit.
- Gehen Sie mit gutem Beispiel voran.

Das Vorbild der Eltern

Es gibt viele Studien, die zeigen, dass das Ernährungsverhalten von Eltern und Kinder ähnlich ist. Etwa 80 % der Lebensmittel, die Eltern mögen, werden auch von ihren Kindern gemocht. Diese Ähnlichkeit ist, wenn überhaupt, nur zu einem geringen Teil genetisch bedingt. Vielmehr prägen Eltern das Ernährungsverhalten nicht nur bewusst, sondern oft auch ganz unbewusst.

Zum Beispiel lernen Kinder von ihren Eltern durch das sogenannte Imitationslernen, das heißt Lernen durch das Nachahmen von Vorbildern. Mark Twain wird das Zitat zugeschrieben: »Man kann seine Kinder noch so gut erziehen, sie machen einem doch alles nach.« Kinder sind nur schwer von den Vorteilen von Obst als einer leckeren, gesunden Zwischenmahlzeit zu überzeugen, wenn sie sehen, dass Eltern abends vor dem Fernseher eine Tüte Chips aufmachen.

Neben dem Lernen durch Beobachtung und Nachahmung lernen Kinder auch durch positive Verstärkung: Für Lebensmittel, die in einem positiven Kontext gegessen werden, wird eine Vorliebe entwickelt. Das ist mit ein Grund, warum praktisch alle Kinder Pommes, Pizza und Nudeln mit Tomatensoße mögen: Es sind die typischen Kindergeburtstagsgerichte.

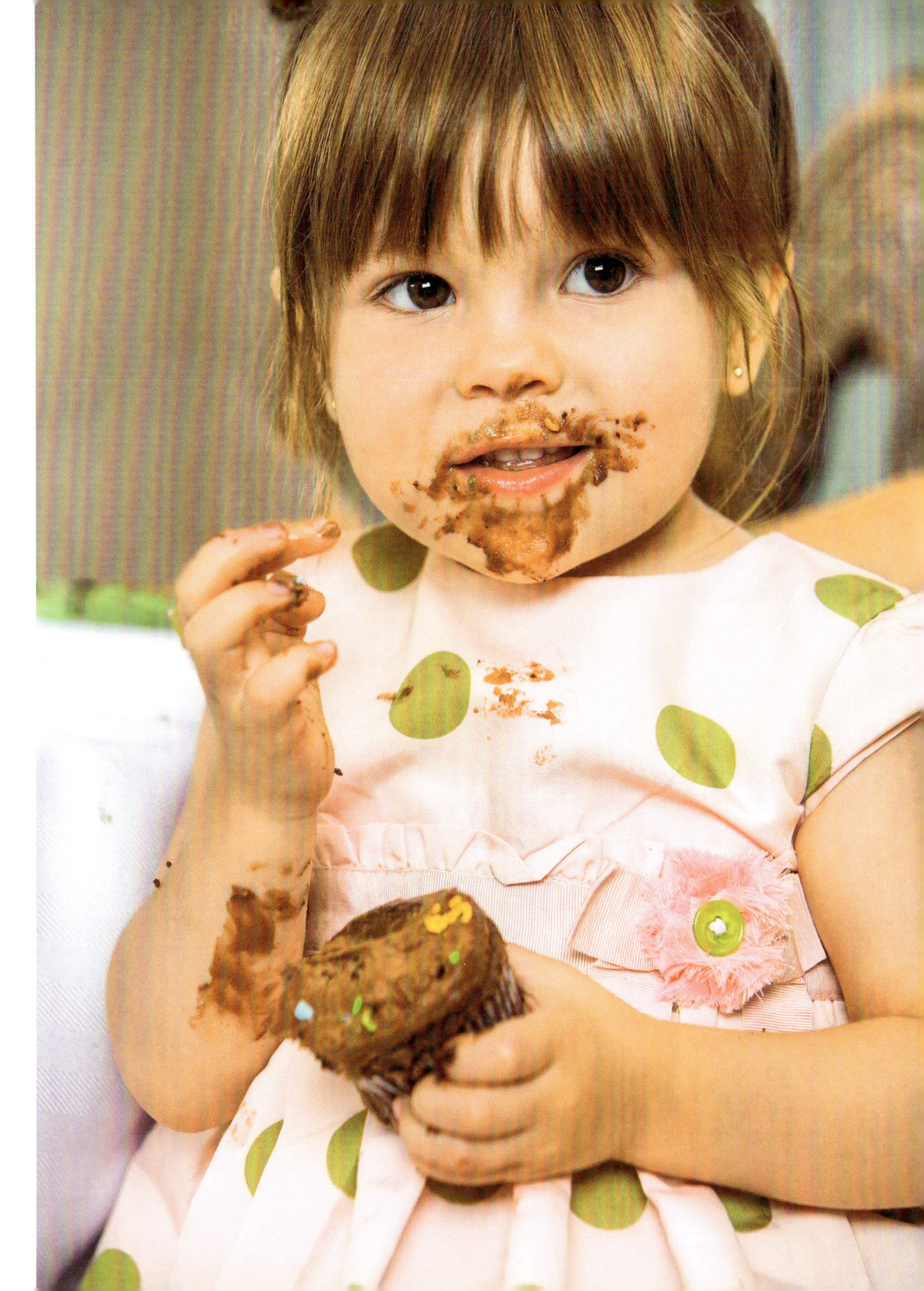

Sie werden in einem fröhlichen, festlichen Ambiente gegessen, also assoziiert das Kind damit auch Fröhlichkeit und gute Laune.

Oft erfolgt diese Verstärkung ganz unbewusst. Stellen Sie sich vor, Sie gehen an einem ganz besonders schönen Tag mit Ihrem Kind einkaufen und kündigen an: »Heute gönnen wir uns einmal etwas besonders Schönes«. Dann werden Sie nicht in die Gemüseabteilung gehen und einen Blumenkohl für eine leckere Blumenkohlfrischkost kaufen. Wahrscheinlich kaufen Sie stattdessen fett-, zucker- und kalorienreiche Lebensmittel, also Schokolade oder Torte oder auch eine extra große Portion Fleisch. Kinder nehmen die so ausgedrückte Wertschätzung für diese Lebensmittel wahr und ihre Vorliebe dafür wird verstärkt.

Natürlich gibt es auch negative Verstärker. Das ist zum Beispiel der Fall, wenn ein Kind gedrängt wird, eine Speise zu essen. In einer amerikanischen Studie haben Kinder einer Tageseinrichtung an zwei Tagen eine Suppe zu essen bekommen. Eine Gruppe der Kinder wurde während der ersten Mahlzeit wiederholt aufgefordert, die Suppe doch bitte zu essen. Die andere Gruppe wurde nicht gedrängt. Beim ersten Mal hat die nicht gedrängte Gruppe tatsächlich weniger Suppe gegessen. Als die Kinder ein paar Tage später die gleiche Suppe bekamen, aßen sie aber mehr davon

> **Das Wichtigste in Kürze**
>
> - Ihr Vorbild prägt das Ernährungsverhalten Ihres Kindes.
> - Sorgen Sie für ein Angebot an gesunden, frischen Lebensmitteln, z. B. von Obst und Gemüserohkost als Zwischenmahlzeiten oder von ungesüßten Getränken.
> - Drängen Sie Ihr Kind nicht, »gesunde« Lebensmittel zu essen, sondern leben Sie es vor.

als die Gruppe, die durch das Drängen ein unangenehmes Gefühl mit dieser Suppe in Verbindung brachte. Verzichten Sie also darauf, Ihrem Kind bei Tisch gut zuzureden, Sie werden vielleicht kurzfristig Erfolg haben (das Kind isst), langfristig aber wahrscheinlich eher das Gegenteil erreichen.

Eltern prägen das Ernährungsverhalten ihrer Kinder aber auch durch die Regulierung des Angebots an Lebensmitteln. Kinder, die keine Gelegenheit haben, zum Beispiel verschiedene Gemüsesorten wiederholt zu probieren, können auch keine Vorlieben dafür entwickeln. Kleinkinder mögen etwa 80 % der Lebensmittel, bei denen sie Gelegenheit hatten, zu probieren. Daher gilt gerade dieses Alter als ideal, Kinder an ein breites Spektrum an

Lebensmitteln zu gewöhnen. Wenn dagegen Süßigkeiten, Weißbrot und Limonade immer frei verfügbar sind, wird Ihr Kind auch mehr davon essen.

Kindgerechte Ernährung

Erziehung zu gesunder Ernährung bedeutet, dem Kind bei gemeinsamen Mahlzeiten gesunde und abwechslungsreiche Speisen anzubieten. Was und wie viel Ihr Kind davon isst, bleibt dem Kind überlassen.

Ein oft zitiertes Experiment aus den 30er-Jahren kann das belegen: Die amerikanische Wissenschaftlerin Clara Davis hat kleinen Kindern ein Buffet mit ganz unterschiedlichen Lebensmitteln vorgesetzt und sie selbst entscheiden lassen, was und wie viel sie davon essen wollten. Den Kindern hat dieses Experiment gut gefallen. Sie freuten sich, wenn sie ihre Tabletts mit Essen bekamen und widmeten sich 15 bis 20 Minuten hingebungsvoll ihrem Essen. Wenn der erste Hunger gestillt war, aßen sie weitere 5 oder 10 Minuten, spielten aber auch ein wenig mit dem Essen und dem Löffel oder boten den beaufsichtigenden Personen ein paar Bissen an. Natürlich wurde alles, was die Kinder aßen, gewogen und analysiert und es entsprach ziemlich genau den Empfehlungen der Ernährungswissenschaftler. Der Trick dabei war allerdings, dass den Kindern eine große Auswahl von einfachen, wenig verarbeiteten und schmackhaften Lebensmitteln gegeben wurde: Getreideprodukte, Fleisch, Fisch, Eier, Milch, Früchte und Gemüse. Es ist zweifelhaft, ob dieses Experiment auch geglückt wäre mit Lebensmitteln, für die es in der englischen Sprache den schönen Begriff »Junk-Food« gibt, also Ramsch-Essen. Übertragen auf die Praxis in Familien mit Kleinkindern bedeutet dies, dass Sie ruhig einen Teil der Verantwortung für die Ernährung an Ihr Kind abgeben können. Es ist von Natur aus mit einem funktionierenden Hunger-Sättigungs-Mechanismus ausgestattet und merkt selbst, ob es etwas braucht und wie viel. Ihre Aufgabe ist es dabei, für ein gesundes und abwechslungsreiches Lebensmittelangebot zu sorgen.

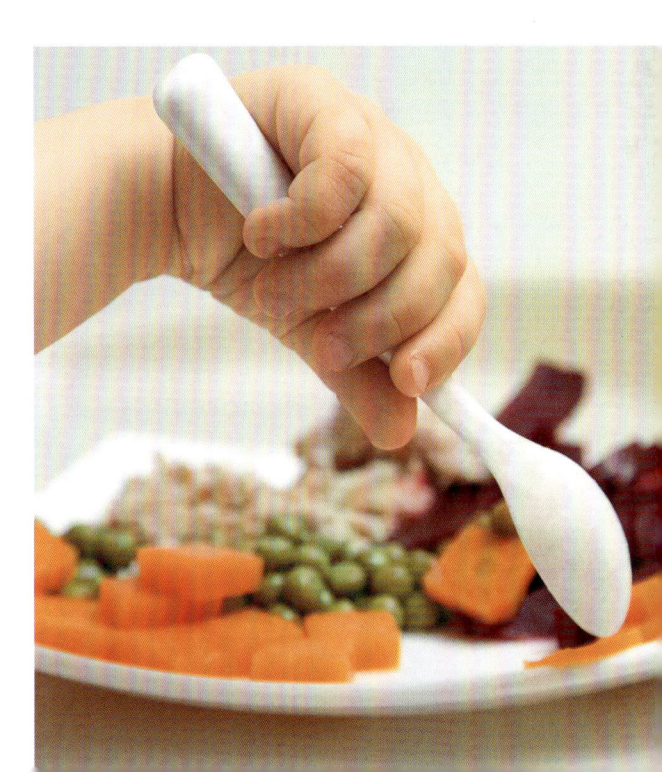

Altersgemäße Verzehrmengen für Kleinkinder (1 bis 3 Jahre)

Reichlich: Pflanzliche Lebensmittel und Getränke

Lebensmittelgruppe	Empfohlene Menge	
Getränke	600 bis 700 ml am Tag	4 bis 5 kleine Gläser
Gemüse	120 bis 150 g am Tag	zum Beispiel 1 kleine Möhre und 1 kleine Tomate und 10 Gurkenscheiben oder 3 Esslöffel Rahmspinat und eine Möhre
Obst	120 bis 150 g am Tag	zum Beispiel 1 Apfel und 1 Mandarine oder 1 Kiwi und ein kleines Schälchen Apfelmus
Kartoffeln, Reis, Nudeln	100 bis 120 g am Tag	zum Beispiel 1 große Kartoffel oder 3 bis 4 Esslöffel Nudeln oder 4 Esslöffel Reis
Brot, Getreideflocken	80 bis 120 g am Tag	zum Beispiel 2 Scheiben Brot, 1 Portion Flocken oder ein halbes Körnerbrötchen, eine Scheibe Vollkorntoast, ein halbes Milchbrötchen

Mäßig: Tierische Lebensmittel

Lebensmittelgruppe	Empfohlene Menge	
Milch und Milchprodukte*	300 bis 330 g am Tag	Ein halbes Glas Milch, eine halbe Scheibe Schnittkäse, eine kleine Portion Pudding oder 2 kleine Becher Fruchtjoghurt
Fleisch, Wurst	30 bis 35 g am Tag	1 kleines Bockwürstchen oder eine halbe Frikadelle oder 1 bis 2 Scheiben Aufschnitt (z. B. Mortadella)
Fisch	25 bis 35 g in der Woche	1 Fischstäbchen oder 1 Esslöffel überbackenes Fischfilet
Eier	1 bis 2 Stück in der Woche	

* 100 ml Milch entsprechen etwa 15 g Schnittkäse ($\frac{1}{2}$ Scheibe) oder 30 g Weichkäse (3 kleine Stücke)

Sparsam: Fett- und zuckerreiche Lebensmittel

Lebensmittelgruppe	Empfohlene Menge	
Öl, Margarine, Butter	15 bis 20 g am Tag	5 bis 6 Teelöffel Öl oder 5 bis 6 kleine Portionen Streichfett
Süßwaren und Knabberartikel	85 bis 95 kcal am Tag	30 g Fruchtgummi oder 20 g Schokolade

Bei dieser Übersicht beachten Sie bitte, dass diese Mengen nur ungefähre Anhaltswerte sind, die für ein durchschnittliches Kleinkind berechnet wurden. Die Mengen, die Ihr Kind benötigt, können davon nach oben, aber auch nach unten abweichen (siehe Seite 188). Für ihr Alter große oder besonders aktive Kinder benötigen mehr Energie und Lebensmittel, für ihr Alter kleine und zarte oder auch ruhige Kinder benötigen weniger.

(Quelle: Forschungsinstitut für Kinderernährung Dortmund 2013)

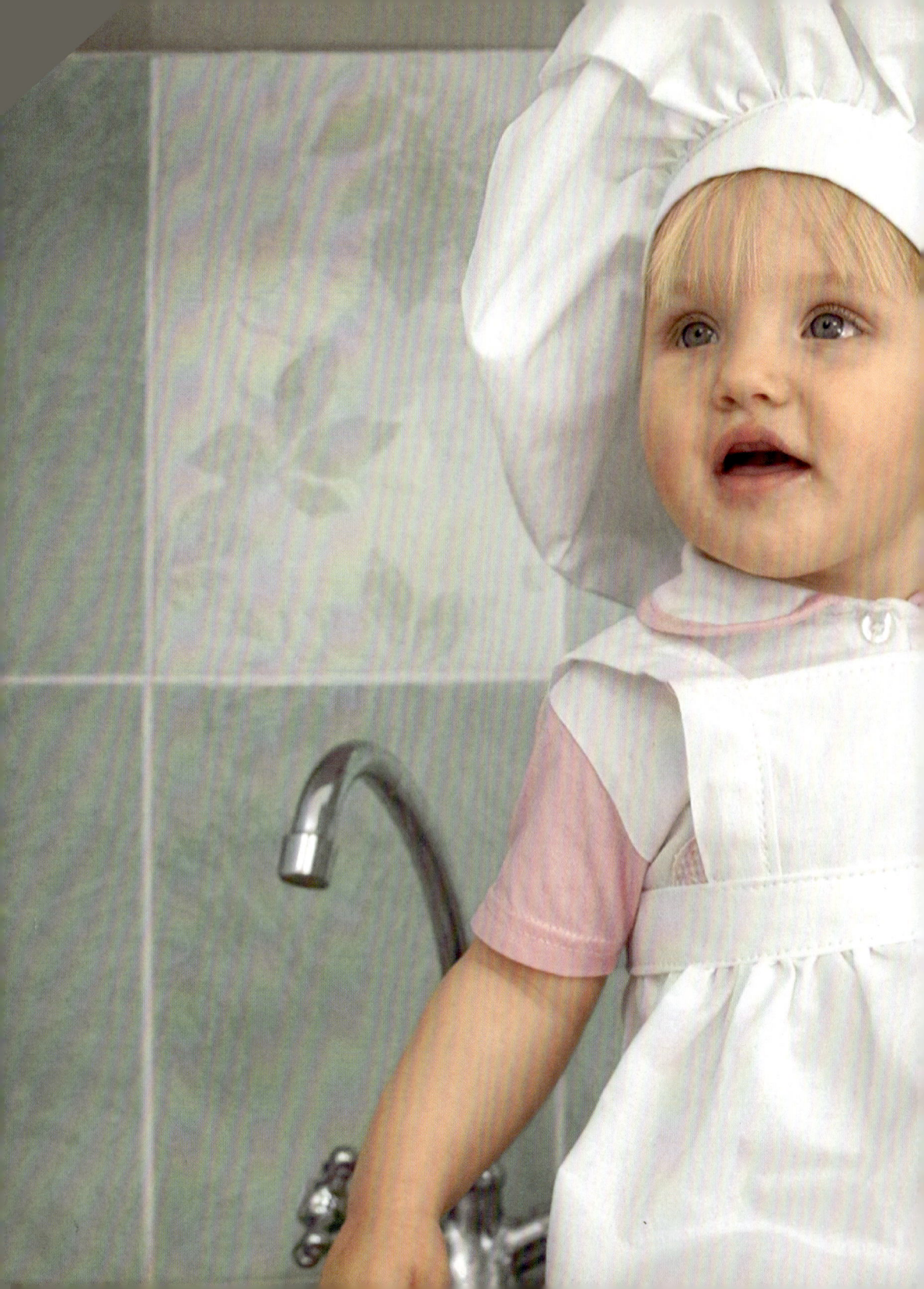

Rezeptteil

Abwechslungsreiche Breie für Ihr Baby, einfache Rezepte für alle Mahlzeiten am Familientisch: lecker, ausgewogen und kinderleicht nachzukochen. Guten Appetit!

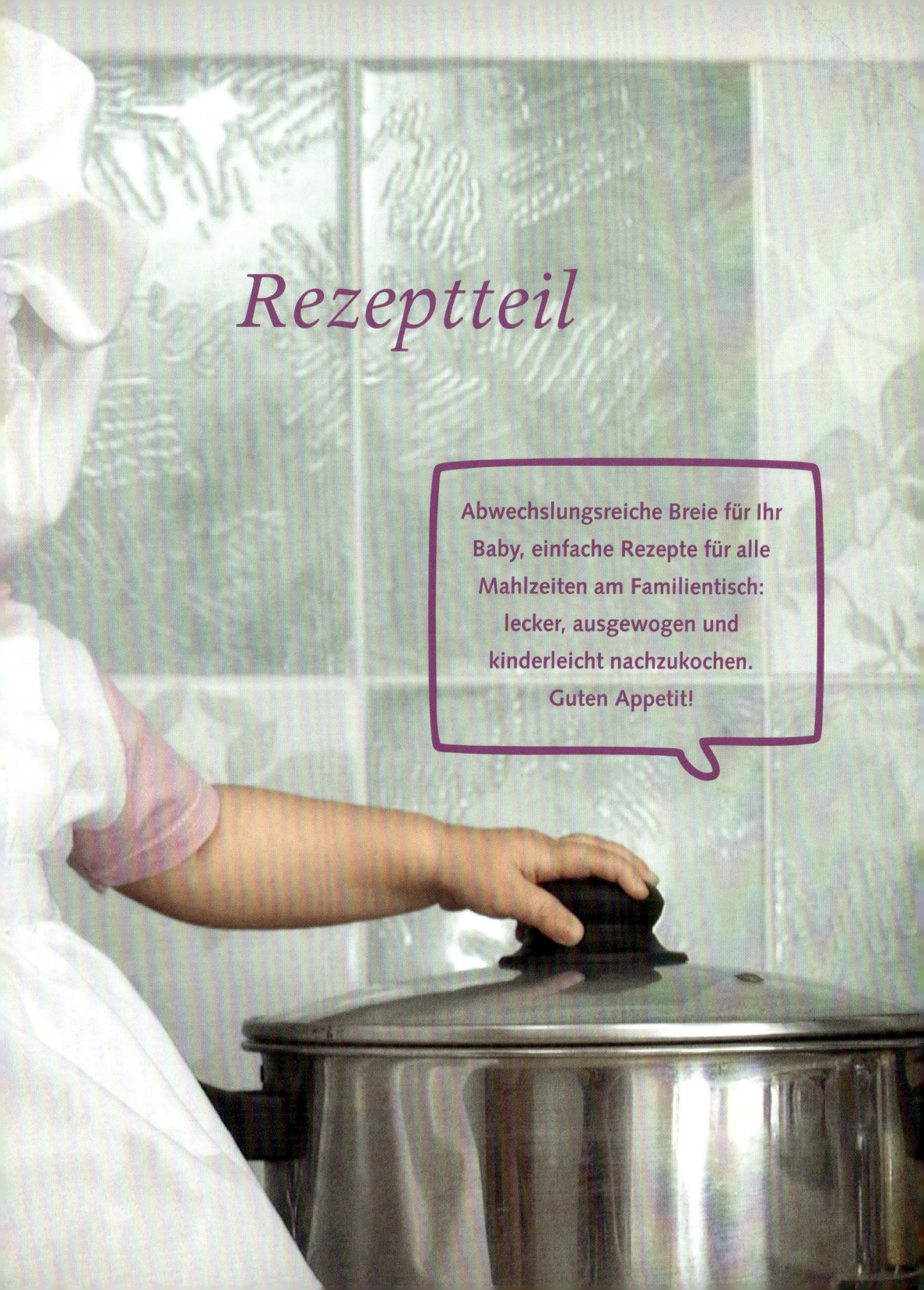

Glossar

Landläufig wird als Kochen jede Art von Speisenzubereitung bezeichnet. Ganz so einfach ist es aber nicht: Kochen ist nicht gleich kochen. In den folgenden Rezepten finden Sie einige wenige Fachbegriffe, die hier kurz erläutert werden.

Kochen: Garen in viel Wasser. Kartoffeln brauchen etwa 20 Minuten zum Garen (je nach Größe kann es auch etwas mehr oder weniger sein), Reis etwa 20 Minuten, Nudeln etwa 8 bis 10 Minuten.
Aufkochen: eine Flüssigkeit oder Masse erhitzen, bis es blubbert. Bei dickflüssigen Massen dabei umrühren.

Braten: trockenes Garen bei hohen Temperaturen. Beim Braten entstehen höhere Temperaturen als beim Kochen, daher finden andere chemische Prozesse statt, zum Beispiel eine Art Karamellisierung. Daher schmeckt zum Beispiel gebratenes Fleisch anders als gekochtes Fleisch.

Anbraten: Kurzzeitiges Braten vor allem von Fleisch bei größerer Hitze. Es entstehen Farb- und Aromastoffe (das Fleisch wird außen etwas braun), aber es ist noch nicht gar.

Dünsten: Garen mit wenig Flüssigkeit. Geeignet zum Beispiel für Gemüse. Oft wird es zu Beginn in etwas Fett leicht angedünstet, sodass es leicht Farbe bildet, dann wird je nach Gemüsesorte etwas Wasser dazugegeben und bei geschlossenem Deckel gegart. Dünsten hat gegenüber dem Kochen den Vorteil, dass am Ende der Garzeit kein überflüssiges Wasser abgegossen werden muss. So bleiben alle Vitamine und Mineralstoffe im Topf.

Schmoren: Eine Kombination von braten, kochen und dünsten. Das Fleisch, Kartoffeln oder Gemüse wird nach dem Anbraten mit Wasser oder Brühe angegossen, sodass es etwa zu 1/3 von Flüssigkeit bedeckt ist, und anschließend bei mittlerer Hitze gegart. Wenn zum Beispiel Fleisch länger geschmort wird, bis es gar ist, muss eventuell noch Flüssigkeit ergänzt werden.

Einkochen: Kochen bei offenem Deckel. So kann Flüssigkeit verdampfen. Soße oder Suppe werden so etwas angedickt.

Abkürzungen

EL	Esslöffel
TL	Teelöffel
geh.	gehäuft
gestr.	gestrichen
Pck.	Päckchen
Msp.	Messerspitze

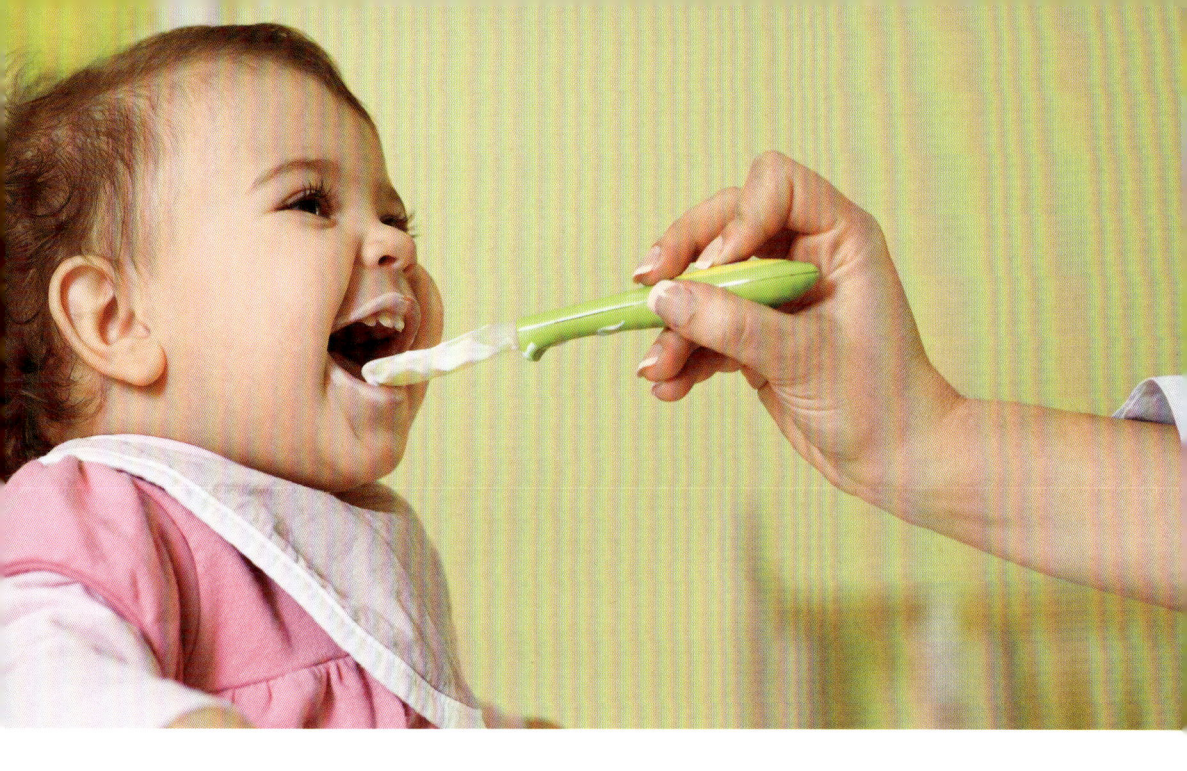

Rezepte für Babys

Die Rezepte sind ausgelegt für zwei Portionen, sofern keine andere Angabe dabei steht. Bei den Mengen handelt es sich um Richtwerte. Es kann sein, dass Ihr Baby etwas weniger oder auch mehr als eine Portion isst.

Bei den angegebenen Mengen handelt es sich um geputzte Rohware. Das bedeutet, die Mengen, die Sie nach dem Schälen der Zutaten erhalten. Bitte beachten Sie auch, die Menge an Wasser zum Kochen und Pürieren kann je nach verwendeter Topfgröße beim Garen variieren. Nehmen Sie nur so viel, bis die Zutaten im Topf mit Wasser bedeckt sind. Auch die Konsistenz des Breies spielt hier eine Rolle. Einige Babys mögen Ihren Brei lieber fester, andere flüssiger.

Die angegebenen Garzeiten können je nach Herd leicht von den in den Rezepten angegebenen Werten abweichen.

Alle Rezepte können Sie mengenmäßig für die unterschiedlichen Altersgruppen anpassen.

Gemüsepüree
(für den Breistart, 4 bis 6 Monate)

Karottenpüree
- 200 g Karotten
- 6 EL Wasser

Karotten waschen, schälen und in kleine Würfel schneiden, mit wenig Wasser bei mittlerer Hitze ca. 10 Minuten bissfest garen lassen. Karotten mit Wasser in ein hohes Gefäß geben und pürieren, bei Bedarf noch etwas Wasser zufügen.

Pastinakenpüree
- 200 g Pastinaken
- 6 EL Wasser

Pastinaken waschen, schälen und in kleine Würfel schneiden. Mit wenig Wasser bei mittlerer Hitze ca. 10 Minuten bissfest garen lassen. Pastinaken mit Wasser in ein hohes Gefäß geben und pürieren, bei Bedarf noch etwas Wasser zufügen.

Steckrüben-Karottenpüree
- 100 g Karotten
- 100 g Steckrüben
- 6 EL Wasser
- 4 TL Rapsöl

Karotten waschen, schälen und in kleine Würfel schneiden. Steckrüben putzen und in kleine Würfel schneiden. Beides mit wenig Wasser bei mittlerer Hitze ca. 10 bis 12 Minuten bissfest garen lassen. Gemüse mit Wasser in ein hohes Gefäß geben und pürieren, bei Bedarf noch etwas Wasser zufügen. Öl unterrühren.

Karotten-Kartoffel-Brei
- 200 g Karotten
- 100 g Kartoffeln
- 6 EL Wasser
- 4 TL Rapsöl

Karotten und Kartoffeln waschen, schälen und in kleine Würfel schneiden. Beides mit wenig Wasser bei mittlerer Hitze ca. 10 bis 12 Minuten bissfest garen lassen. Gemüse mit Wasser in ein hohes Gefäß geben und pürieren, bei Bedarf noch etwas Wasser zufügen. Öl unterrühren.

Kürbispüree

- 300 g Kürbisfleisch (z. B. Hokkaido)
- 6 EL Wasser
- 4 TL Rapsöl

Kürbis ggf. schälen, Kerne und faseriges Inneres entfernen, Kürbisfleisch in kleine Würfel schneiden. Mit wenig Wasser bei mittlerer Hitze weich dünsten. Gemüse mit Kochwasser in ein hohes Gefäß geben und pürieren, bei Bedarf noch etwas Wasser zufügen. Öl unterrühren.

Erbspüree

- 300 g TK-Erbsen
- 4 EL Wasser
- 4 TL Rapsöl

Gemüse mit wenig Wasser bei mittlerer Hitze weich dünsten. Erbsen mit Kochwasser in ein hohes Gefäß geben und pürieren, bei Bedarf noch etwas Wasser zufügen. Öl unterrühren.

Kürbis-Kartoffel-Brei

- 200 g Kürbis
- 100 g Kartoffeln
- 6 EL Wasser
- 4 TL Rapsöl

Kürbis ggf. schälen, Kerne und faseriges Inneres entfernen, Kürbisfleisch in kleine Würfel schneiden. Kartoffeln waschen, schälen und in kleine Würfel schneiden. Beides mit wenig Wasser bei mittlerer Hitze weich dünsten lassen. Gemüse mit Wasser in ein hohes Gefäß geben und pürieren, bei Bedarf noch etwas Wasser zufügen. Öl unterrühren.

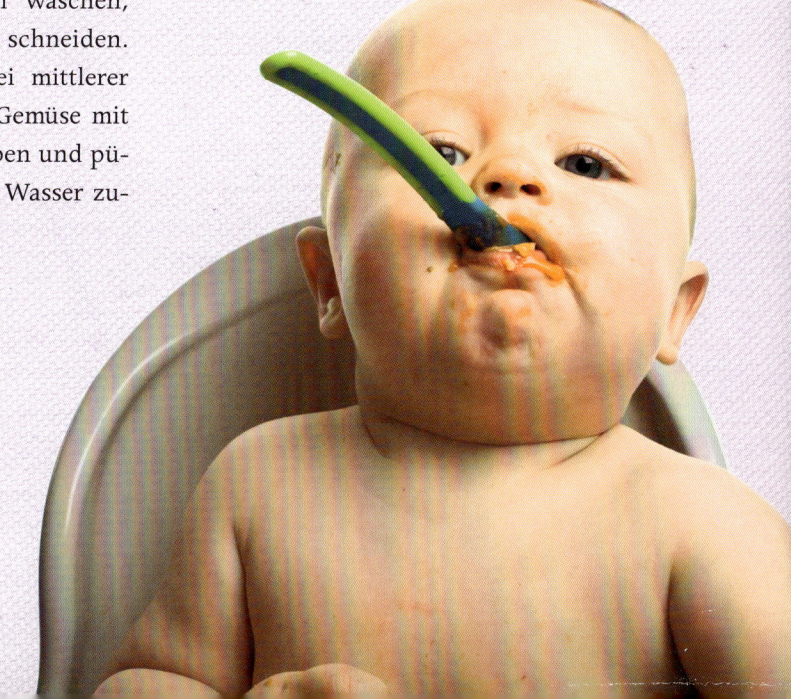

Mischgemüse-Kartoffel-Brei

- 200 g TK-Mischgemüse (z. B. Erbsen und Karotten)
- 100 g Kartoffeln
- 4 EL Wasser
- 4 TL Rapsöl

Kartoffeln waschen, schälen und in kleine Würfel schneiden. Mischgemüse und Kartoffeln mit wenig Wasser bei mittlerer Hitze weich dünsten. Beides mit Kochwasser in ein hohes Gefäß geben und pürieren, bei Bedarf noch etwas Wasser zufügen. Öl unterrühren.

Zucchinipüree

- 300 g Zucchini
- 6 EL Wasser
- 4 TL Rapsöl

Zucchini waschen und in kleine Würfel schneiden; ggf. Kerne entfernen, mit wenig Wasser bei mittlerer Hitze weich dünsten. Zucchini mit Kochwasser in ein hohes Gefäß geben und pürieren, bei Bedarf noch etwas Wasser zufügen. Öl unterrühren.

Brokkolipüree

- 300 g Brokkoli
- 6 EL Wasser
- 4 TL Rapsöl

Brokkoli waschen, putzen und in kleine Röschen teilen, mit wenig Wasser bei mittlerer Hitze weich dünsten. Brokkoli mit Kochwasser in ein hohes Gefäß geben und pürieren, bei Bedarf noch etwas Wasser zufügen. Öl unterrühren.

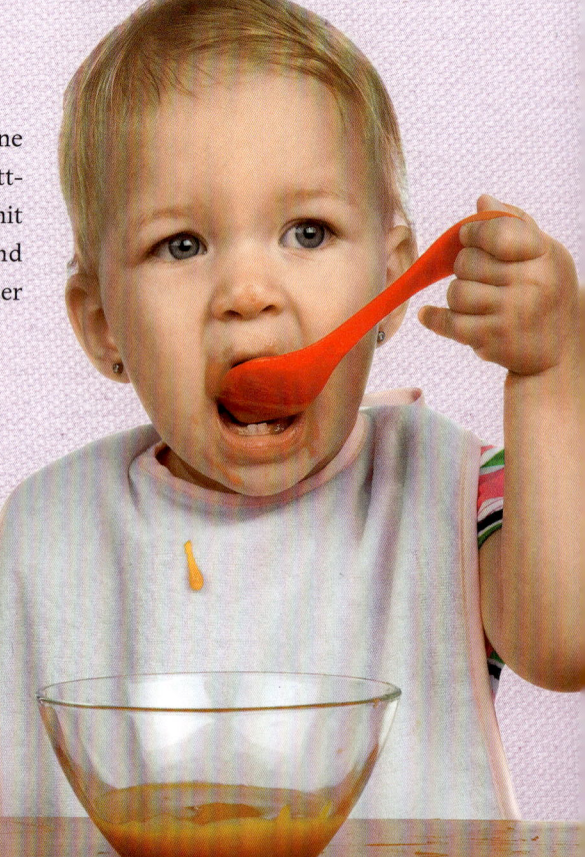

Fleischhaltige Mahlzeiten

Karotten-Kartoffel-Rind-Brei

4 bis 6 Monate

- 180 g Karotten
- 80 g Kartoffeln
- 40 g Tatar
- 8 EL Wasser
- 3 EL Orangensaft ≙ 30 g
- 4 TL Rapsöl ≙ 16 g

Gemüse waschen, schälen und in kleine Scheiben schneiden. Tatar etwas zerdrücken. Gemüse und Tatar mit wenig Wasser bei mittlerer Hitze weich garen (etwa 15 Minuten). Zutaten mit Kochwasser und Saft in ein hohes Gefäß geben und pürieren, bei Bedarf noch etwas Wasser zufügen. Öl unterrühren.

→ reich an Eisen und Zink

Pastinaken-Kartoffel-Rind-Brei

4 bis 6 Monate

- 180 g Pastinaken
- 80 g Kartoffeln
- 40 g Tatar
- 8 EL Wasser
- 3 EL Orangensaft
- 4 TL Rapsöl

Pastinaken und Kartoffeln waschen, schälen und in kleine Würfel schneiden. Tatar etwas zerdrücken. Gemüse und Tatar mit wenig Wasser bei mittlerer Hitze weich garen (etwa 15 Minuten). Zutaten mit Kochwasser und Saft in ein hohes Gefäß geben und pürieren, bei Bedarf noch etwas Wasser zufügen. Öl unterrühren.

Kürbis-Kartoffel-Puten-Brei

4 bis 6 Monate

- 180 g Kürbis (z. B. Hokkaido)
- 80 g Kartoffeln
- 40 g Putenschnitzel
- 8 EL Wasser
- 3 EL Orangensaft
- 4 TL Rapsöl

Kürbis waschen, ggf. schälen, Kerne und faseriges Inneres entfernen und in kleine Würfel schneiden. Kartoffeln waschen, schälen und in kleine Würfel schneiden. Schnitzel in kleine Würfel schneiden. Gemüse und Fleisch mit wenig Wasser bei mittlerer Hitze weich garen (etwa 15 Minuten). Zutaten mit Kochwasser und Saft in ein hohes Gefäß geben und pürieren, bei Bedarf noch etwas Wasser zufügen. Öl unterrühren.

➔ reich an Karotinoiden

Mischgemüse-Kalbfleisch-Topf

4 bis 6 Monate

- 180 g TK-Mischgemüse und Karotten
- 80 g Kartoffeln
- 40 g Kalbsschnitzel
- 8 EL Wasser
- 3 EL Apfelsaft (Vitamin-C-reich)
- 4 TL Rapsöl

Kartoffeln waschen, schälen und in kleine Würfel schneiden. Schnitzel in kleine Würfel schneiden. Gemüse und Fleisch mit wenig Wasser bei mittlerer Hitze weich garen (etwa 15 Minuten). Zutaten mit Kochwasser und Saft in ein hohes Gefäß geben und pürieren, bei Bedarf noch etwas Wasser zufügen. Öl unterrühren.

➔ reich an Eisen und Vitaminen

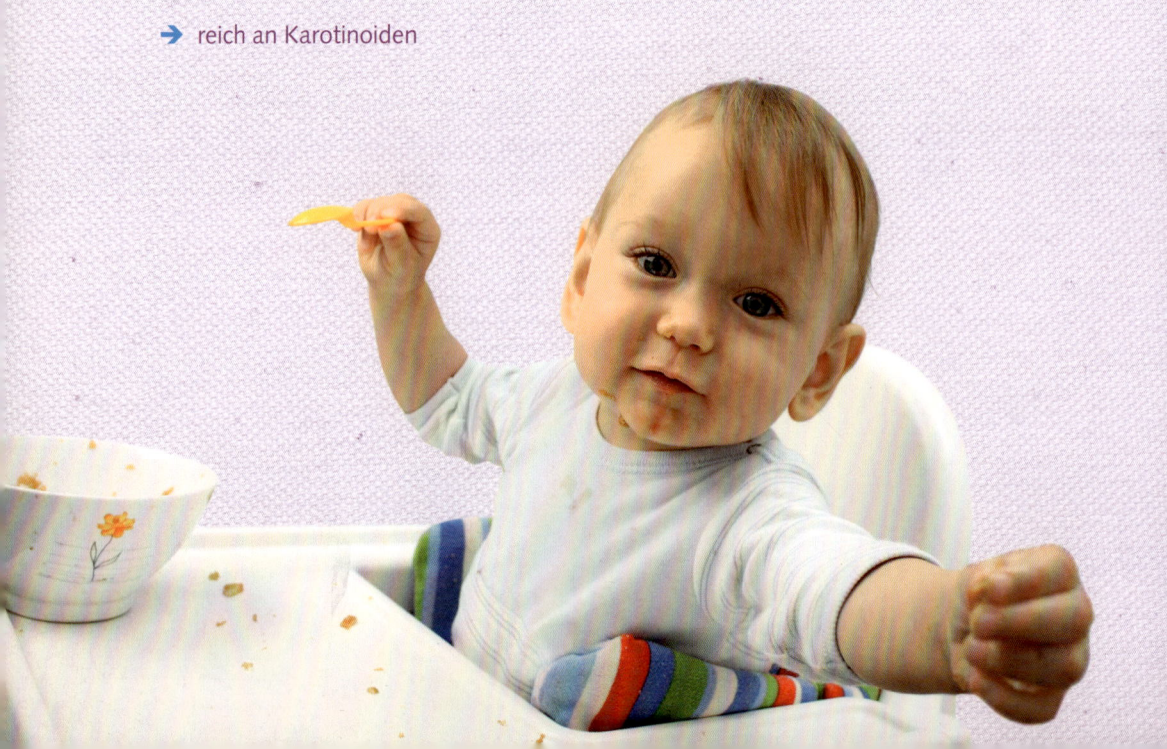

Fenchel-Kartoffel-Hühnchen-Brei

4 bis 6 Monate

- 180 g Fenchel
- 80 g Kartoffeln
- 40 g Hähnchenbrust
- 8 EL Wasser
- 3 EL Orangensaft
- 4 TL Rapsöl

Fenchel waschen, putzen, Strunk und Faseriges entfernen, in kleine Würfel schneiden. Fenchelgrün klein hacken. Kartoffeln waschen, schälen und in kleine Würfel schneiden. Fleisch in kleine Würfel schneiden, Gemüse und Fleisch mit wenig Wasser bei mittlerer Hitze weich garen (etwa 15 Minuten). Zutaten mit Kochwasser und Saft in ein hohes Gefäß geben und pürieren, bei Bedarf noch etwas Wasser zufügen. Öl unterrühren; mit Fenchelgrün garnieren.

Brokkoli-Reis-Topf

4 bis 6 Monate

- 180 g Brokkoli
- 80 g gekochter Reis (z. B. Basmati)
- 40 g Putenschnitzel
- 8 EL Wasser
- 3 EL Apfelsaft (Vitamin-C-reich)
- 4 TL Rapsöl

Brokkoli waschen und in kleine Röschen teilen. Reis nach Packungsanweisung kochen. Schnitzel in kleine Würfel schneiden. Gemüse und Fleisch mit wenig Wasser bei mittlerer Hitze weich garen (etwa 15 Minuten). Zutaten mit Kochwasser und Saft in ein hohes Gefäß geben und pürieren, bei Bedarf noch etwas Wasser zufügen. Öl unterrühren.

→ reich an Folsäure

Gemüsetopf mit Schweinefleisch
7 bis 9 Monate

- 120 g Karotten
- 80 g Kohlrabi
- 100 g Kartoffeln
- 60 g Schweineschnitzel
- 10 EL Wasser
- 3,5 EL Orangensaft
- 4 TL Rapsöl

Gemüse waschen, schälen und in kleine Würfel schneiden. Schnitzel in kleine Würfel schneiden. Beides mit wenig Wasser bei mittlerer Hitze garen (etwa 15 Minuten). Zutaten mit Kochwasser und Saft in ein hohes Gefäß geben und pürieren, ggf. etwas Wasser zufügen. Öl unterrühren.

→ reich an B-Vitaminen

Bohnentopf mit Rindfleisch
7 bis 9 Monate

- 200 g TK-grüne Bohnen
- 100 g Kartoffeln
- 60 g Tatar
- 10 EL Wasser
- 3,5 EL Apfelsaft (Vitamin-C-reich)
- 4 TL Rapsöl

Kartoffeln waschen, schälen und in kleine Würfel schneiden. Tatar etwas zerdrücken. Beides mit wenig Wasser bei mittlerer Hitze weich garen (etwa 15 Minuten). Zutaten mit Kochwasser und Saft in ein hohes Gefäß geben und pürieren, bei Bedarf noch etwas Wasser zufügen. Öl unterrühren.

Blumenkohl mit Kartoffeln und Lamm
7 bis 9 Monate

- 200 g Blumenkohl
- 100 g Kartoffeln
- 60 g Lammfleisch
- 10 EL Wasser
- 3,5 EL Orangensaft
- 4 TL Rapsöl

Blumenkohl waschen und in kleine Röschen teilen. Kartoffeln waschen, schälen und in kleine Würfel schneiden. Fleisch in kleine Würfel schneiden. Alles mit Wasser bei mittlerer Hitze garen (etwa 15 Minuten). Zutaten mit Kochwasser und Saft in ein Gefäß geben und pürieren, bei Bedarf noch etwas Wasser zufügen. Öl unterrühren.

Gemüsereis mit Schweinefleisch
7 bis 9 Monate

- 150 g TK-Mischgemüse (Erbsen-Karotten)
- 50 g Mais aus der Dose (alternativ TK)
- 100 g gegarter Vollkornreis
- 60 g Schweinefilet
- 10 EL Wasser
- 3,5 EL Orangensaft
- 4 TL Rapsöl

Mais abtropfen lassen. Reis nach Packungsanweisung zubereiten. Filet klein würfeln. Alles mit wenig Wasser bei mittlerer Hitze garen (etwa 10 Minuten). Zutaten mit Kochwasser und Saft in ein Gefäß geben, pürieren, ggf. Wasser zufügen. Öl unterrühren.

Ratatouille-Topf

10 bis 12 Monate

- 100 g Zucchini
- 50 g gelbe Paprika
- 50 g Tomaten (alternativ Dosentomaten)
- 120 g gekochte Vollkornnudeln
- 60 g Tatar
- 10 EL Wasser
- 4 EL Apfelsaft (Vitamin-C-reich)
- 2 EL Rapsöl
- 1 TL frische Kräuter (z. B. Petersilie, Basilikum, Thymian)

Zucchini waschen, ggf. schälen und Kerne entfernen, in kleine Würfel schneiden. Paprika waschen, putzen und in kleine Würfel schneiden. Tomaten mit heißem Wasser überbrühen und häuten, in kleine Würfel schneiden. Gemüse und Fleisch mit wenig Wasser bei mittlerer Hitze weich garen (etwa 15 Minuten). Vollkornnudeln nach Packungsanweisung zubereiten. Fleisch zerdrücken. Zutaten mit Kochwasser und Saft in ein hohes Gefäß geben und grob pürieren oder mit einer Gabel zerdrücken; bei Bedarf noch etwas Wasser zufügen. Öl und Kräuter unterrühren.

Nudeln Bologneser Art

10 bis 12 Monate

- 100 g Karotten
- je 50 g TK-Erbsen und Tomaten
- 120 g gekochte Vollkornnudeln
- 60 g gemischtes Hackfleisch
- 10 EL Wasser
- 4 EL Apfelsaft (Vitamin-C-reich)
- 2 EL Rapsöl
- 1 TL frische Kräuter (z. B. Basilikum)

Karotten waschen, schälen und in dünne Scheiben schneiden. Tomaten überbrühen, häuten und würfeln. Vollkornnudeln nach Packungsanweisung zubereiten. Fleisch zerdrücken. Gemüse und Fleisch mit Wasser bei mittlerer Hitze garen (etwa 15 Minuten). Zutaten mit Kochwasser und Saft mit einer Gabel zerdrücken. Öl und Kräuter unterrühren.

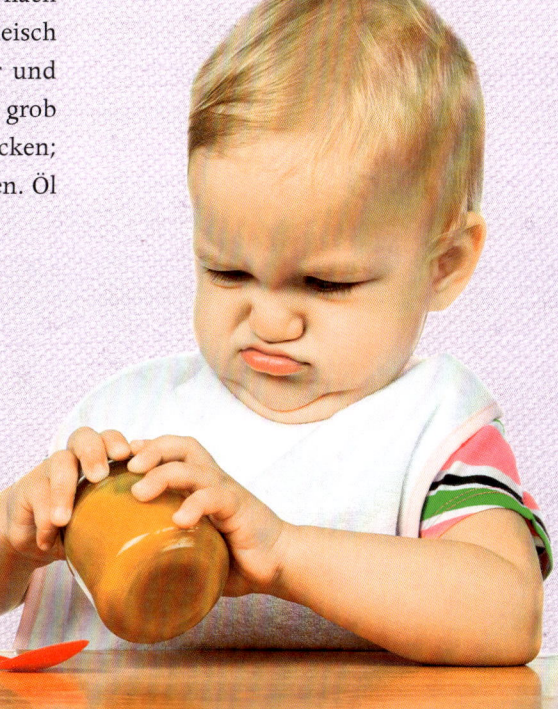

Mahlzeiten mit Fisch

Spinatnudeln mit Lachs
4 bis 6 Monate
- 180 g TK-Blattspinat
- 80 g gekochte Vollkornnudeln
- 40 g Lachs
- 8 EL Wasser
- 3 EL Apfelsaft (Vitamin-C-reich)
- 4 TL Rapsöl

Vollkornnudeln nach Packungsanweisung kochen. Vom Lachs die Gräten entfernen, in kleine Würfel schneiden. Gemüse und Fisch mit wenig Wasser bei mittlerer Hitze weich dünsten (etwa 12 bis 15 Minuten). Zutaten mit Kochwasser und Saft in ein hohes Gefäß geben und pürieren, bei Bedarf noch etwas Wasser zufügen. Öl unterrühren.

Gemüsecouscous mit Pangasius
10 bis 12 Monate
- 200 g TK-Kaisergemüse
- 120 g Couscous (gekocht)
- 60 g Pangasius
- 8 EL Wasser
- 4 EL Apfelsaft (Vitamin-C-reich)
- 2 EL Rapsöl
- 1 TL frische Kräuter (z. B. Petersilie)

Couscous nach Packungsanweisung zubereiten. Vom Fisch die Gräten entfernen, in Würfel schneiden. Gemüse und Fisch mit wenig Wasser bei mittlerer Hitze weich garen (etwa 15 Minuten). Zutaten mit Kochwasser und Saft in ein hohes Gefäß geben und grob pürieren oder mit einer Gabel zerdrücken, bei Bedarf noch etwas Wasser zufügen. Öl und Kräuter unterrühren.

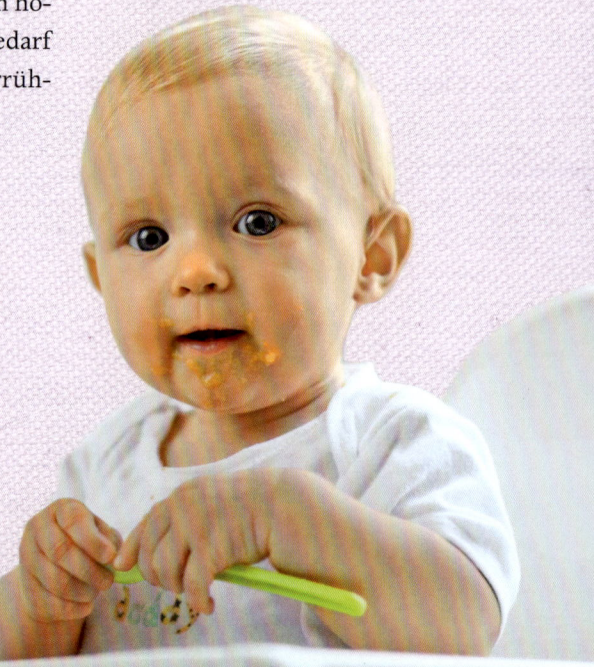

Mediterranes Gemüse mit Kabeljau

7 bis 9 Monate

- 120 g Zucchini
- 60 g Tomaten
- 80 g gekochte Vollkornnudeln
- 40 g Kabeljau
- 8 EL Wasser
- 3 EL Orangensaft
- 4 TL Rapsöl

Zucchini waschen, ggf. schälen und Kerne entfernen, in kleine Würfel schneiden. Tomaten mit heißem Wasser überbrühen und häuten, in kleine Würfel schneiden. Vollkornnudeln nach Packungsanweisung zubereiten. Vom Fisch die Gräten entfernen, in kleine Würfel schneiden. Gemüse und Fisch mit wenig Wasser bei mittlerer Hitze weich garen (etwa 15 Minuten). Zutaten mit Kochwasser und Saft in ein hohes Gefäß geben und pürieren, bei Bedarf noch etwas Wasser zufügen. Öl unterrühren.

Das MSC-Siegel

MSC ist die Abkürzung von Marine Stewardship Council. Das MSC Siegel wird für Fischprodukte vergeben, die aus zertifizierter, nachhaltiger Fischerei stammen. Bewertet wird z. B., ob auf den Schutz der Fischbestände geachtet wird und welche Fangmethoden verwendet werden. Das Siegel gilt nur für Fische aus Wildfang. Für Fisch aus Fischzuchten gibt es ein ähnliches Siegel, das ASC »Aquaculture Stewardship Council«, das nachhaltig arbeitende Fischzuchten auszeichnet.

Grünes Gemüse mit Seelachs

7 bis 9 Monate

- 100 g Brokkoli
- 100 g TK-Erbsen
- 100 g Kartoffeln
- 60 g Seelachsfilet
- 10 EL Wasser
- 3,5 EL Orangensaft
- 4 TL Rapsöl

Brokkoli waschen und in Röschen teilen. Kartoffeln waschen, schälen und würfeln. Filet auf Gräten überprüfen und würfeln. Alles mit wenig Wasser bei mittlerer Hitze weich garen (etwa 10 Minuten). Zutaten mit Kochwasser und Saft in ein Gefäß geben und pürieren, bei Bedarf noch etwas Wasser zufügen. Öl unterrühren.

Vegetarische Mahlzeiten

Marokkanischer Gemüsetopf
7 bis 9 Monate
- 100 g Paprika
- 100 g Zucchini
- 100 g Couscous (gekocht)
- 8 EL Wasser
- 20 g Haferflocken (Instant)
- 7 EL Orangensaft
- 4 TL Rapsöl

Paprika waschen, putzen und in kleine Würfel schneiden. Zucchini waschen, ggf. schälen und Kerne entfernen, in Würfel schneiden. Couscous nach Packungsanweisung zubereiten. Gemüse mit wenig Wasser bei mittlerer Hitze weich garen (etwa 8 bis 10 Minuten). Zutaten mit Kochwasser und Saft in ein hohes Gefäß geben und pürieren, bei Bedarf noch etwas Wasser zufügen. Öl unterrühren.

Tomaten-Fenchel-Gemüse
10 bis 12 Monate
- 100 g Tomaten
- 100 g Fenchel
- 120 g Kartoffeln
- 10 EL Wasser
- 20 g Hirseflocken (Instant)
- 8 EL Orangensaft
- 2 EL Rapsöl

Tomaten mit heißem Wasser überbrühen und häuten, in kleine Würfel schneiden. Fenchel waschen, putzen, Strunk und Faseriges entfernen und in kleine Würfel schneiden, Fenchelgrün klein hacken. Kartoffeln waschen, schälen und in Würfel schneiden. Gemüse mit wenig Wasser bei mittlerer Hitze weich garen (etwa 10 bis 12 Minuten). Zutaten mit Kochwasser und Saft in ein hohes Gefäß geben und pürieren, bei Bedarf noch etwas Wasser zufügen. Öl unterrühren.

Gelb-grünes-Risotto
7 bis 9 Monate
- 100 g TK-Erbsen
- 100 g TK-Mais (alternativ aus der Dose)
- 100 g gegarter Reis (z. B. Basmati)
- 8 EL Wasser
- 20 g Haferflocken (Instant)
- 7 EL Orangensaft
- 4 TL Rapsöl

Reis nach Packungsanweisung zubereiten. Gemüse mit wenig Wasser bei mittlerer Hitze weich garen (etwa 8 bis 10 Minuten). Zutaten mit Kochwasser und Saft in ein hohes Gefäß geben und pürieren, bei Bedarf noch etwas Wasser zufügen. Öl unterrühren.

Kaiserschmaus
7 bis 9 Monate
200 g TK-Kaisergemüse
100 g Kartoffeln
8 EL Wasser
20 g Haferflocken (Instant)
7 EL Orangensaft
4 TL Rapsöl

Kartoffeln waschen, schälen und in Würfel schneiden. Gemüse mit wenig Wasser bei mittlerer Hitze weich garen (etwa 8 bis 10 Minuten). Zutaten mit Kochwasser und Saft in ein hohes Gefäß geben und pürieren, bei Bedarf noch etwas Wasser zufügen. Öl unterrühren.

Spinat mit Kartoffeln und Ei
10 bis 12 Monate
- 200 g TK-Blattspinat
- 120 g Kartoffeln
- 8 EL Wasser
- 1 Ei
- 8 EL Apfelsaft (Vitamin-C-reich)
- 2 EL Rapsöl

Kartoffeln waschen, schälen und in Würfel schneiden. Gemüse mit wenig Wasser bei mittlerer Hitze weich garen (etwa 10 Minuten). Das Ei hart kochen und schälen. Zutaten und Saft auf einen Teller geben, mischen und zerdrücken. Öl unterrühren.

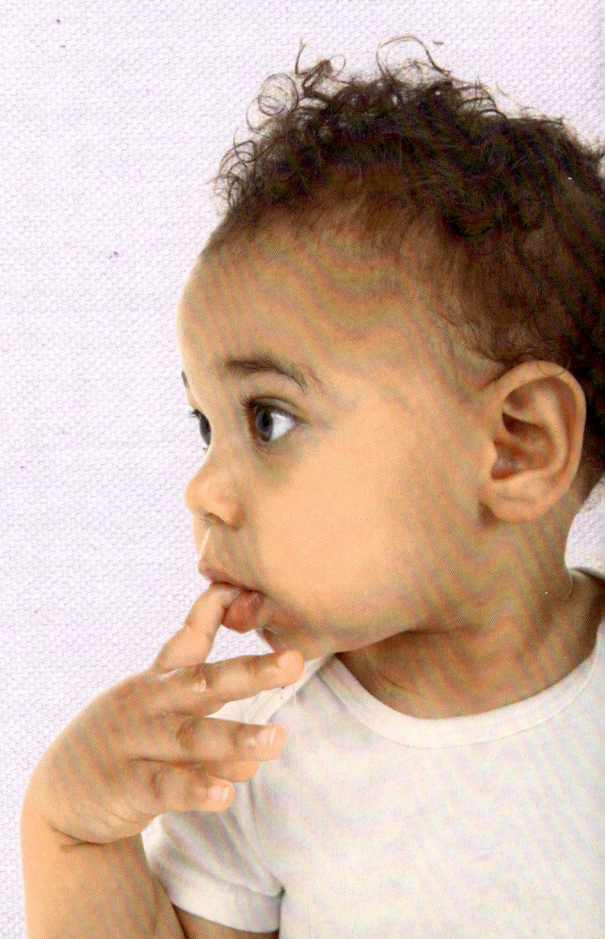

Kartoffelgemüse mit Hirse

4 bis 6 Monate

- 180 g Karotten
- 80 g Kartoffeln
- 8 EL Wasser
- 16 g Hirseflocken (Instant)
- 6 EL Orangensaft
- 4 TL Rapsöl

Karotten und Kartoffeln waschen, schälen und in dünne Scheiben schneiden. Gemüse mit wenig Wasser bei mittlerer Hitze weich garen (etwa 10 bis 12 Minuten). Zutaten mit Kochwasser und Saft in ein hohes Gefäß geben und pürieren, bei Bedarf noch etwas Wasser zufügen. Öl unterrühren.

Bunte Gemüse-Reis-Pfanne

10 bis 12 Monate

- 100 g TK-Mischgemüse
- 100 g TK-Mais (alternativ aus der Dose)
- 120 g gekochter Reis (z. B. Basmati)
- 8 EL Wasser
- 20 g Hirseflocken (Instant)
- 8 EL Orangensaft
- 2 EL Rapsöl
- 1 TL Kräuter (z. B. Petersilie)

Reis nach Packungsanweisung zubereiten. Gemüse mit wenig Wasser bei mittlerer Hitze weich garen (etwa 8 bis 10 Minuten). Zutaten mit Kochwasser und Saft in ein hohes Gefäß geben und pürieren, bei Bedarf noch etwas Wasser zufügen. Öl unterrühren. Kräuter untermischen.

Graupeneintopf für kleine Entdecker

10 bis 12 Monate

- 100 g Karotten
- 50 g gelbe Paprika
- 50 g Tomaten
- 120 g Kartoffeln
- 8 EL Wasser
- 20 g gekochte Perlgraupen
- 8 EL Orangensaft
- 2 EL Rapsöl
- 1 TL Kräuter (z. B. Schnittlauch)

Karotten waschen, schälen und in Scheiben schneiden. Paprika waschen und in Würfel schneiden. Tomaten mit heißem Wasser überbrühen und häuten, in kleine Würfel schneiden. Kartoffeln waschen, schälen und in Würfel schneiden. Gemüse mit wenig Wasser bei mittlerer Hitze weich garen (etwa 10 bis 12 Minuten). Graupen nach Packungsanweisung zubereiten. Zutaten und Saft auf einen Teller geben, mischen und zerdrücken; bei Bedarf noch etwas Wasser zufügen. Öl unterrühren. Kräuter unterheben.

Milchbrei

➜ Die folgenden Rezepte ergeben jeweils eine Portion Brei.

Milchbrei mit Birnenmus

5 bis 12 Monate

- 200 g Vollmilch
- 20 g Instant-Haferflocken
- 20 g Birnenmus (z. B. aus Gläschen)

Milch erwärmen. Flocken unter die Milch rühren. Mus unterrühren.

Milchbrei mit Blaubeeren

5 bis 12 Monate

- 200 g Vollmilch
- 20 g Instant-Weizengrieß
- 20 g Blaubeeren (frisch oder TK)

Milch erwärmen. Grieß unter die Milch rühren. Beeren pürieren und unter Grießbrei mischen.

Milchbrei mit Apfel-Birne

5 bis 12 Monate

- 200 g Vollmilch
- 20 g Instant-Dinkelflocken
- je 10 g Apfel und Birne

Milch erwärmen. Flocken unterrühren. Obst fein raspeln und unter den Brei rühren.

Milchbrei mit Himbeeren

5 bis 12 Monate

- 200 g Fertigmilch (z. B. Pre-Milch)
- 20 g Instant-Hirseflocken
- 20 g Himbeeren (frisch oder TK)

Milch nach Packungsanweisung zubereiten. Flocken unter die Milch rühren. Himbeeren zerdrücken oder pürieren und unterrühren.

Milchbrei pur

5 bis 12 Monate

- 200 g Vollmilch
- 20 g Instant-Haferflocken

Milch erwärmen und Flocken unter die Milch rühren.

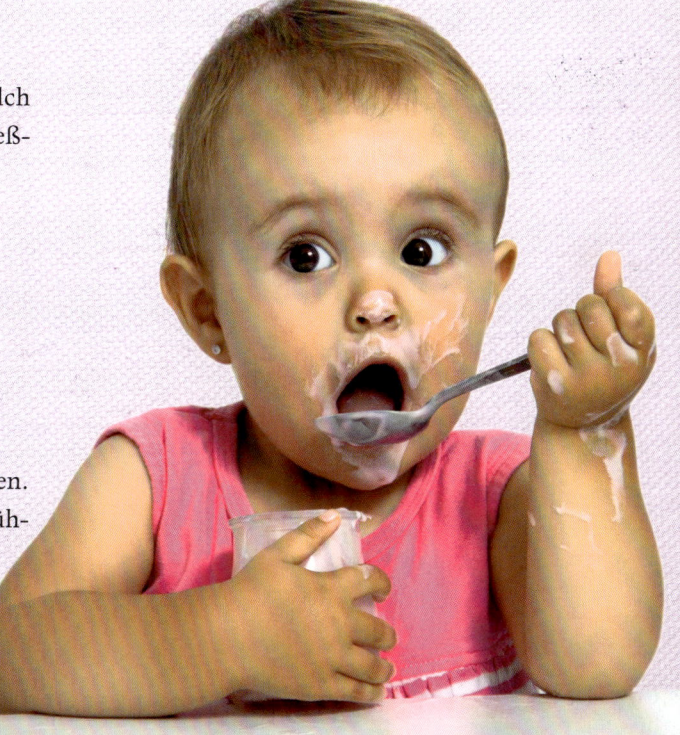

Milchreis mit Kirschen

6 bis 12 Monate

- 200 g Vollmilch
- 20 g Instant-Reisflocken
- 20 g Kirschen (frisch oder aus dem Glas)

Milch erwärmen. Flocken unter die Milch rühren. Kirschen entsteinen, pürieren und unter Getreidebrei mischen.

Obst-Getreide-Brei

Zwiebackbrei mit Birne

6 bis 12 Monate

- 90 g Wasser
- 20 g Zwieback
- 100 g Birne
- 5 g Rapsöl

Wasser erwärmen Zwieback reiben und ins Wasser rühren. Birne waschen, schälen, raspeln und mit Öl unterrühren.

Dinkelbrei mit Aprikosen

6 bis 12 Monate

- 90 g Wasser
- 20 g Instant-Dinkelflocken
- 100 g Aprikosen (entsteint)
- 5 g Rapsöl

Wasser erwärmen. Flocken unterrühren. Aprikosen waschen, pürieren und mit Öl unter den Getreidebrei rühren.

Haferbrei mit Pflaumen

6 bis 12 Monate

- 90 g Wasser
- 20 g Instant-Haferflocken
- 100 g Pflaumen (entsteint)
- 5 g Rapsöl

Wasser erwärmen. Flocken unterrühren. Pflaumen waschen, Steine entfernen, pürieren und mit Öl unter den Getreidebrei rühren.

Hirsebrei Birne-Himbeere

6 bis 12 Monate

- 90 g Wasser
- 20 g Instant-Hirseflocken
- 60 g Birne
- 40 g Himbeeren (frisch oder TK)
- 5 g Rapsöl

Wasser erwärmen. Flocken unterrühren. Birne waschen, schälen, raspeln. Himbeeren waschen und pürieren. Obst mit Öl unter den Getreidebrei rühren.

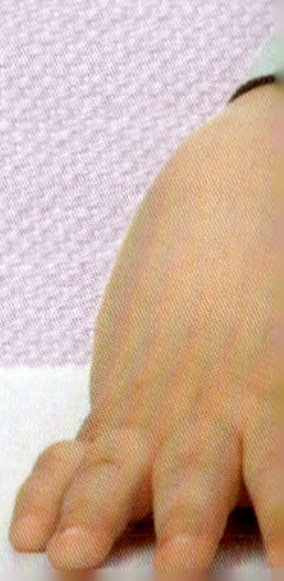

Apfel-Grießbrei
6 bis 12 Monate
- 90 g Wasser
- 20 g Instant-Grieß
- 100 g Apfel
- 5 g Rapsöl

Wasser erwärmen. Grieß unterrühren. Apfel waschen, schälen, raspeln und mit Öl unter den Grießbrei rühren.

Grießbrei Pfirsich Helen
6 bis 12 Monate
- 90 g Wasser
- 20 g Instant-Grieß
- 100 g Pfirsichfleisch
- 5 g Rapsöl
- 1 Messerspitze Vanillemark

Wasser erwärmen. Grieß unterrühren. Pfirsich waschen, ggf. häuten und pürieren. Mit Öl und Vanillemark unter den Grießbrei rühren.

Mirabellen-Haferbrei
6 bis 12 Monate
- 90 g Wasser
- 20 g Instant-Haferflocken
- 100 g Mirabellen (entsteint)
- 5 g Rapsöl

Wasser erwärmen. Flocken unterrühren. Mirabellen waschen, entsteinen und pürieren. Mit Öl unter Haferbrei rühren.

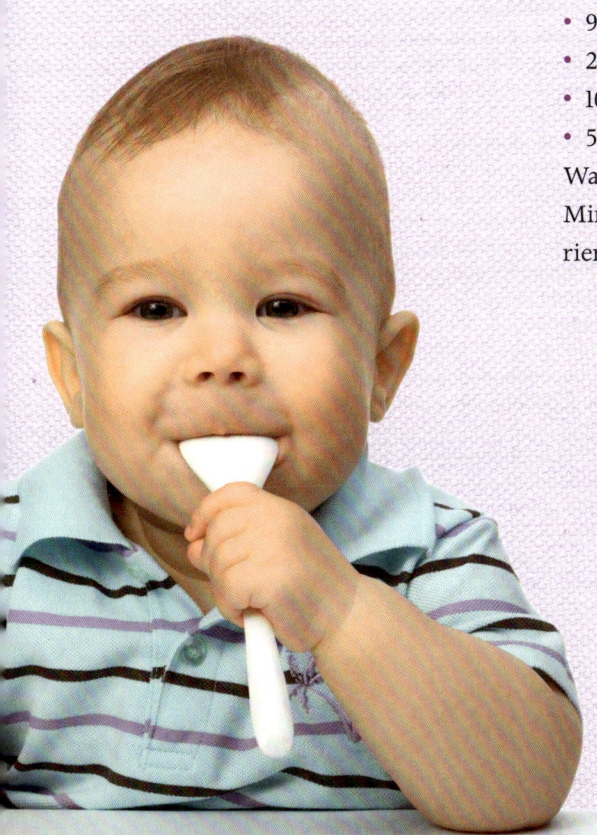

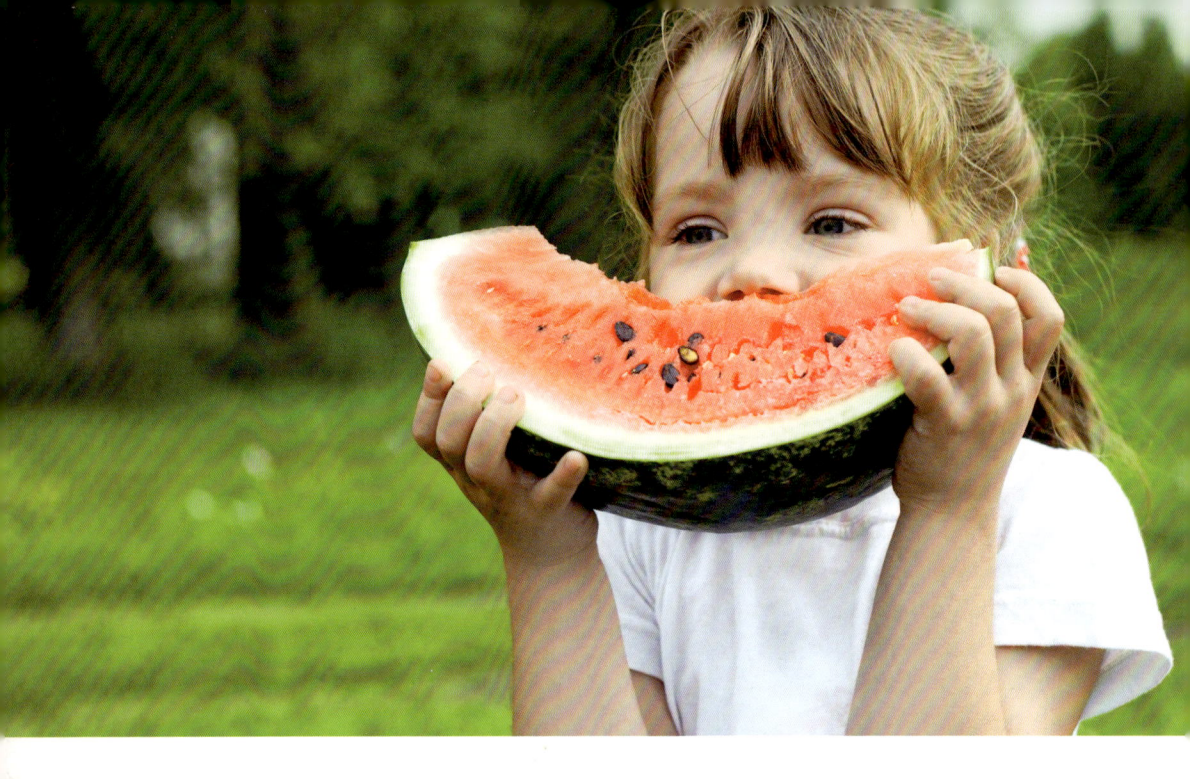

Rezepte für Kleinkinder

Was sollen wir heute kochen? Diese Frage stellt sich täglich in Familien. Die folgenden Rezepte sollen Ihnen Anregungen für einen abwechslungsreichen und gesunden Speiseplan geben. Bei der Auswahl der Rezepte wurde darauf geachtet, dass sie einfach zuzubereiten sind und mit wenigen und leicht erhältlichen Zutaten auskommen.

Die Mengen sind – mit Ausnahme der Rezepte für Muffins – für 2 Personen berechnet, weil Energiebedarf und damit der Appetit individuell natürlich sehr unterschiedlich sind. Für manche Menschen reichen die angegebenen Mengen vielleicht nicht aus, in anderen Familien bleibt dagegen etwas über. Reste können Sie bis zu einem Tag aufbewahren, aber nach Möglichkeit im Kühlschrank.

Mit Ausnahme der Rezepte zum Backen brauchen Sie nicht alle Mengen genau abwiegen. Für die meisten Zutaten wurden zusätzlich zu den Gramm-Angaben Haushaltsmengen, zum Beispiel 1 Tomate, an-

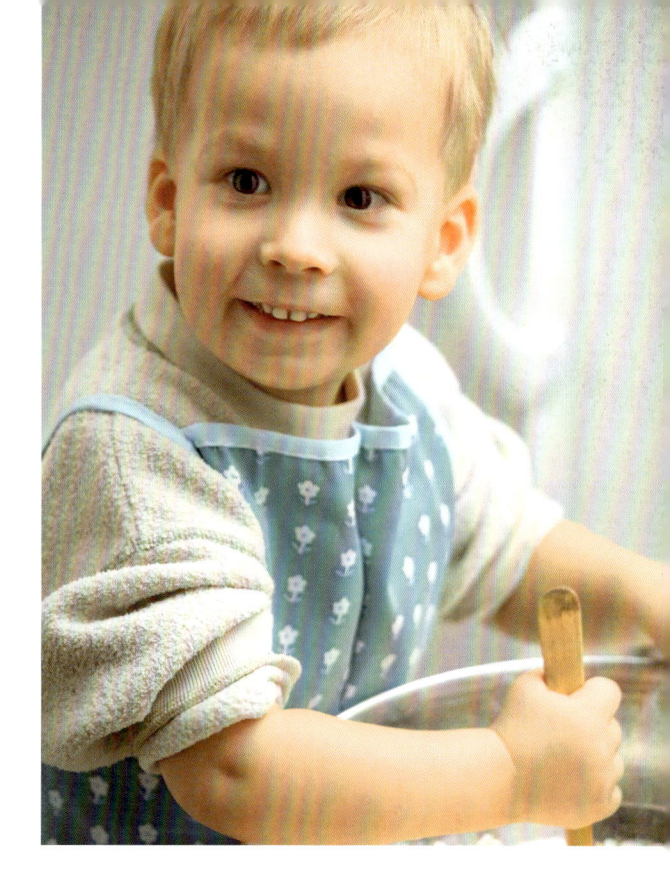

gegeben, an denen Sie sich orientieren können. Natürlich wiegen gerade Obst und Gemüse nicht immer das gleiche pro Stück – je nachdem, ob Sie ein großes oder kleines Exemplar nehmen. Aber kleine Abweichungen bei den Zutaten sind beim Kochen nicht so schlimm, das Gericht schmeckt dann trotzdem gut.

Auch die angegebenen Obst- und Gemüsesorten sind nur Vorschläge. In vielen Rezepten können sie ohne Weiteres gegen andere Sorten ausgetauscht werden. Wählen Sie bevorzugt saisonale und regionale Gemüse aus: Das schont die Umwelt und den Geldbeutel.

Der Saisonkalender kann Ihnen dabei helfen (siehe Seite 262).

Wenn Sie bisher wenig Erfahrung mit dem Kochen haben: Trauen Sie sich! Kochen ist nicht schwieriger als der Umgang mit einem Smartphone. Je öfter Sie es versuchen, desto besser wird es mit der Zeit klappen.

Übrigens: Kleine Kinder helfen erfahrungsgemäß sehr gerne in der Küche. Anfangs vielleicht nur beim »Aufräumen«, zum Beispiel der Plastikschüsseln im untersten Fach der Küchenschränke. Oder sie machen Musik mit Schneebesen, Kochlöffel und einem Kochtopf. Aber mit der Zeit kann Ihr Kind immer mehr, zum Beispiel die geschälten Kartoffeln in den Topf legen, eine Soße rühren oder Salat waschen. Später macht es ihm sicher auch Spaß,

Käse zu reiben, eine Zucchini zu schneiden oder mit dem Rührgerät beim Zubereiten eines Küchenteigs zu helfen. So dauert das Kochen vielleicht etwas länger, es ist aber auch einfacher, wenn kein vor Langeweile quängelndes Kind buchstäblich an Ihrem Rock hängt. Vielleicht gibt es auch etwas zum Naschen, zum Beispiel Stückchen von Tomaten oder Kohlrabi. Nutzen Sie die Gelegenheit, Ihr Kind von Anfang an spielerisch in die Zubereitung des Familienessens zu integrieren. Oftmals schmeckt ein Gericht gleich viel besser, wenn das Kind es »selbst gekocht« hat

Dips

→ Sie können diese Dips sowohl als Brotaufstrich als auch zum Dippen von Gemüsesticks verwenden.

Avocado-Dip

- 1 reife Avocado
- 1 Tomate
- 2 EL saure Sahne
- Salz und Pfeffer

Avocado halbieren, den Kern entfernen und das Fruchtfleisch mit einem Löffel herausschaben. In einer Schüssel mit der Gabel zerdrücken. Von der Tomate den Stielansatz entfernen, Tomate in feine Würfel schneiden. Saure Sahne mit dem Avocadopüree verrühren und mit Salz und Pfeffer abschmecken.

Quark-Dip

- 100 g Magerquark
- 30 g Salatgurke (2 Scheiben)
- 40 g Paprika (1/4 Schote)
- Salz und Pfeffer

Magerquark mit einer Gabel zu einer cremigen Masse verrühren. Gurke und Paprika fein würfeln und unter den Quark rühren, mit Salz und Pfeffer abschmecken

Tomaten-Dip

- 1 kleiner Becher Naturjoghurt (150 g)
- $\frac{1}{2}$ Becher saurer Sahne (75 g)
- 1 EL Tomatenmark
- 2 TL Kräutern (z. B. Schnittlauch)
- Paprikapulver
- Salz
- 1 Prise Zucker

Joghurt mit allen Zutaten gut verrühren und abschmecken.

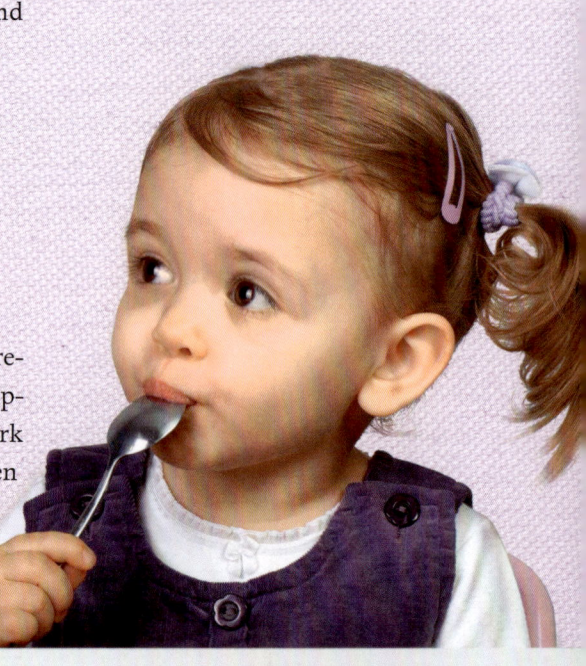

Salate

Omas Kartoffelsalat

- 250 g Kartoffeln
- ¼ Zwiebel (20 g)
- ½ Apfel
- 100 g Gewürzgurken, süß-sauer
- 1 Ei
- 1 EL Mayonnaise
- 1 EL Joghurt
- Salz, Pfeffer, Dill
- Etwas Senf

Kartoffeln kochen, pellen und würfeln. Zwiebel pellen und fein würfeln, Apfel entkernen und grob raspeln, Gurken in feine Würfel schneiden. Das Ei 8 bis 10 Minuten kochen und in Scheiben schneiden. Alle Zutaten mischen, eine Salatsoße aus den restlichen Zutaten anrühren und vermengen.

➜ Variation: etwas Fleischwurst würfeln und unterrühren.

Thunfischsalat

- 1 Ei
- 1 EL Thunfisch im eigenen Saft (Dose)
- 1 EL Mais
- ½ Kopfsalat
- 1 Tomate (60 g)
- ¼ Salatgurke
- ¼ Paprikaschote (50 g)
- 1 Scheibe Schnittkäse, z. B. Gouda oder Edamer (30 g)
- 1 EL Rapsöl
- Essig, Salz, Pfeffer

Das Ei in kochendem Wasser 10 Minuten hart kochen.

Thunfisch und Mais abtropfen lassen. Vom Kopfsalat die äußeren Blätter entfernen, den Rest vom Strunk lösen und waschen. Von Tomaten den Stielansatz entfernen und in Würfel schneiden. Gurke und Paprika waschen, putzen und in Würfel schneiden. Käse und Ei in Würfel schneiden, mit den anderen Zutaten in einer Schüssel mischen. Mit Öl, Essig, Salz und Pfeffer abschmecken. Dazu: Vollkornbrötchen oder Baguette.

Chinakohlsalat

- 200 g Chinakohl
- ½ Apfel (geraspelt)
- 1 EL Sahne
- 50 g Joghurt
- 1 EL Zitronensaft
- Salz, etwas Zucker

Chinakohl in feine Streifen schneiden. Apfel raspeln. Aus den restlichen Zutaten eine Salatsoße anrühren und mit Chinakohl und Apfel vermengen.

Gut als Beilage zum Beispiel zu Bratkartoffeln oder abends als Ergänzung zu einem Käse- oder Wurstbrot. Variation: Nehmen Sie statt des Apfels Mandarinenspalten (Konserve).

➜ Der Chinakohl stammt – wie der Name schon sagt – ursprünglich aus Asien. Dort wird er in der Regel wie Sauerkraut eingelegt. Bei uns ist er besonders im Winter eine gute Alternative zu Blattsalaten.

Bunter Nudelsalat

- 125 g Nudeln, z. B. Muschelnudeln
- ½ Eisbergsalat
- 10 Cocktailtomaten
- ½ Dose Mais (ca. 150 g)
- ½ Kugel Mozzarella
- 3 EL Rapsöl
- 1 EL Zitronensaft
- 1 EL gehackte Kräuter, z. B. Petersilie
- Salz
- 1 Prise Zucker

Nudeln nach Packungsanweisung in Salzwasser kochen. Vom Eisbergsalat die äußeren Blätter und den Strunk entfernen, in Streifen schneiden. Tomaten halbieren. Öl, Zitronensaft, Kräuter, Salz und Zucker in einer Schüssel zu einer Salatsoße verrühren, abschmecken. Nudeln und Gemüse untermengen. Mozzarella in Würfel schneiden und darübergeben.

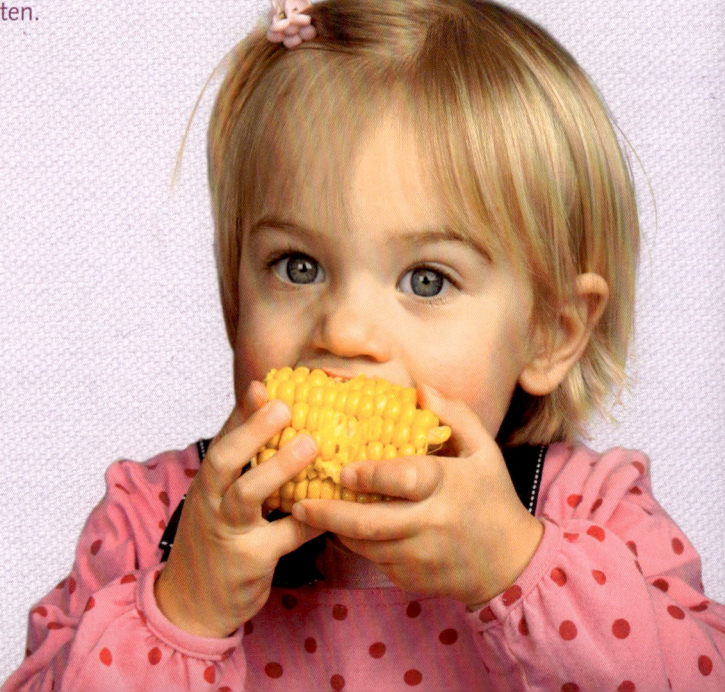

Möhrenrohkost mit Ananas

- 3 Möhren (180 g)
- 50 g Ananasstücke aus der Dose
- Zitronensaft
- 1 Prise Zucker, etwas Salz
- Rapsöl

Möhren schälen und grob raspeln, Ananasstücke eventuell halbieren. Mit Zitronensaft, Zucker und Salz würzen. Zum Schluss etwas Rapsöl darübergeben

Bauernsalat

- ½ Salatgurke (170 g)
- 1 gelbe Paprikaschote (175 g)
- 3 Tomaten (180 g)
- 1 Frühlingszwiebel (25 g)
- 2 EL Essig
- 2 EL Olivenöl
- 1 Knoblauchzehe (zerdrückt oder in feine Würfel geschnitten)
- Thymian, Salz und Pfeffer
- 100 g Fetakäse

Gurke waschen und in Würfel schneiden. Paprika putzen und in Würfel schneiden. Von den Tomaten Stielansatz entfernen, in Würfel schneiden. Von der Frühlingszwiebel Wurzelansatz entfernen, in Streifen schneiden. Aus Essig, Öl, Knoblauch, Thymian, Salz und Pfeffer eine Salatsoße anrühren. Das Gemüse unterheben. Fetakäse zerkrümeln oder in Würfel schneiden und mit dem Salat mischen. Dazu: Fladenbrot.

Salat mit Bulgur

- 100 g Bulgur
- 200 ml Gemüsebrühe (Instant)
- 2 Frühlingszwiebeln
- ½ Salatgurke (170 g)
- 3 Tomaten
- 1 Bund Petersilie
- Zitronensaft, Salz, Paprikapulver
- 1 TL Tomatenmark
- 1 TL Paprikamark (Ajvar)
- 1 EL Olivenöl

Bulgur mit kochender Brühe übergießen und bei geschlossenem Deckel quellen lassen. Von den Frühlingszwiebeln den Wurzelansatz entfernen, in Streifen schneiden. Gurke waschen und in Würfel schneiden. Von den Tomaten Stielansatz entfernen, in Würfel schneiden. Gemüse mit dem abgekühlten Bulgur mischen. Petersilie waschen und fein hacken. Den Salat mit den Kräutern, Gewürzen, Paprika- und Tomatenmark abschmecken, zum Schluss Olivenöl unterrühren.

→ Bulgur ist ein vorbehandelter Weizen und ein traditionelles Lebensmittel im Vorderen Orient.

Vegetarische Gerichte

Tomatensoße

- 500 g Tomaten
- 1 Knoblauchzehe
- 1 TL Pizza-Gewürz
- 2 EL Olivenöl
- 1 TL Balsamico-Essig

Tomaten waschen, Stielansätze entfernen, grob würfeln. Knoblauchzehe abziehen, fein hacken, zusammen mit Pizza-Gewürz in Olivenöl andünsten. Tomatenwürfel dazugeben, alles aufkochen lassen und 40 Minuten bei geringer Hitze und offenem Deckel schmoren. Anschließend pürieren und mit Öl, Salz, Zucker und Essig abschmecken. Dazu: Nudeln oder Gnocchi. Eventuell mit etwas geriebenem Parmesan bestreuen.

➔ Tomatensoße schmeckt besonders gut im Sommer aus frischen, sonnengereiften Tomaten.

Tomatenreis

- 140 g (Vollkorn-)Reis
- ½ Zwiebel
- 1 EL Rapsöl
- 1 Dose gewürfelte Tomaten (400 g)
- Salz und Basilikum

Reis nach Packungsanweisung kochen. Zwiebel pellen und in Würfel schneiden und in Öl andünsten. Den gekochten Reis und Tomaten dazugeben. Mit Salz und Basilikum würzen.

➔ Ein einfaches vegetarisches Gericht oder als Beilage zu Fleisch (z. B. Schnitzel, Hackbällchen) oder Fisch (z. B. gebratenes Fischfilet oder Fischstäbchen)

Eier in Senfsoße

- 2 Eier
- ½ Zwiebel (40 g)
- 1 TL Butter
- 1 gestrichener EL Mehl
- 150 ml Brühe (Instant)
- 1 EL saure Sahne
- 2 gehäufte TL Senf
- Salz, Pfeffer und etwas Zucker

Eier 8 bis 10 Minuten im Wasser kochen. Pellen, in Würfel schneiden und in Butter dünsten. Mit Mehl bestäuben, verrühren. Mit Brühe auffüllen und 10 Minuten kochen. Sahne und Senf unterrühren, mit Gewürzen abschmecken. Dazu: Salzkartoffeln, Salat oder Gemüse, z. B. Brokkoli.

Blumenkohl-Gratin à la Kerstin

- ½ Zwiebel (40 g)
- 1 EL Rapsöl
- 200 ml Milch
- 100 ml Sahne
- 1 bis 2 EL Senf
- Salz, Muskatnuss
- ½ kleiner Blumenkohl (ca. 400 g)
- 400 g Kartoffeln

Zwiebel pellen und fein würfeln, in Öl glasig dünsten. Mit Milch und Sahne angießen. Aufkochen, mit Gewürzen abschmecken. Blumenkohl putzen, in Röschen teilen und diese in ca. ½ cm dicke Scheiben schneiden. Kartoffeln schälen und in dünne Scheiben schneiden.

Gemüse und Kartoffeln in eine Auflaufform schichten und mit der Senfsoße angießen. Im vorgeheizten Ofen bei 175 °C für 50 bis 55 Minuten backen.

Gemüsenudeln

- 100 g Vollkornnudeln
- 170 g Gemüse
- 1 EL Rapsöl
- Kräuter, z. B. Petersilie
- Salz und Pfeffer

Als Gemüse eignet sich z. B. Frühlingszwiebeln, Brokkoli, Blumenkohl, Spinat, Erbsen, Champignons, Tomaten, Paprika, Chinakohl, Spitzkohl, Mais, Fenchel, Kohlrabi, Möhren, Pastinake.

Nudeln in Salzwasser nach Packungsanweisung garen. Gemüse putzen, in Streifen schneiden, in Öl ca. 10 Minuten dünsten, die Nudeln untermischen. Mit Kräutern und Gewürzen abschmecken.

Dies ist das einfachste Kleinkindgericht — gesund, variabel, preiswert und schnell zuzubereiten.

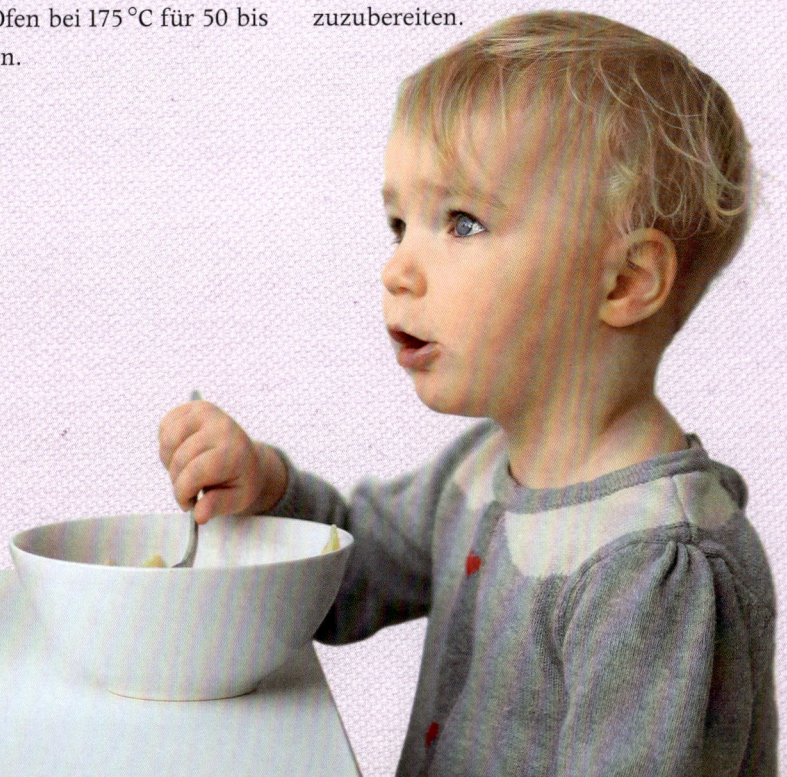

Champignon-Spätzle

- 250 g Spätzle (Fertigprodukt aus dem Kühlregal)
- 1 EL Rapsöl
- 1 Zwiebel (80 g)
- 250 g Champignons
- Salz und Pfeffer
- 1 EL saure Sahne
- 75 ml Milch (1,5 %)
- 1 EL gehackte Petersilie

Spätzle nach Packungsanweisung in Salzwasser garen und abgießen. Zwiebel pellen und in Streifen schneiden, zusammen mit geviertelten Champignons dazugeben und bei starker Hitze unter Rühren anbraten. Mit Salz und Pfeffer würzen. Sahne und Milch unterrühren und bei mittlerer Hitze ca. 5 Minuten weiter kochen. Die Spätzle unter die Champignons rühren, auf 2 Tellern anrichten und mit Petersilie bestreuen.

Pilze sind ein typisches Herbstgericht. Zucht-Champignons gibt es allerdings das ganze Jahr über. Statt Champignons können Sie natürlich auch andere Pilze verwenden.

Grüne Soße

- 75 g Joghurt
- 75 g saure Sahne
- 3 EL gehackte Kräuter
- Zitronensaft, Salz und Pfeffer
- 2 gekochte Eier

Joghurt mit saurer Sahne verrühren. Mit Kräutern, Zitronensaft, Salz und Pfeffer abschmecken. Mit Eiern servieren. Dazu: Pellkartoffeln und Salat.

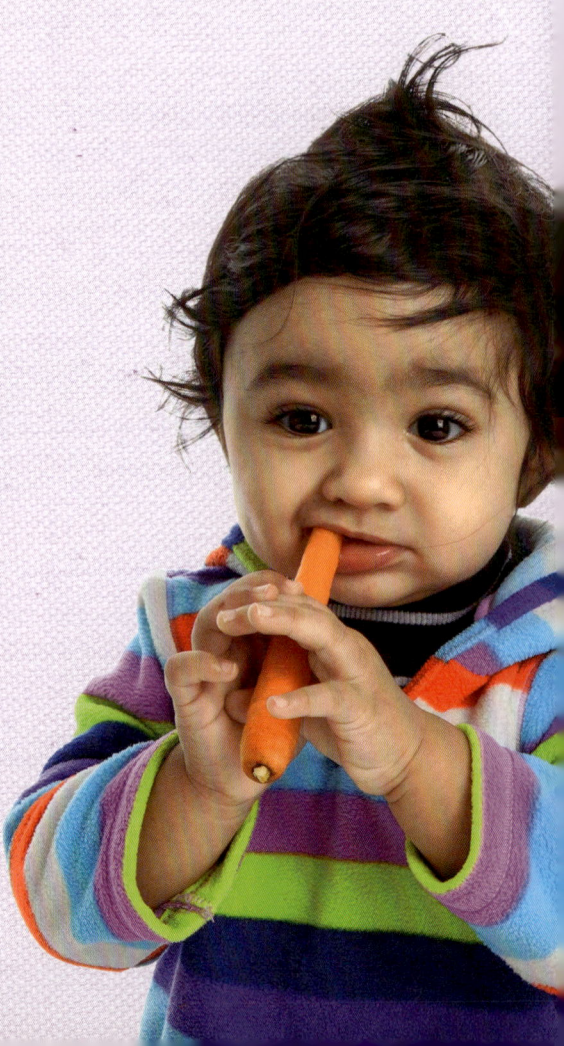

Haferflocken-Bratlinge

- $\frac{1}{2}$ Zwiebel (40 g)
- 1 EL Rapsöl
- 75 g Haferflocken (je zur Hälfte zarte und körnige Flocken)
- 200 g Wasser
- $\frac{1}{2}$ Brühwürfel
- 1 Ei
- 1 EL geriebenen Parmesan
- Salz und Pfeffer
- Rapsöl

Zwiebel pellen und in feine Würfel schneiden, in Öl andünsten. Haferflocken dazugeben und mit Wasser und Brühwürfel aufkochen lassen. Wenn die Masse etwas abgekühlt ist, Ei und Parmesan unterrühren, mit Salz und Pfeffer abschmecken. Mit den Händen flache Kugeln formen und in Rapsöl braten.

Dazu: Gemüse, Salat oder Rohkost (z. B. Apfelrotkohl, Chinakohlsalat oder Tomatenstücke).

Variation: Möhrenrapsel oder Zucchiniraspel zu dem Teig geben.

Amerikanischer Reis

- $\frac{1}{2}$ Zwiebel (40 g)
- 1 EL Rapsöl
- 100 g Reis
- 75 g Champignons
- $\frac{1}{2}$ Knoblauchzehe
- 2 EL Tomatenmark
- 250 ml Brühe (instant)
- 50 g Rosinen
- Salz und Pfeffer

Zwiebel pellen und fein würfeln, in Rapsöl andünsten. Reis dazugeben, mitdünsten. Champignons vierteln und mit Knoblauch, Tomatenmark und Brühe dazugeben und einmal aufkochen. 20 Minuten bei kleiner Hitze den Reis ausquellen lassen. Rosinen unterrühren, mit Salz und Pfeffer abschmecken.

Gemüsefrikadellen

- 1 Zwiebel
- 500 g Karotten
- 200 g Kartoffeln
- 3 Eier
- 150 g Mehl
- Rapsöl

Zwiebel pellen und fein würfeln. Karotten und Kartoffeln schälen und grob raspeln. Mit Eiern und Mehl zu einem Teig verkneten. Frikadellen formen und in Öl braten.

Dazu: Quark-Dip oder Tomaten-Dip.

→ Gemüsefrikadellen schmecken auch kalt.

Bunte Paella

- $\frac{1}{2}$ Zwiebel (40 g)
- 2 Möhren (120 g)
- Je 1 rote und 1 gelbe Paprikaschote (350 g)
- $\frac{1}{2}$ Stange Lauch (100 g)
- 1 EL Rapsöl
- 140 g Langkornreis
- 350 ml Wasser
- 1 TL Tomatenmark
- Salz und Oregano

Zwiebel pellen und in Würfel schneiden, Möhren schälen und in Scheiben schneiden. Paprika putzen und in Würfel schneiden. Lauch putzen und in Ringe schneiden. Öl in einer Pfanne erhitzen, die Zwiebelwürfel darin glasig dünsten. Reis kurz mitdünsten, Wasser dazugeben und 15 Minuten bei schwacher Hitze kochen. Das Gemüse und Tomatenmark dazugeben, alles verrühren und mit Salz und Oregano würzen.

Bandnudeln mit Spinat

- 200 g Bandnudeln
- 1 Zwiebel
- 1 Knoblauchzehe
- 1 EL Rapsöl
- 300 g Blattspinat (frisch oder tiefgekühlt)
- etwas Wasser
- $\frac{1}{2}$ Becher Sahne (200 g)
- 100 ml Milch (1,5 % Fett)
- 1 gestr. TL Speisestärke
- Salz, Muskat und Worcestersoße
- 4 Scheiben Käse (120 g)

Nudeln nach Packungsanweisung in Salzwasser kochen. Zwiebel pellen, in Würfel schneiden. Knoblauch pressen oder sehr fein würfeln, in Öl andünsten. Spinat dazugeben, evtl. mit etwas Wasser angießen und aufkochen. Sahne und Milch mit Speisestärke verrühren und zu dem Spinat geben. Mit Gewürzen abschmecken. Nudeln und Spinat in einer Auflaufform mischen. Käse in Würfel schneiden und darüberstreuen.

Etwa 10 Minuten bei 200 °C überbacken.

➡ Tiefgekühlter Blattspinat wird oft in Würfeln angeboten. Das erleichtert das Portionieren. Es ist praktischer, die Würfel vor dem Kochen etwas auftauen lassen.

Nudeln mit Brokkoli

- 250 g (Vollkorn-)Nudeln
- 1 Zwiebel (80 g)
- 1 EL Rapsöl
- 1 Knoblauchzehe (zerdrückt oder in sehr feine Würfel geschnitten)
- 2 Tomaten (120 g)
- 250 g Brokkoli
- Basilikum, Thymian, Oregano, Salz

Nudeln nach Packungsanweisung kochen. Zwiebel pellen und in Würfel schneiden, in Öl mit Knoblauch bei mittlerer Hitze andünsten. Von den Tomaten den Stielansatz entfernen, in Würfel schneiden, zu den Zwiebeln geben und 10 Minuten kochen lassen. Eventuell etwas Wasser dazugeben. Brokkoli in kleine Stücke teilen. Zu den Tomaten geben und noch einmal 15 Minuten kochen lassen. Mit Kräutern und Gewürzen abschmecken. Die Nudeln auf 2 Tellern anrichten und das Gemüse darübergeben.

➜ Brokkoli zählt zu den Kohlgemüsen und hat einen angenehm würzigen Geschmack.

Kartoffel-Zucchini-Puffer

- 2 ½ Kartoffeln (250 g)
- 1 Zucchino (250 g)
- ½ Zwiebel (gewürfelt)
- 1 Knoblauchzehe (fein gewürfelt)
- 1 Ei
- 2 EL Mehl
- Salz, Pfeffer, Thymian

Kartoffeln schälen und grob reiben, Zucchino putzen und ebenfalls reiben. Die Raspel mit Zwiebel, Knoblauch, Ei und Mehl mischen und würzen.

Etwas Rapsöl in einer Pfanne erhitzen, mit einem Löffel aus der Masse flache Puffer formen und von beiden Seiten bei mittlerer Hitze goldbraun braten. Eventuell noch Rapsöl nachgeben. Dazu: Quarkdip.

➜ Zucchini stammen ursprünglich aus dem Mittelmeerraum, lassen sich aber auch gut im Garten anbauen.

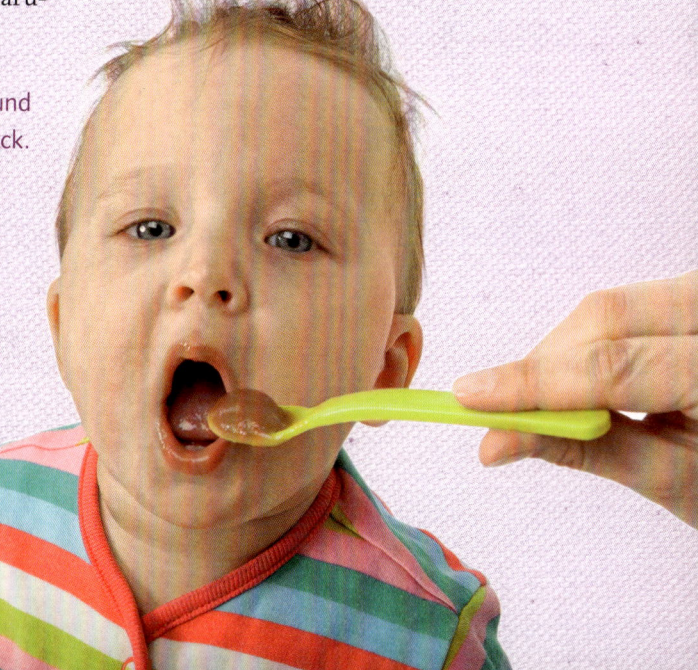

Geschmorte Kartoffeln mit Bohnen

- ½ Zwiebel
- 3 Kartoffeln (300 g)
- 1 EL Rapsöl
- 300 g grüne Bohnen (frisch oder tiefgekühlt)
- 150 ml Wasser
- ½ Dose Tomatenstücke (200 g)
- ½ Paket Kräuterfrischkäse (100 g)
- Salz und Pfeffer

Zwiebel pellen und in Würfel schneiden. Kartoffeln schälen und in Würfel schneiden. Beides in Rapsöl leicht bei mittlerer Hitze anbraten. Etwa 10 Minuten bei geschlossenem Deckel dünsten, eventuell etwas Wasser dazugeben. Bohnen putzen, in kurze Stücke schneiden. (Tiefgekühlte Bohnen kurz antauen lassen und dann schneiden). Zu den Kartoffeln geben und weitere 10 Minuten mit Wasser dünsten. Tomaten dazugeben und aufkochen. Frischkäse unterrühren und würzen.

Ratatouille

- 1 kleine Aubergine
- 1 Zucchino
- 1 Paprikaschote
- ½ Zwiebel
- 1 EL Olivenöl
- 1 Knoblauchzehe
- ½ Dose Tomatenstücke (200 g)
- 1 geh. TL Kräuter der Provence
- Salz und Paprikapulver

Aubergine, Zucchino, Paprika und Zwiebel putzen und in Würfel schneiden. In Öl mit Knoblauch bei mittlerer Hitze andünsten. Tomaten dazugeben. Etwa 10 Minuten zusammen mit Kräutern kochen lassen. Mit Salz und Paprika würzen.

Dazu: Brot oder Reis, auch als Beilage zu kurzgebratenem Fleisch oder Fisch.

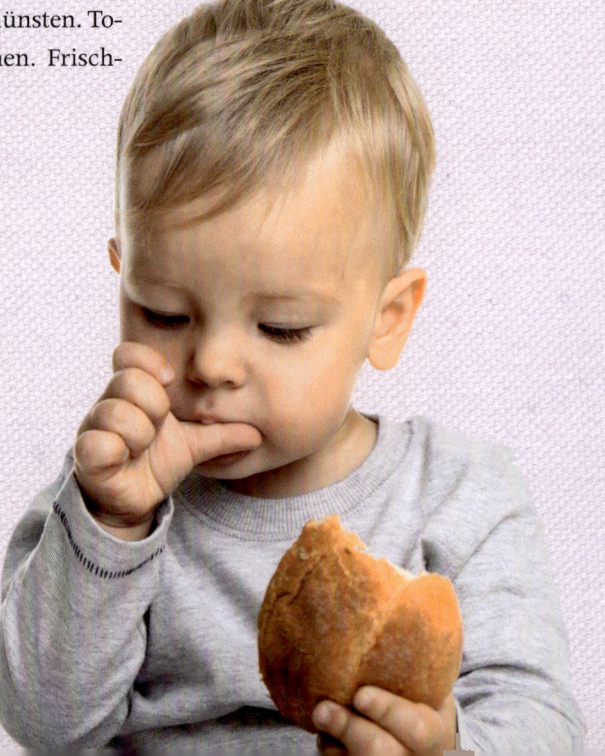

Brokkkoli-Auflauf mit Gnocchi

- 250 g Brokkoli
- 1 rote Paprikaschote
- 300 g Gnocchi (Fertigprodukt aus der Kühltheke)
- 15 g Kräuterbutter
- 1 EL Mehl (15 g)
- 125 ml Milch
- 1 EL Sahne
- Salz, Pfeffer, Korianderpulver
- 2 Scheiben Schnittkäse (z. B. Gouda)

Brokkoli putzen und in kleine Stücke teilen, Paprika putzen und in Würfel schneiden. Zusammen in leicht gesalzenem Wasser ca. 6 Minuten kochen. Gnocchi nach Packungsanweisung in leicht gesalzenem Wasser kochen. Kräuterbutter in einem kleinen Topf schmelzen. Mit Mehl bestäuben und verrühren. Mit Milch und Sahne angießen und aufkochen lassen. Die Soße mit Gewürzen abschmecken und Käse in der Soße schmelzen lassen.

Gnocchi und Gemüse in eine Auflaufform geben, mit der Soße übergießen und bei 175 °C etwa 15 Minuten überbacken.

Wirsingauflauf

- 3 Kartoffeln (300 g)
- Rapsöl
- 300 g Wirsing
- ½ Zwiebel
- 1 Knoblauchzehe
- 1 EL Rapsöl
- Salz, Pfeffer, Muskat
- ½ Becher saure Sahne (75 g)
- 1 Ei

Kartoffeln in leicht gesalzenem Wasser 20 Minuten garen. Pellen, in Scheiben schneiden und in eine mit Rapsöl eingefettete Auflaufform schichten. Wirsing putzen, vierteln und in Streifen schneiden. Zwiebel pellen und in Würfel schneiden, Knoblauch in feine Würfel schneiden oder pressen und in Rapsöl andünsten. Wirsing dazugeben und 5 Minuten bei geschlossenem Deckel mitdünsten (eventuell etwas Wasser hinzugeben). Mit Salz, Pfeffer und Muskat würzen. Saure Sahne und Ei unterrühren. Auf die Kartoffeln geben. Im Ofen bei 175 °C etwa 35 Minuten backen.

Tomatensoße

- ½ Zwiebel
- 1 EL Rapsöl
- ½ Dose Tomatenstücke, mediterran gewürzt (200 g)
- 50 g Blattspinat, tiefgekühlt
- 50 g Erbsen, tiefgekühlt
- ½ Kugel Mozzarella

Zwiebel pellen und in Würfel schneiden, in Öl andünsten. Tomaten dazugeben und aufkochen. Blattspinat und Erbsen dazugeben und 5 Minuten kochen lassen. Mozzarella in Würfel schneiden und unterheben. Dazu: Vollkornnudeln, Tortellini oder Gnocchi.

➜ Ein einfaches Rezept, wenn es mal schnell gehen muss.

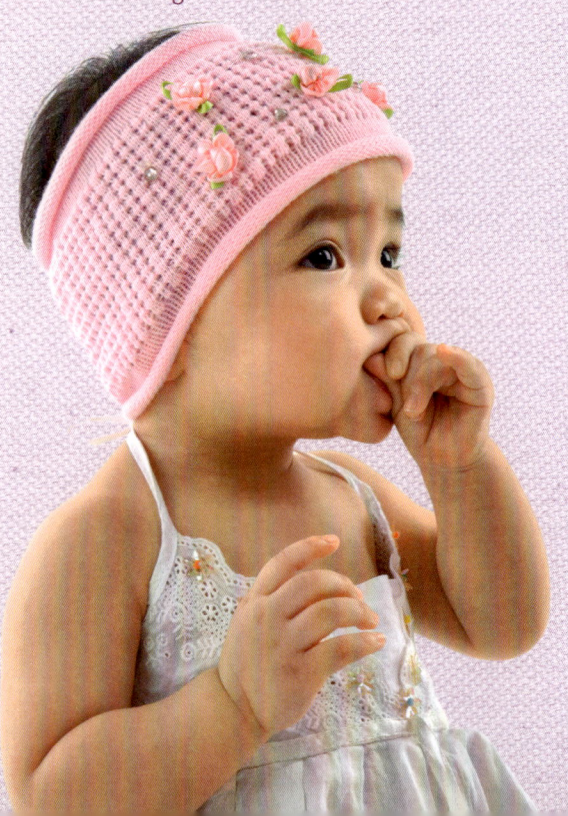

Gerichte mit Fleisch

Königsberger Klopse

1 Rezept Hackbällchen

- 500 ml Wasser
- ½ Zwiebel
- 1 Lorbeerblatt
- 2 Nelken
- 1 EL Butter
- 1 EL Mehl
- Salz und Pfeffer
- 100 ml Sahne
- 1 EL Kapern

Aus dem Teig kleine Kugeln formen. Wasser zusammen mit der gepellten Zwiebel, Lorbeerblatt und Nelken aufkochen, die Hackbällchen darin etwa 10 bis 15 Minuten ziehen lassen. Butter schmelzen lassen, mit Mehl bestäuben und verrühren. Mit 250 ml der Hackfleischbrühe aufgießen und aufkochen lassen. Mit Salz und Pfeffer abschmecken, Sahne und Kapern unterrühren.

Dazu: Kartoffeln und Gemüse, z. B. Erbsen und Möhren.

➜ Ein Klassiker, der sich auch gut für Kleinkinder eignet.

Hackauflauf mit Kartoffel-Möhren-Püree

- 4 Möhren (300 g)
- 4 Kartoffeln (400 g)
- 1 EL saure Sahne
- etwas Milch (1,5 % Fett)
- Salz, Pfeffer und Muskatnuss
- Majoran
- 1 Zwiebel
- 1 EL Rapsöl
- 150 g Hackfleisch
- 50 g Gouda, gerieben

Möhren schälen, in Scheiben schneiden. Kartoffeln schälen, in Salzwasser 20 Minuten kochen, die Möhrenscheiben 5 Minuten vor Ende der Garzeit mit dazugeben. Das Wasser abgießen und Kartoffeln und Möhren mit dem Kartoffelstampfer zerstampfen. Mit saurer Sahne und Milch zu einem Püree verarbeiten. Das Püree mit Salz, Pfeffer, Muskatnuss und Majoran abschmecken. Zwiebel pellen und in Würfel schneiden. Zusammen mit Öl und Hackfleisch krümelig anbraten. In eine Auflaufform das Hackfleisch und das Püree abwechselnd schichten. Mit Käse bestreuen und im Backofen bei 175 °C ca. 15 Minuten überbacken.

Hackbällchen

- ½ Zwiebel
- 200 g Hackfleisch halb und halb
- 1 Ei
- 1 bis 2 EL Paniermehl
- Salz, Pfeffer, Senf und Majoran
- Rapsöl

Zwiebeln pellen und fein würfeln. Mit Hackfleisch, Ei und Paniermehl zu einem Teig verkneten. Mit Gewürzen abschmecken. Zu kleinen Bällchen formen und in Öl bei mittlerer Hitze braten.

Dazu: z. B. Baguette und Salat oder Kartoffeln und Gemüse, z. B. Blumenkohl.

Hackbällchen lassen sich gut einfrieren.

Hackfleisch lässt sich sehr vielseitig zubereiten. Es kann jedoch schnell verderben, da das zerkleinerte Fleisch mit seiner großen Oberfläche den Mikroorganismen ideale Vermehrungsbedingungen bietet. Verarbeiten Sie frisches Hackfleisch immer am Tag des Einkaufs und achten Sie besonders auf die Hygiene.

Rote Linsen mit Würstchen

- ½ Zwiebel (40 g)
- 1 EL Rapsöl
- 120 g rote Linsen
- 250 ml Gemüsebrühe
- ½ Kartoffel (50 g)
- 2 Möhren (120 g)
- ½ Stange Lauch (100 g)
- 1 ½ Bockwürstchen
- Salz und Thymian
- 1 TL Schnittlauch-Röllchen

Zwiebel pellen, fein würfeln und in Öl andünsten. Linsen dazugeben und mit Brühe angießen. Etwa 5 Minuten kochen lassen. Kartoffel und Möhren schälen und würfeln, Lauch putzen und in feine Ringe schneiden. Kartoffeln und Gemüse zu den Linsen geben und weitere 10 Minuten kochen lassen. Würstchen in Scheiben schneiden und in dem Linsengemüse erwärmen. Würzen und mit Schnittlauch bestreut servieren.

→ Rote Linsen werden oft geschält angeboten und garen deshalb sehr schnell. Dabei lösen sie sich zu einem Brei auf, aus dem sich schmackhafte Suppen, Pürees und Brotaufstriche zubereiten lassen.

Chinapfanne mit Reis

- 170 g Gemüse, z. B.
- 1 Frühlingszwiebel (25 g),
- ½ Paprikaschote (80 g)
- 70 g Bambussprossen (Konserve)
- 130 g Fleisch, z. B. Hähnchenbrust oder Schweineschnitzel
- 1 EL Rapsöl
- Sojasoße, Curry, Salz, Pfeffer

Gemüse waschen, putzen, in Streifen schneiden. Fleisch in Streifen schneiden und mit Öl in einer Pfanne anbraten. Wenn es gar ist, das Fleisch aus der Pfanne nehmen und beiseitestellen. Das Gemüse in die Pfanne geben und kurz andünsten. Mit etwas Wasser angießen und 10 Minuten dünsten. Mit Sojasoße, Curry, Salz und Pfeffer würzen und das Fleisch wieder dazugeben. Noch einmal 5 Minuten garen. Dazu: (Vollkorn-)Reis.

→ Wenn es schnell gehen muss, können Sie anstelle des frischen Gemüses eine tiefgekühlte Gemüsemischung chinesischer Art nehmen.

Spaghetti Bolognese

- ½ Zwiebel
- 100 g Hackfleisch
- 1 EL Rapsöl
- 1 kleine Dose Tomatenwürfel (400 g)
- 1 TL Thymian
- 1 TL Oregano (getrocknet)
- Salz und Pfeffer

Zwiebel pellen und in feine Würfel schneiden. Zusammen mit Hackfleisch in Öl krümelig anbraten. Tomaten dazugeben und ca. 30 Minuten einkochen lassen. Kurz vor Ende der Garzeit
Gewürze dazugeben und mit Salz und Pfeffer abschmecken. Dazu: (Vollkorn-)Nudeln

➜ Ein klassisches Lieblingsgericht von Kindern jeder Altersklasse.

Rindergulasch

- 200 g mageres Rindfleisch
- 1 EL Öl
- 1 Zwiebel (80 g)
- 1 EL Tomatenmark
- 100 ml Wasser
- 100 g Champignons
- Salz, Paprikapulver
- etwas Soßenbinder
- 2 EL Sahne

Rindfleisch in Würfel schneiden und in Öl von allen Seiten kräftig anbraten. Zwiebel pellen, in Würfel schneiden und mit Tomatenmark mit dem Fleisch mitbraten. Mit Wasser angießen und schmoren lassen, bis das Fleisch gar ist. Champignons putzen und in Scheiben schneiden, zum Fleisch geben und ca. 10 Minuten mitkochen lassen. Abschmecken mit Salz und Paprika. Mit Soßenbinder abbinden und zum Schluss Sahne unterrühren. Dazu: Nudeln oder Kartoffeln, Brokkoli oder Blumenkohl.

➜ Rindfleisch ist besonders reich an Eisen.

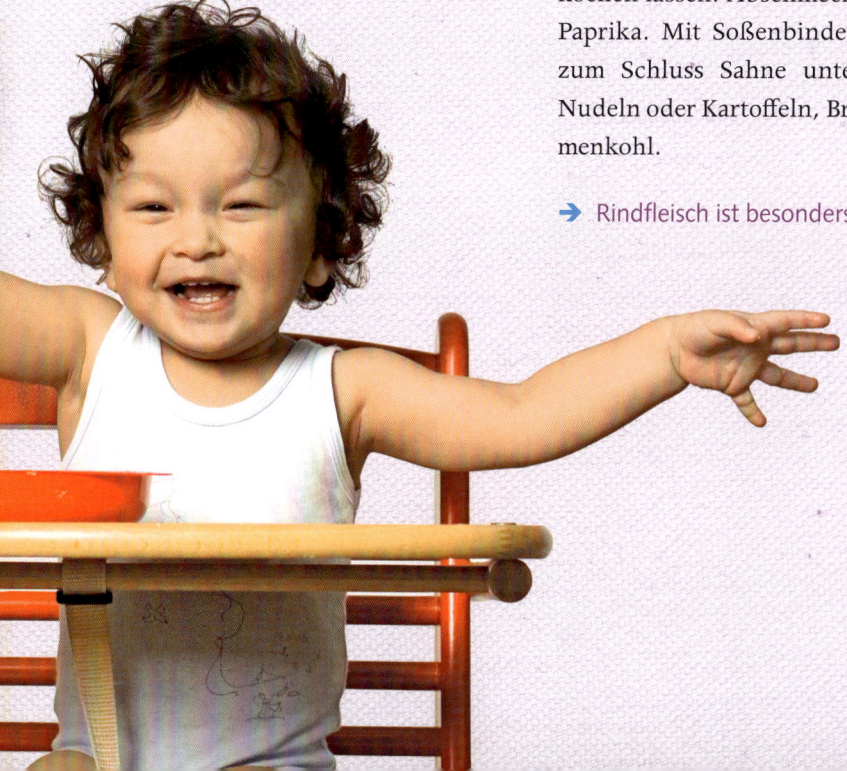

Hackfleischpfanne mit Mais

- ½ Zwiebel
- 120 g Hackfleisch
- 1 EL Rapsöl
- 2 Möhren (120 g)
- 1 Tomate (60 g)
- ½ Paprikaschote (90 g)
- 2 EL Tomatenmark
- 80 ml Fleischbrühe (instant)
- ½ Dose Mais (ca. 300 g Abtropfgewicht)
- Salz und Oregano

Zwiebel pellen, in Würfel schneiden und mit dem Hackfleisch in Öl anbraten. Möhren schälen und in Scheiben schneiden. Das Gemüse putzen, in Würfel schneiden und zusammen mit Tomatenmark zum Hackfleisch geben, mit Fleischbrühe angießen und verrühren. Mais dazu geben und ca. 10 Minuten bei zugedeckter Pfanne köcheln lassen. Mit Salz und Oregano würzen. Dazu: Kartoffeln oder Nudeln.

Putengeschnetzeltes mit Nudeln

- 120 g (Vollkorn)-Nudeln
- ½ Zwiebel
- 150 g Putenbrust (in Streifen geschnitten)
- 1 EL Rapsöl
- 2 Möhren (120 g)
- 100 g Erbsen (tiefgekühlt)
- 100 ml Wasser
- 50 ml Sahne
- Curry, Sojasoße, Salz
- etwas gehackte Petersilie

Nudeln nach Packungsanweisung in Salzwasser kochen. Zwiebel pellen und in Würfel schneiden. Mit der Putenbrust in Öl anbraten. Aus der Pfanne nehmen. Möhren schälen und in Scheiben schneiden und zusammen mit den Erbsen in die Pfanne geben. Kurz anbraten, mit Wasser und Sahne ablöschen und 10 Minuten bei geringer Hitze kochen lassen. Das Fleisch wieder dazugeben und mit Curry, Sojasoße und Salz würzen und mit Petersilie bestreut zusammen mit den Nudeln servieren.

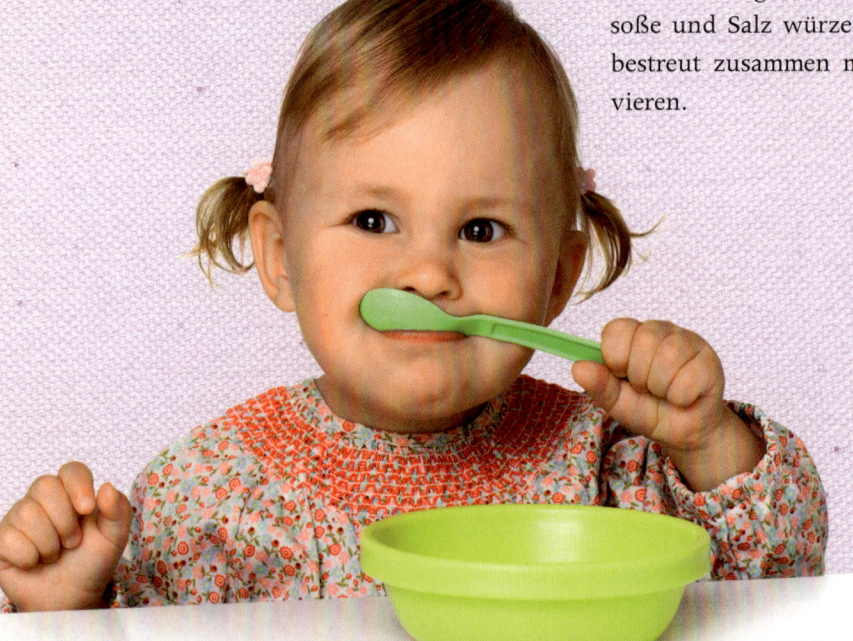

Linseneintopf

- 120 g braune Linsen
- 1 Mettende
- 1 EL Rapsöl
- 1 Bund Suppengrün (Sellerie, Möhren und Lauch)
- 500 ml Fleischbrühe (instant)
- 2 Kartoffeln (200 g)

Linsen über Nacht in reichlich Wasser einweichen. Vor dem Kochen abgießen und in einem Sieb unter fließendem Wasser abspülen. Mett in Würfel schneiden und in Öl bei mittlerer Hitze auslassen. Suppengrün putzen, in Würfel schneiden und mit den Linsen zu den Mettenden geben. Fleischbrühe angießen und etwa 30 Minuten kochen, bis die Linsen gar sind. Kartoffeln schälen und in Würfel schneiden, zu den Linsen geben und weitere 15 Minuten kochen.

→ Ein traditionelles Gericht für den Herbst und Winter.

Rezepte mit Fisch

Curryfisch mit Obst

- $\frac{1}{2}$ Zwiebel
- 1 EL Rapsöl
- 1 EL Mehl
- 150 g Wasser
- 2 EL Sahne
- $\frac{1}{4}$ Apfel (30 g)
- $\frac{1}{4}$ Banane (25 g)
- 2 EL Ananasstückchen (Konserve)
- 100 g Fischfilet (z. B. Lachs, Seelachs, Kabeljau, Rotbarsch)
- Zitronensaft, Jodsalz und Currypulver

Prüfen Sie, ob der Fisch grätenfrei ist, indem Sie mit den Fingern über das Fischfilet streichen. Entfernen Sie gefundene Gräten z. B. mit einer Pinzette.

Zwiebel pellen und in Würfel schneiden. In Öl andünsten. Mit Mehl bestäuben, kurz anschwitzen lassen und mit Wasser und Sahne ablöschen, unter Rühren einmal aufkochen lassen. Apfel und Banane in Stücke schneiden und mit Ananas zu der Soße geben. Fisch in mundgerechte Stücke schneiden, zu der Soße geben und ca. 15 Minuten bei kleiner Hitze gar ziehen lassen. Mit Zitronensaft, Jodsalz und Currypulver abschmecken.

Dazu: Reis oder Hirse und ein Rohkostsalat, z. B. Möhren-Ananas-Frischkost (S. 243) oder Chinakohl-Apfel-Salat (S. 242)

Grüne Nudeln mit Fisch

- 160 g grüne Nudeln
- 100 g Seelachsfilet (frisch oder tiefgekühlt)
- Salz und Pfeffer
- Zitronensaft
- 100 g Champignons
- 2 Tomaten (120 g)
- 1 Paprikaschote (160 g)
- 1 EL Rapsöl
- 125 ml Milch (1,5 % Fett)
- 1 Knoblauchzehe (zerdrückt oder in sehr feine Würfel geschnitten)
- Muskatnuss, Salz und Pfeffer
- Dill, gehackt

Nudeln nach Packungsangabe kochen und abtropfen lassen. Seelachsfilet mit Salz und Pfeffer würzen und mit etwas Zitronensaft beträufeln. Champignons in Scheiben schneiden, Tomaten würfeln. Paprika halbieren, entkernen und in Streifen schneiden. Den Fisch in Öl von beiden Seiten anbraten und anschließend aus der Pfanne nehmen. Anschließend das Gemüse in der Pfanne kurz dünsten, ebenfalls herausnehmen. Milch in die Pfanne geben, mit Knoblauch und weiteren Gewürzen bei geringer Hitze etwa 5 Minuten kochen, dabei umrühren. Fischfilet in Würfel schneiden, mit dem Gemüse in die Soße geben und bei geringer Hitze einige Minuten ziehen lassen. Nudeln mit dem Fischragout vermengen, kurz erhitzen und mit etwas gehackten Dill bestreut servieren.

Fischfrikadellen

- 3 Kartoffeln (300 g)
- 150 g Lachsfilet
- 2 Eier
- 150 g Mehl
- 2 TL Zitronensaft
- 1 TL Senf
- 1 EL gehackte Petersilie
- Salz
- Rapsöl

Kartoffeln schälen und 10 Minuten in leicht gesalzenem Wasser kochen, Lachsfilet 10 Minuten mitkochen lassen. Wasser abgießen, Kartoffeln und Fisch gemeinsam mit dem Kartoffelstampfer stampfen. Etwas abkühlen lassen. Restliche Zutaten unterrühren und abschmecken. Kleine Frikadellen formen und in Öl braten. Dazu: Gurkenscheiben als Fingerfood oder ein Salat.

→ Lachs ist reich an Omega-3-Fettsäuren

Fischstäbchen am Spieß

- 1 rote Paprikaschote
- 4 Fischstäbchen (120 g)
- Ananasstückchen (Dose)
- 6 Cocktailtomaten
- Rapsöl

Paprika putzen und in Würfel schneiden. Fischstäbchen antauen und halbieren. Zusammen mit Ananas, Tomaten und Paprikawürfeln auf Schaschlikspieße stecken. In Öl bei mittlerer Hitze braten. Dazu: Reis oder Kartoffel(püree)

Lachsauflauf mit Kartoffeln

- 3 Kartoffeln (300 g)
- 125 g Lachsfilet
- Rapsöl
- 1 Ei
- 150 ml Milch
- 50 ml Sahne
- Salz, Pfeffer und Dill

Kartoffeln schälen und mit der Gurkenreibe in dünne Scheiben hobeln. Lachsfilet in Scheiben schneiden und zusammen mit den Kartoffeln in eine mit Rapsöl eingefettete Auflaufform schichten. Ei mit Milch und Sahne verrühren, mit Gewürzen kräftig abschmecken. Die Soße über die Kartoffeln und den Fisch geben. Im Backofen bei 200 °C ca. 50 Minuten backen. Dazu: Rohkost oder Salat

Süße Hauptgerichte

Kaiserschmarrn

2 Eier
1 geh. EL Zucker
80 g Mehl (Type 1050)
½ TL Backpulver
250 ml Milch (1,5 % Fett)
½ TL Zimt
3 EL Rosinen
2 EL Rapsöl

Eier mit Zucker verrühren. Mehl und Backpulver mischen und unter die Ei-Zucker-Masse rühren. Milch und Zimt unterrühren, bis ein glatter Teig entsteht. Zum Schluss Rosinen unterrühren. In Öl nacheinander 2 Pfannkuchen von beiden Seiten goldbraun backen.
Zum Servieren auf einen Teller geben und mit 2 Gabeln in mundgerechte Stücke teilen. Dazu: Apfelmus oder Obstsalat.

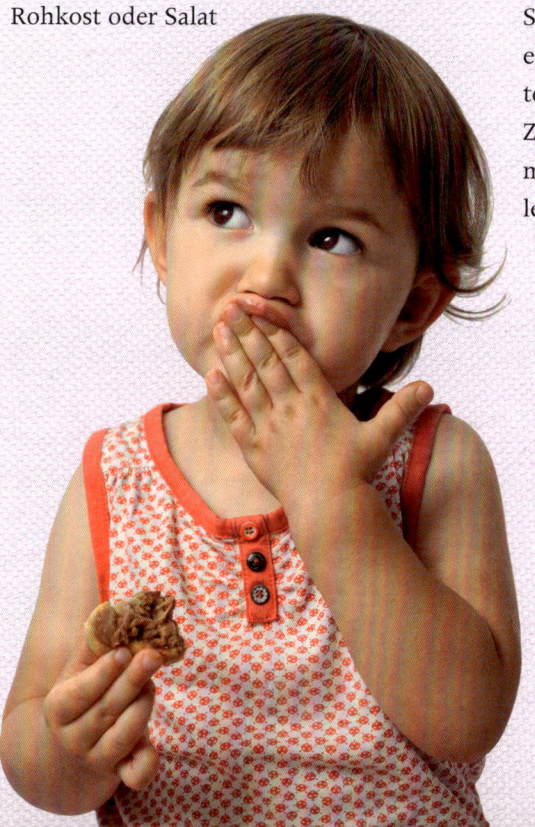

Apfelpfannkuchen

- 1 Apfel
- 2 Eier
- 120 g Mehl
- 200 ml Milch
- 1 Prise Salz
- 1 TL Zucker
- Zucker und Zimt

Apfel in Spalten schneiden. Eier mit Mehl, Milch, Salz und Zucker zu einem glatten Teig verrühren. Rapsöl in einer Pfanne heiß werden lassen und 1 Schöpfkelle Teig hineingeben. Apfelspalten auf dem Teig verteilen. Wenn der Pfannkuchen von unten goldbraun ist, mit dem Pfannenwender wenden. Auch auf dieser Seite goldbraun backen. Zum Servieren mit etwas Zucker und Zimt bestreuen.

Variation: Statt eines Apfels können sie Rhabarber (geputzt und in feine Scheiben geschnitten), Heidelbeeren oder Pflaumen nehmen.

Grießbrei

- 250 ml Milch
- 25 g Grieß
- 1 gestr. EL Zucker

Milch aufkochen lassen, Grieß und Zucker einrühren und aufkochen. Dazu: Apfelmus oder Kirschkompott.

Desserts

Selbst gemachtes Apfelmus

- 2 säuerliche Äpfel (z. B. Elstar oder Boskop)
- 1 bis 2 EL Zucker
- 100 g Sahne
- ½ Pck Vanillinzucker
- 1 Msp Zimt

Äpfel schälen, entkernen, in Stücke schneiden und mit Zucker und etwas Wasser bei geschlossenem Deckel dünsten. (Die Menge des Wasser hängt von der Apfelsorte ab und davon, wie flüssig Sie das Apfelmus haben möchten). Sahne mit Vanillinzucker halbfest schlagen. Zum Servieren, die Sahne auf das Apfelmus geben und Zimt darüberstreuen oder unterrühren.

Gebratene Bananen

- 2 reife Bananen (200 g)
- etwas Butter
- etwas Zimtzucker

Bananen in Butter leicht anbraten. Mit Zimtzucker bestreut servieren.

Alternative: Beim Grillabend die Bananen mit der Schale auf den Grill legen. Wenn die Schale dunkel ist, auf den Teller legen und aufschneiden. Mit Zimtzucker bestreuen.

Schoko-Muffins

Ergibt ca. 12 Stück

- 150 g Margarine
- 100 g Zucker
- 2 Eier
- 200 g Mehl
- 2 TL Backpulver
- 25 g Kakaopulver zum Backen
- 8 EL Milch

Margarine mit Zucker und Eiern verrühren. Mehl mit Backpulver verrühren und zusammen mit Kakaopulver unter die Ei-Zucker-Mischung rühren. Zum Schluss Milch unter den Teig rühren. Teig auf Muffin-Förmchen verteilen und bei 160° (Heißluft) etwa 20 bis 25 Minuten backen.

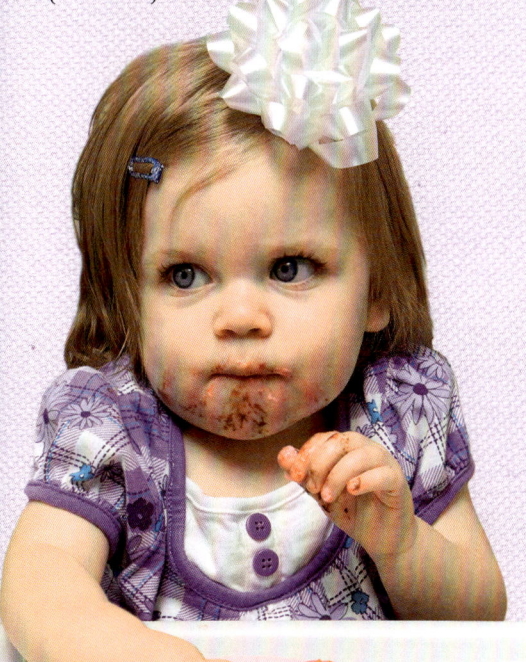

Neles Muffins

Ergibt ca. 12 Stück

- 250 g Zucker
- 125 g Rapsöl
- 2 Eier
- 1 Pck. Vanillinzucker
- 1 Prise Salz
- ½ Pck. Backpulver
- 250 g Mehl
- 75 ml Orangensaft
- 75 ml Mineralwasser

Nach Belieben: Schokotropfen oder Sauerkirschen (Glas)

Zucker, Öl, Eier, Vanillinzucker und Salz miteinander schaumig rühren. Backpulver mit Mehl mischen und mit der Zucker-Ei-Mischung verrühren. Orangensaft und Mineralwasser unterrühren.

Den Teig in Muffinförmchen füllen und nach Belieben z. B. mit Schokotropfen dekorieren. Oder jeweils 2 bis 3 Sauerkirschen in ein Muffin-Förmchen legen und darüber den Teig geben. Bei 160 °C (Heißluft) ca. 20 bis 25 Minuten backen.

→ Schmeckt auch mit Apfelstückchen, Rhabarberstückchen (gekocht), Heidelbeeren (frisch, tiefgekühlt oder aus dem Glas).

Saisonkalender

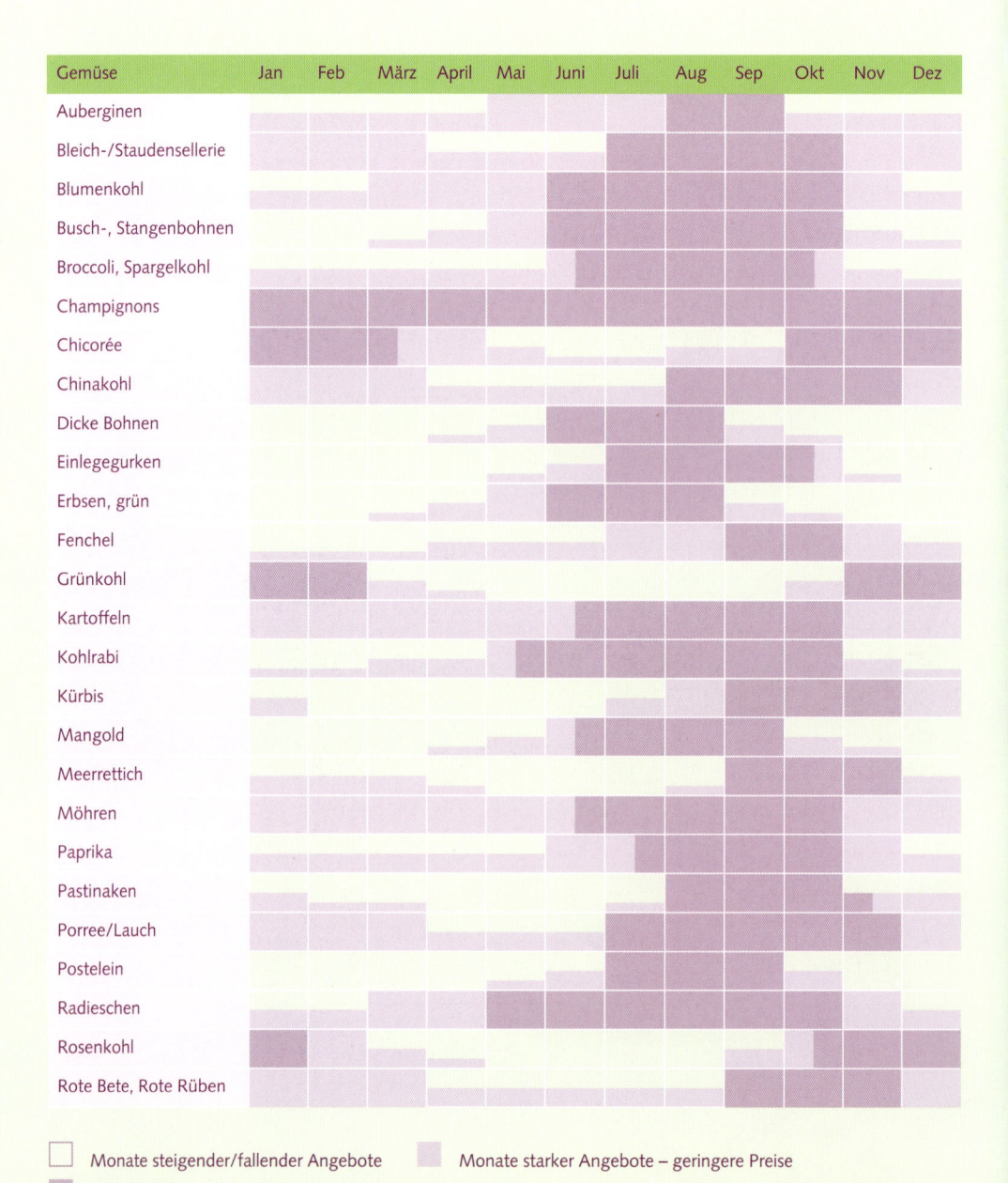

Gemüse	Jan	Feb	März	April	Mai	Juni	Juli	Aug	Sep	Okt	Nov	Dez
Auberginen												
Bleich-/Staudensellerie												
Blumenkohl												
Busch-, Stangenbohnen												
Broccoli, Spargelkohl												
Champignons												
Chicorée												
Chinakohl												
Dicke Bohnen												
Einlegegurken												
Erbsen, grün												
Fenchel												
Grünkohl												
Kartoffeln												
Kohlrabi												
Kürbis												
Mangold												
Meerrettich												
Möhren												
Paprika												
Pastinaken												
Porree/Lauch												
Postelein												
Radieschen												
Rosenkohl												
Rote Bete, Rote Rüben												

☐ Monate steigender/fallender Angebote   ▨ Monate starker Angebote – geringere Preise

▨ Überwiegend aus einheimischem Freilandanbau

Gemüse	Jan	Feb	März	April	Mai	Juni	Juli	Aug	Sep	Okt	Nov	Dez
Rotkohl										███		
Salatgurken						███	███	███				
Schwarzwurzeln	███									███	███	███
Sellerieknollen									███	███	███	███
Spargel				███	███	███						
Spinat			███	███	███							
Steckrüben	███									███	███	███
Teltower Rübchen					███	███	███	███		███	███	███
Tomaten							███	███				
Topinambur								███	███	███	███	███
Weiß-, Spitzkohl					███	███	███		███	███	███	
Wirsing					███	███			███	███	███	
Zuckermais								███	███	███		
Zucchini					███	███	███	███	███			
Zwiebeln						███	███	███	███	███		
Blattsalate												
Bataviasalat						███	███	███	███	███		
Eichblattsalat					███	███	███	███	███	███		
Eisbergsalat					███	███	███	███	███	███		
Endiviensalat/Eskariol						███	███	███	███	███		
Feldsalat/Rapunzel	███	███	███						███	███	███	
Kopfsalat					███	███	███	███	███	███		
Lollo rossa, L. Bionda					███	███	███	███	███	███		
Löwenzahn					███	███		███				
Radicchio							███	███	███	███		

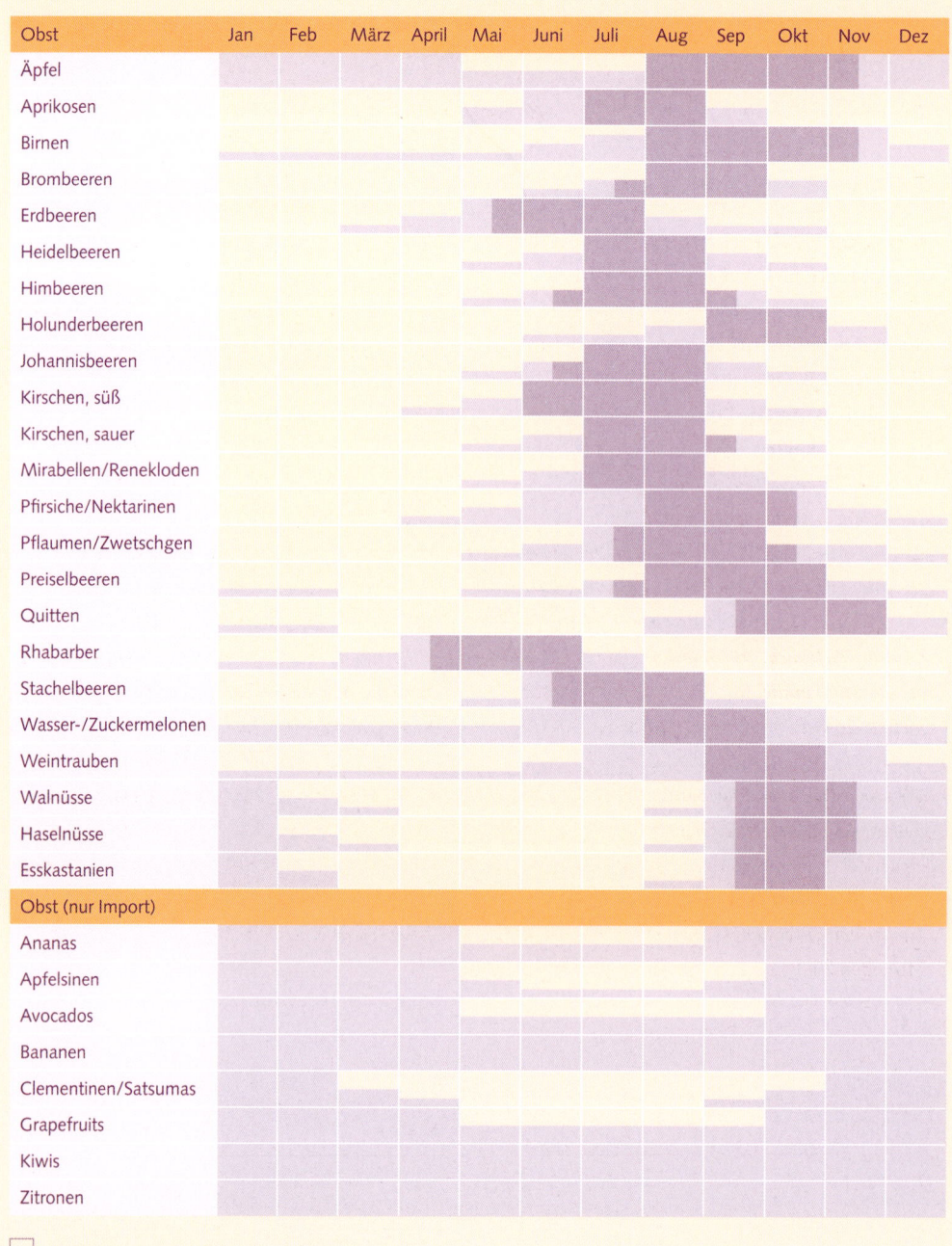

Obst	Jan	Feb	März	April	Mai	Juni	Juli	Aug	Sep	Okt	Nov	Dez
Äpfel												
Aprikosen												
Birnen												
Brombeeren												
Erdbeeren												
Heidelbeeren												
Himbeeren												
Holunderbeeren												
Johannisbeeren												
Kirschen, süß												
Kirschen, sauer												
Mirabellen/Renekloden												
Pfirsiche/Nektarinen												
Pflaumen/Zwetschgen												
Preiselbeeren												
Quitten												
Rhabarber												
Stachelbeeren												
Wasser-/Zuckermelonen												
Weintrauben												
Walnüsse												
Haselnüsse												
Esskastanien												
Obst (nur Import)												
Ananas												
Apfelsinen												
Avocados												
Bananen												
Clementinen/Satsumas												
Grapefruits												
Kiwis												
Zitronen												

☐ Monate steigender/fallender Angebote

▨ Monate starker Angebote – geringere Preise

▧ Überwiegend aus einheimischem Freilandanbau

© aid infodienst, Bonn

Empfehlenswerte Literatur

Cronjaeger, Marietta; May-Vetter, Monika: *Das Breikochbuch. Leckere Rezepte für das erste Jahr.* Kösel, München 3. Auflage 2013

Cronjaeger, Marietta; May-Vetter, Monika: *Das Stillkochbuch. Über 100 Rezepte – lecker und bekömmlich für Mutter und Baby.* Kösel, München 13. Auflage 2011

Masaracchia, Regina: *Wie, du stillst nicht? Das Praxisbuch für Mütter, die nicht stillen wollen oder können.* Kösel, München 2012

Stern, Loretta; Nagy, Eva: *Einmal breifrei, bitte! Die etwas andere Beikost.* Kösel, München 2013

Stern, Loretta; Gaca, Anja Constance: *Das breifrei!-Kochbuch. So schmeckt es dem Baby und der ganzen Familie. Mit 80 schnellen Rezepten* von David Gansterer. Kösel, München 2014

Rapley, Gill; Murkett, Tracey: *Baby-led Weaning. Das Grundlagenbuch. Der stressfreie Beikostweg.* Kösel, München 2013

Weigert, Vivian; Lütje, Wolf: *Das große Mama-Handbuch. Alles über Schwangerschaft, Geburt und die ersten 10 Monate mit Baby.* Kösel, München 2013

FKE (Hrsg.): *Empfehlungen für die Ernährung von Mutter und Kind.* Rademann Print, Lündinghausen, 6. Auflage 2012

FKE (Hrsg.): *Empfehlungen für die Ernährung von Säuglingen.* Rademann Print, Lüdinghausen 9. Auflage 2013

FKE (Hrsg.): *Empfehlungen für die Ernährung von Kindern und Jugendlichen – Die Optimierte Mischkost optimiX.* Rademann Print, Lüdinghausen 8. Auflage 2013

Largo, Remo H.: *Babyjahre: Entwicklung und Erziehung in den ersten vier Jahren.* Piper Verlag, München 6. Auflage 2011

Renz-Polster, Herbert: *Kinder verstehen. Born to be wild: Wie die Evolution unsere Kinder prägt.* Kösel, München 4. Auflage 2011

Schwarz-Gerö, Josephine: *Baby, warum isst du nicht? Essprobleme verstehen und lösen.* Patmos Verlag, Ostfildern 2012

Weigert, Vivian: *Stillen: Das Begleitbuch für eine glückliche Stillzeit. Alles Wichtige auf einen Blick.* Kösel München 2010

Wichtige Adressen

Forschungsinstitut für Kinderernährung e. V. Dortmund
Heinstück 11
D-44225 Dortmund
www.fke-do.de

Bundeszentrale für gesundheitliche
Aufklärung (BZgA)
Ostmerheimer Str. 220
D-51109 Köln
www.bzga.de

Arbeitsgemeinschaft Freier
Stillgruppen (AFS)
Bundesverband e.V.
Bornheimer Str. 100
D-53119 Bonn
www.afs-stillen.de

BDL – Berufsverband Deutscher
Laktationsberaterinnen
IBCLC e.V.
Hildesheimer Str. 124 E
D-30880 Laatzen
www.bdl-stillen.de

BfHD – Bund freiberuflicher
Hebammen Deutschlands e.V.
Kasseler Str. 1 a
D-60486 Frankfurt / Main
www.bfhd.de

BSS – Berufsverband
Schweizerischer Stillberaterinnen
Postfach 686
CH-3000 Bern 25
www.stillen.ch

Bund Deutscher Hebammen e.V.
Geschäftsstelle
Gartenstr. 26
D-76133 Karlsruhe
www.hebammenverband.de

La Leche Liga Deutschland e.V.
Louis-Mannstaedt-Straße 19
D-53840 Troisdorf
www.lalecheliga.de

La Leche Liga Österreich
Kontakt: Angelika Seeberger
Ennsweg 38
A-5550 Radstadt
www.lalecheliga.at

La Leche Liga Schweiz
Stillberatung
Postfach 197
CH-8053 Zürich
www.lalecheleague.ch

Die Autorinnen

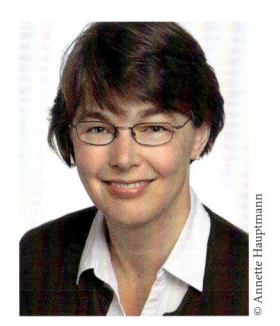

© Annette Hauptmann

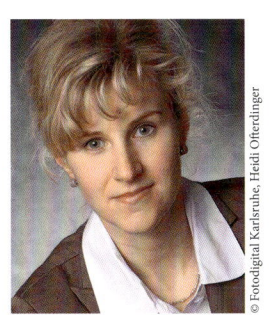

© Fotodigital Karlsruhe, Heidi Ofterdinger

Ute Alexy ist promovierte Ökotrophologin. Sie war lange Jahre tätig am Forschungsinstitut für Kinderernährung Dortmund (FKE), der maßgebenden Instanz in Sachen Baby- und Kinderernährung in Deutschland; arbeitet zur Zeit an der Universität Bonn.

Annett Hilbig, promovierte Ökotrophologin, ist ebenfalls tätig am Forschungsinstitut für Kinderernährung Dortmund (FKE) und spezialisiert auf die Bereiche Ernährung von Schwangeren, Stillenden, Säuglingen und Kindern.

Das Forschungsinstitut für Kinderernährung

Das Forschungsinstitut für Kinderernährung Dortmund (FKE) wurde 1964 gegründet mit dem übergeordneten Ziel, eine gesunde Ernährung von Anfang an in Deutschland zu etablieren. Dazu entwickelt das FKE präventive Konzepte für die Säuglings- und Kinderernährung und überprüft die Machbarkeit und Wirksamkeit in Studien. Die Konzepte sind zum Standard in Deutschland geworden und bilden unter anderem die Grundlage der Empfehlungen des Netzwerks Junge Familie vom Bundesministerium für Ernährung und Landwirtschaft.

Register